Leben Lernen
KLETT-COTTA

Zu diesem Buch

Wie beeinflussen *Körpererleben* und *Körperbild* unsere Identität und unser Verhalten? Zu dieser Kernfrage der Psychologie legt der Autor ein empirisch begründetes Konzept vor. Mit der »modularen Körperskulptur-Methode« hat er ein Instrumentarium entwickelt, das

- zu Diagnosezwecken eingesetzt werden kann
- sich in der Behandlung chronischer Krankheiten bewährt hat und
- bei Beeinträchtigungen des Selbstwerterlebens oder Störungen der Identität, z. B. bei Traumafolge-Erkrankungen und sexuellen Störungen, direkt am Problem ansetzt.

Das Buch baut auf einer prägnanten Übersicht der entwicklungs- und lerntheoretischen Grundlagen sowie neuropsychologischer Forschungen auf. Ein ausführlicher Praxisteil fasst die klinischen Erfahrungen eines Berufslebens zusammen und zeigt Anwendungen der Körperskulptur-Methode auf ganz unterschiedliche Probleme und Krankheitsbilder.

Dr. rer. nat. Achim Schubert, Diplom-Psychologe, arbeitet in freier psychotherapeutischer Praxis in Ebersberg bei München; er ist Lehrtherapeut und Supervisor bei der Bayerischen Landespsychotherapeutenkammer. Sein Ausbildungsweg widerspiegelt die Grundhaltung, das Wissen und die Erfahrungen verschiedener Therapierichtungen zu integrieren: Dissertation zur Neuropsychologie der Hemisphärenspezialisierung (*Ebbinghauspreis* 1985); Forschungspraktikum bei der Orthopädin und Körper-Psychotherapeutin Dr. med. *Hildegund Heinl*, Mitbegründerin des *Fritz-Perls-Institutes*; Wissenschaftlicher Mitarbeiter an der Universität Ulm – Abteilung (psychoanalytische) Psychotherapie und Psychosomatische Medizin unter Leitung von Prof. *Horst Kächele;* Ausbildungen in Verhaltenstherapie und Klinische Hypnose (M. E. G).
www.psychotherapie-coach.de

Alle Bücher aus der Reihe ›Leben Lernen‹ finden Sie unter:
www.klett-cotta.de/lebenlernen

Achim Schubert

Das Körperbild

Die Körperskulptur als modulare Methodik in Diagnostik und Therapie

Klett-Cotta

Leben lernen 219

Klett-Cotta
www.klett-cotta.de

Printed in Germany
Umschlag: Hemm & Mader, Stuttgart
Titelbild: Amedeo Modigliani: »Stehender Akt (Elvira)«, 1918
Satz: Kösel, Krugzell
Auf holz- und säurefreiem Werkdruckpapier gedruckt und gebunden
von Kösel, Krugzell
ISBN 978-3-608-89082-2

Bibliografische Information der Deutschen Nationalbibliothek
Die Deutsche Nationalbibliothek verzeichnet diese Publikation in der
Deutschen Nationalbibliografie; detaillierte bibliografische Daten sind im
Internet über <http://dnb.d-nb.de> abrufbar.

Inhalt

Vorwort

Der ursprünglich von den Eutoniepädagogen entwickelte »Körperbildtest« zeigte schon in seinen Anfängen der medizinischen Anwendung das hochinteressante Phänomen, dass sich topische Merkmalsauffälligkeiten bei körperlich Kranken nicht allein auf das aktuelle Körpererleben beziehen, sondern Hinweise auf die Funktion des Körpergedächtnisses geben können.

Der Autor stellt im ersten Teil seines Buches erstmals ein lerntheoretisch begründetes, griffiges Erklärungsmodell zur Erfassung des Körpergedächtnisses dar. Aus der ursprünglichen Idee, die Körperbilder als projektiven Test zu standardisieren, entwickelt er ein diagnostisches und therapeutisches Stufenkonzept, mit dem er den Patienten an sein Körpererleben heranführt und damit seine Verbalisierungsmöglichkeiten unterstützt. Mit dem Einbau des Körperbildes in das modulare Therapiekonzept formalisiert er die diagnostischen und therapeutischen Interaktionen und ermöglicht damit eine praktikable Anwendung der ursprünglichen Körperbildmethode, die somit über ein Testverfahren hinausgeht. Alle diese Elemente versucht der Autor in seinem Kaskadenmodell in eine therapeutische Gesamtkonzeption einzubinden.

Darüber hinaus stellt der Autor ein umfangreiches Anschauungsmaterial in einer großen Zahl eindrücklicher Beispiele zur Verfügung, in denen sich entwicklungspsychische Erfahrungen in der Körperwahrnehmung dokumentieren und über die modulare Skulpturmethode dem Patienten die Wechselwirkung zwischen Körpererleben und psychischem Erleben transparent werden. Zudem geht der Autor mit der Arbeit mit Skulpturfragmenten, d. h. den Symptomskulpturen und den Symbolskulpturen, über die bisherige Nutzung der Körperbilder hinaus und eröffnet damit weitere therapeutische Zugangsweisen.

Er hat in seiner langjährigen Anwendung der Körperbilder die Methode damit um maßgebliche Aspekte erweitert. Wir freuen uns, dass die vor ca. 25 Jahren gegebenen Anstöße eine so fruchtbare und spannende Weiterentwicklung erfahren haben.

Dr. med. Brigitte Wadepuhl
Dr. rer. nat. Martin Wadepuhl

Könnte Freud Modul 4 ausprobiert haben,
dann hätte er die ***Körperskulptur****-Methode*
noch vor seiner Traum-Straße
zur ***via regia zum Unbewussten*** *gekürt!*

Einstimmung und Orientierung im Text

In der Psychotherapie Tätigen vermittelt dieses Buch langjährige Erfahrungen aus der klinischen Praxis der Anwendung der modularen Körperskulptur-Technik. Daher stammen alle Fallbeispiele aus diesem Arbeitsfeld. Die Auswahl erfolgte im Bestreben, den Umfang des Einsatzspektrums innerhalb der Therapie anzudeuten, ohne Repräsentativität zu beanspruchen.

In weiteren Fachgebieten, in denen das Körpererleben als bedeutsamer Faktor zu berücksichtigen ist, kann die hier dargestellte modulare Körperskulptur-Methode von Nutzen sein, beispielsweise in der Rehabilitation, in der Behinderten- und Angehörigenarbeit, in der Schmerz- und Palliativtherapie, der Ergotherapie, bei der Schauspiel- und Stimmausbildung, der Suchttherapie oder zur Ergänzung des mentalen Trainings bei der Individualisierung und Effektivierung des Bewegungslernens im Leistungssport, um nur einige zu nennen.

Psychosomatisch interessierte Mediziner finden hier beispielsweise einen Zugang zu verbal nicht zugänglichen subjektiven Krankheitsvorstellungen, welche zu kennen für eine verständnisvolle Gesprächsführung hilfreich ist.

Die Fülle der Beispiele und der Abbildungen erscheint als der Bild- und Symbolhaftigkeit des Themas angemessene Form, auch wenn sie in dieser Dichte unüblich ist. Der Leser soll möglichst nahe an den Daten die Technik kennenlernen und ihre Auswertung selbst überprüfen können.

Alle Fälle wurden aus Datenschutzgründen so weit verfremdet, dass aufgrund der Angaben eine individuelle Zuordnung verhindert wird, jedoch die Authentizität relevanter klinischer und psychosozialer Besonderheiten bewahrt bleibt.

Sofern die darzustellenden Schwerpunkte auf der Hand lagen, wurde auf biografische Kontexte weitgehend verzichtet. In anderen Fällen ist das Lesen in den Körperspuren jedoch ähnlich der Lektüre einer Kriminalgeschichte: Die entscheidenden Details lassen sich erst rückblickend auffinden, wenn genügend Zusammenhänge überblickt werden. Daher war in diesen Fällen wichtig, die Komplexität der Kontextinformation darzustellen.

Wenn biografische Zusammenhänge zu gravierenden Einwirkungen auf den Körper in Bezug gebracht werden, wird immer wieder offensichtlich: Das Körpergedächtnis wird im Lebenslauf durch bedeutsame Interaktionen ausgeformt und scheint dabei nichts zu vergessen.

Wer den bewussten Zugang sucht, muss die spezielle Kodierung des Körpergedächtnisses verstehen. Die Einblicke in diese Art »Körpersprache« lassen uns nachvollziehen, unter welchen Umständen scheinbar banale und alltägliche Ereignisse schwere psychische Krisen auslösen. Mit dieser Such- und Denkweise vertraut zu werden, lädt dieses Buch ein.

Zum Gebrauch:

1. Teil: für Leser, die einen Zugang suchen, und für theoretisch Interessierte
2. Teil: beschreibt die diagnostischen Möglichkeiten des projektiven Verfahrens
3. Teil: gibt einen Überblick über praktische Anwendungen der modularen Körperskulpturtechnik
4. Teil: informiert Therapeuten, die ihr Spektrum der Behandlungsmethoden erweitern möchten
5. Teil: beinhaltet Anleitungen, technische Hinweise zum praktischen Erproben der modularen Methode zum Sammeln eigener Erfahrungen

Bei der Darstellung von Modul 5, dem Farbschema, werden die Bewertungen von Körperregionen übereinstimmend mit den Schraffuren, gelb bzw. hellgrün für angenehme und blau für unangenehme Empfindungsqualitäten, dargestellt.

1. Theoretische Grundlagen: Konzepte und Modelle

1.1 Begriffliche Grundlagen

1.1.1 Objekt-Subjekt-Dualismus: Körper haben oder Körper sein

»*Psychologische Vorbemerkungen:* der eigene Körper ist als mein Dasein mir bewusst und zugleich sehe ich ihn mit Augen und fasse ihn mit Händen. Der Körper ist der einzige Teil der Welt, der zugleich von innen empfunden und – an seiner Oberfläche – wahrgenommen wird.

Er ist ein Gegenstand für mich und ich bin dieser Körper selber. Es ist zwar zweierlei, wie ich mich fühle und wie ich als Gegenstand mich wahrnehme, aber beides ist unlösbar verbunden.

Empfindungen des Körpers, mit denen sich mir ein gewusster Gegenstand aufbaut, und Empfindungen, die Gefühle meines leiblichen Zustandes bleiben, sind dieselben und untrennbar, wenn auch unterscheidbar.

Die *Gefühlsempfindungen* fließen zusammen im leiblichen Zustandsbewusstsein. Das Daseinsbewusstsein des Leibes – normalerweise ein unbemerkter, weder störender noch beschwingender, insofern indifferenter Hintergrund des Bewusstseins – kann in toto außerordentliche Veränderungen erfahren; im Libidozustand, im Angstzustand in Schmerzüberwältigung ist der Leib bis in die letzte Faser ergriffen, absorbiert den Menschen in Beschwingen oder Vernichten.

Der Leib wird uns zum Gegenstand im Bewusstsein des eigenen Körpers, das, ohne scharfe, gegenständliche Isolierung oder Verfestigung, als Anschauung des Raumbildes, das wir von uns haben, bei jeder körperlichen Bewegung unser Begleiter ist.«

Jaspers, K. (1946, S. 74)

Welcher der beiden Aussagen neigen Sie zu, wenn *Sie intuitiv und spontan, also mit Ihrem »Bauchgefühl«*, entscheiden?

a) Ich habe meinen Körper.
b) Ich bin mein Körper.

Wenn Sie die überwiegend zutreffende Antwort festgelegt haben, werden Ihnen auch Situationen einfallen, in denen eher die andere Aussage zutrifft.

In den beiden Alternativen zeigt sich der Doppelcharakter unserer Körperwahrnehmung.

Der Körper ist entweder – im expliziten Modus – das Handlungsinstrument und Objekt der Betrachtung eines reflektierenden und motivierten Subjektes, des Selbst, oder er ist – in einem impliziten Modus – unreflektierte Daseinsform, Aggregat automatischen Funktionierens.

Wäre mir die Eingangsfrage zwischen meinem 7. und 25. Lebensjahr gestellt worden, hätte ich (sozialisiert in *Descartes*' Leib-Seele-Dualismus) mich für den expliziten Modus entschieden, darauf bestanden, meinen Körper »zu haben«, als dessen »Besitzer«, der die Beherrschung seines Körpers erstrebt.

Die frühen Jahre im »impliziten Modus« hatte ich vergessen. Daher schien mir mein Körper zumeist als ein mehr oder minder taugliches Werkzeug, aber oft auch als ein störrisches Lasttier, dessen unerwünschte, animalische Impulse es galt, im Zaum zu halten.

Je besser das gelang, desto mehr wurde ich dafür anerkannt, durfte ich mich bestätigt fühlen.

Die Folgen eines schweren Unfalls klärten mich schließlich über meine einseitige Sichtweise auf: Ich fand mich auf einer Intensivstation wieder und musste anschließend einige Monate fixiert in Streckverbänden zubringen. Unter diesen Bedingungen hatten sich die Verhältnisse von Körper und Selbst verkehrt: Mein Körper konnte nun mein Selbst offenbar nach Belieben wegschicken oder zurückrufen. Von Wachphase zu Wachphase schien dieser Körper sich jeweils ein anderes Selbst zu erzeugen. Mit fortschreitender Genesung kam mein Selbst wieder häufiger zu Wort. Manchmal durfte es sich nützlich machen, z. B., um Besuchern gegenüber präsent zu sein oder eine individuelle Schmerzhypnose zu üben. Dabei entstanden erste naive Konzepte einer methodischen Beeinflussung des Körperbildes (Punkt 4.2). Seit jener Erfahrung geht mein bewusstes Selbst bescheidener, rücksichtsvoller und kooperativer mit seinem Körper um.

Seither fesseln die Fragen nach den wechselseitigen Zusammenhängen zwischen Körperwahrnehmung und Selbsterleben mein Interesse.

Es handelt sich um Schlüsselfragen zum Verständnis grundlegender Prozesse der Psychosomatik und der Psychotherapie, die in ihrer Komplexität schwer zu fassen sind. Hierzu sind geeignete Instrumente zur Erfassung des Körpererlebens erforderlich.

1990 machten mich Brigitte und Martin Wadepuhl mit ihren Studien über *Körperbild-Skulpturen* bekannt (*Wadepuhl, B.* & *Wadepuhl, M.*, 1991). Sie instruierten Probanden, mit geschlossenen Augen, sich auf ihr mentales, dreidimensionales Bild vom eigenen Körper zu konzentrieren und dieses aus einer knetbaren Masse auszuformen. Auf diese Weise entstand ein räumliches Modell des eigenen Körpers (s. 5.1). Die Erfahrungen mit den daraus entwickelten Techniken werden nachfolgend ausführlich vorgestellt.

1.1.2 Zur Integration des Körper-Selbstkonzeptes in verbale Therapieformen

Der unmittelbare Bezug zum körperlichen Erleben prägte in den letzten Jahren (neben Beiträgen systemischer und narrativer Konzepte) die Entwicklung der Psychotherapie. Mit zunehmender Beachtung somatischer und emotionaler Bedingungen unseres Verhaltens wächst das Bedürfnis nach neuropsychologischer Fundierung von Therapieprozessen (z. B. *Grawe*, 2004; *Rizzolatti, Fogassi, Gallese*, 2006). Diese Tendenzen, die auch zur Auflösung unproduktiver Streitigkeiten zwischen Therapieschulen beitragen, spiegeln sich sowohl in neuerlichen Publikationen (z. B. *Geuter*, 2006) als auch in der Bildung interdisziplinärer Arbeitsgruppen und Körperschaften wider. Ein weiteres Beispiel für das enorme Interesse an diesem Thema ist der Leipziger Kongress »Körper-Potenziale 2007«.

Inzwischen besteht ein allgemeiner Konsens darüber, dass ein Therapieprozess (Veränderungsmotivation und tragfähige Arbeitsbeziehungen vorausgesetzt) erst nachhaltig wirksam wird, wenn er Gefühle bewegt. Es geht dabei um das Aktivieren solcher Emotionen, die mit lerngeschichtlich prägenden Erfahrungen verbunden sind, um aufbauend *korrigierende Erfahrungen* ebenso emotional intensiv zu verankern.

Der wesentliche Unterschied zwischen Körpertherapeuten und den Psychotherapeuten ohne Bekenntnis zur »Körper-Arbeit« scheint darin zu bestehen, dass Erstere ihr Prozedere, mehr oder weniger »Hand anlegend«, auf Verkörperlichungen von Vitalitäts- bzw. Ausdrucksblockaden ausrichten. Sie beschreiten den Weg vom Körper zur Emotion. Veränderungen von Verhalten, Interaktionen und Bewertungen betrachten sie (wie abhängige Variable) als resultierend.

Psychotherapeuten (ohne Neigung zur physisch berührenden Körperarbeit) hingegen gehen in umgekehrter Richtung voran. Sie erreichen über die interpersonale Ebene, vorzugsweise verbal repräsentiert, die Emotionen und beziehen so die körperliche Dimension der Therapieprozesse implizit ein.

Wie beim Tunnelbau üblich, sich von beiden Enden den Durchbruch zu erarbeiten, gehen erfolgreiche Therapeuten inzwischen sowohl von verbalen als auch von körperlichen Ansatzpunkten aus, um heilende Erfahrungen zu ermöglichen.

Dieser Beitrag richtet sich vorrangig an jene Kollegen, welche den körperlichen Zugang zur Emotion noch mehr in ihre Arbeit einbeziehen möchten, deren Therapiekonzepte jedoch ein unmittelbares An- und Berühren des Körpers nicht vorsehen.

Vorgeschlagen wird hier eine »theragnostische« Strategie zur Nutzung der Körperselbstwahrnehmung sowohl als Quelle wichtiger diagnostischer Information als auch als Medium therapeutischen Vorgehens. (Der Begriff »Theragnostik« beschreibt treffend die für Psychotherapieprozesse untrennbare Einheit von Diagnostik und Therapie bzw. die Verbindung von Erkennen und Verändern. *Petzold*, 1977.) Vielleicht werden auch einige der versierten therapeutischen »Körperarbeiter« jene Abschnitte mit Gewinn lesen, in denen Diagnosestrategien vorgeschlagen werden. Diese sind weitgehend unabhängig von gewohnheitsmäßigen Erwartungen der routinierten Anwender. Sie erweitern den Diagnosebereich und eröffnen Alternativen zur bisherigen Behandlungsplanung. Erörtert werden hier körperdiagnostische Verfahren, die nicht vom Experten am Patienten (z. B. Body-Reading) angewandt werden, sondern dem Patienten einen Perspektivenwechsel vom spontanen

Erleben zur Beobachtung vermitteln. Diese sind *den Patienten* intuitiv *begreifbar*. Das gilt bei der Methodik der Körperskulptur sogar dem Wortsinne entsprechend.

Indikationen

Auf die Frage »Wann ist in der Therapie der Einbezug der körperlichen Dimension angezeigt?« lautet die pragmatische Antwort: So oft, wie möglich, im Rahmen der durch die Wahrnehmungskapazität des Therapeuten/der Therapeutin und seines/ihres Behandlungskonzeptes gegebenen Grenzen*.

Klinische Praktiker suchen in Weiterbildungen zum Thema Körperbild zumeist gezielt Übungen oder Techniken für ihre jeweiligen Spezialgebiete (zum Beispiel als Experten für Ess-Störungen, psychosomatische Erkrankungen oder Traumatologie) und fragen daher häufig nach *spezifischen* Kriterien für die Indikationen einer auf das Körperbild bezogenen Therapie.

Im Rahmen unserer Beschreibung betrachten wir Prozesse der Körperwahrnehmung und der Entstehung von Körperbildern als *störungsunspezifisch*. Prozessbesonderheiten des Körperbilderlebens (Priming, Regression, Projektion, Introjektion) sind nicht primär maladaptiv. Sie treten individuell akzentuiert weitgehend unabhängig von diagnostischen Zuordnungen auf.

Ein Bezug zum Körperbild ist daher nicht nur notwendig für Therapien von Patienten mit psychosomatischen Erkrankungen, somatoformen, körperdysmorphen, dissoziativen Störungen und lernge-

---

* Im Folgenden vertraue ich darauf, dass Leserinnen mit weniger Aufwand den, aus männlicher Perspektive geschriebenen, Text bedarfsweise in die weibliche Form übertragen. Der Autor versichert, dass er den umgekehrten Fall ebenso akzeptabel findet. In diesem Vertrauen werden umständliche Doppelungen und Wortmonster überflüssig, die an Formulierungen offizieller Ausschreibungen erinnern.

Hierzu das erste *Fallbeispiel* von einer Patientin, die als Mitarbeiterin an einem Ausbildungsinstitut tätig war. Dort engagierte sie sich ehrenamtlich für die sprachliche Gleichstellung der Geschlechter. Dabei setzte sie voraus, gesellschaftliches Bewusstsein für die Gleichberechtigung bilde sich primär kognitiv über die Sprache. Beim Erforschen des eigenen Körper-Selbstkonzeptes bemerkte sie den Widerspruch zwischen ihren sprachpflegerischen Bemühungen und dem Fehlen weiblicher Attribute ihres Körperbildes. Bezüglich ihrer weiblichen Identität lernte sie eher von sinnlich wahrnehmbaren Vorgehensweisen zu profitieren, wie sie im praktischen Teil ausführlicher beschrieben werden.

schichtlich früh geprägten Borderline-Störungen (*Joraschky, v. Arnim, Pohlmann,* 2006) sowie lerngeschichtlich später entstandenen traumatischen Belastungsstörungen, sondern auch für ein Verständnis der allgemeinen Strukturen von Therapieprozessen überhaupt (z. B. *Grawe,* 2004; *Luborsky,* 1999; *Pesso,* 2006; *Sulz,* 2001).

Derzeit bekannten störungsspezifischen Schwerpunkten, etwa die besondere Dissoziationsneigung bei traumatisierten Patienten, die Verschätzung von Körperdimensionen im Zusammenhang mit introjektiven Tendenzen bei Essgestörten oder die spontane Regressivität der Körperbilder von Angstpatienten (s. Punkt 4.1.3), kann durchaus mit *spezifischen* Wahrnehmungsübungen begegnet (s. Punkt 6) werden. Diese leiten sich aus einem allgemeinen Prozessverständnis ab, zu welchem dieser Text beitragen möchte.

Körperwahrnehmung

Offenbar setzen sich *implizit* aus den Signalen unserer Sinnesorgane permanent dreidimensionale neuronale Kartierungen beziehungsweise Raumbilder zusammen. *Explizit* werden sie zum Zweck der Orientierung oder Verhaltensentscheidung abgerufen.

Bezüglich der *exterozeptiven* Wahrnehmungen unserer fünf Sinne zur Umwelterfassung lässt sich das leicht überprüfen, indem man die Positionen von Objekten im umgebenden Raum abfragt. Auf diese Weise können Lageskizzen entsprechend der Modalität, beispielsweise von visuellen Objekten, Geruchs- oder Klangzonen, gezeichnet werden. Diese aktiven Reproduktionen erfolgen entsprechend subjektiver Bedeutsamkeit und sind affektiv getönt.

Interozeptive Informationen sind hingegen nicht unmittelbar im expliziten Modus als Körperschema abrufbar. Das Körperschema wird konstituiert aus *interozeptiven* Sinnes-Empfindungen, welche sich zusammensetzen aus *propiozeptiven* und *viszerozeptiven* Informationen sowie aus *haptischen* Körpersignalen. Letztere bilden auch die Grenzen zwischen Körper und Umwelt ab.

Die Propriozeption informiert über Zustände des Bewegungsapparates (z. B. Muskel-Sehnenspannung, Gelenkpositionen, Hautspannung).

Die *Viszerozeption* signalisiert Situationsänderungen der inneren Organe (lateinisch: viscera, Eingeweide), z. B. über respiratorische, kardiovaskuläre, gastrointestinale Signale, Wahrnehmungen von Körpertemperatur, Schmerz, Spannung der Gefäße sowie der quer gestreiften Muskulatur.

Werden Informationen dieser körperlichen Automatismen bewusst bzw. in den expliziten Modus transformiert, sind diese zugleich mit Bewertungen auf den Ebenen der Emotionen und der Gefühle verbunden.

So vermittelt, nehmen wir nur in diesen bewussten Momenten unser explizites Körperbild wahr.

1.1.3 Körperschema – Körperbild

Die Begriffe des »Körperraumbildes« (*Pick* 1908), »Körperschemas« (*Head,* 1920; *Schilder,* 1923), des »Körperbildes« (*Auersberg,* 1960), des Körperfühlbildes« (*Kleist,* 1934) oder des Körper-Ich (*Metzger,* 1954) markieren Meilensteine der langen Tradition in der psychosomatischen Grundlagenforschung sowie des Verstehens eines grundlegenden Aspektes der Identität jedes Menschen, seines »Körper-Selbst« (s. *Joraschky,* 1983).

Die oft verwirrend gebrauchten Begriffe der Körpererfahrung, **Körperschema und Körperbild** unterscheidet die folgende Übersicht.

Grundbegriffe nach *Bielefeld*, 1986; s. a. *Röhricht*, 2000	
Körpererfahrung	
Körper-schema neurophysiologisch, perzeptiv, kognitiv	Körper-bild psychologisch, emotional, affektiv
-orientierung	-bewusstsein
-ausdehnung	-ausgrenzung
-kenntnis	-einstellung
Prozess-Unterschiede (*Schubert*)	
»impliziter Modus der Körperwahrnehmung« als permanente Hintergrundaktivität	»expliziter Modus der Körperwahrnehmung« an situationsspezifische Aufmerksamkeitsfokussierung gebunden

Das Körper-Selbst
In der analytischen Körperpsychotherapie wird oft der Begriff des *Körper-Selbst* verwendet (z. B. *Jacobson,* 1954; *Laplance, Potalis,* 1972; *Geißler,* 2006). Der Begriffsgebrauch ist uneinheitlich. Der gemeinsamen Nenner besteht in der Beschreibung eines Regulationsprozesses. Das *Selbst* trifft Zugehörigkeitsentscheidungen. Es regelt homöostatisch seine Stabilität durch Einschluss passender, erwünschter und Ausschluss unpassender, unerwünschter Informationen. Das *Selbst* beinhaltet die Gesamtheit der Attribute, aus denen sich die *bewusste Identität* einer Person zusammensetzt. Diese, zum Ich gehörenden Aspekte, sind »ich-synton«. Die abgewehrten, unbewussten Informationen sind »ich-dyston«. Mit dem Konstrukt des »Körperselbst« wird dieses Denkmodell auf entsprechend zugehörige oder ausgeschlossene Aspekte auf der körperlichen Repräsentationsebene angewandt. In der Konsequenz wäre das Körper-Selbst(-bild) ausschließlich das Ergebnis der Bewertung über Identitätszugehörigkeit. Diese Ausschließlichkeit ist nicht belegt. Das Konstrukt ist bezüglich der körperlichen Aspekte der *Identitätsregulation* nützlich und wird im Folgenden hierzu verwandt. Der Begriff des Körperbildes ist umfassender. Dieser Begriff wird daher in den folgenden Darstellungen unabhängig von dem Aspekt der Identitätsregulation angewandt werden.

Auf diese Weise können wir das für die körpertherapeutische Arbeit wesentliche Spektrum zwischen bewusst und unbewusst, das Vorbewusste im grenzschwelligen Bereich kognitiver Erfassung (etwa als »felt sense« nach *Gendlin*) begrifflich mit einbeziehen.

Wenn speziell Zusammenhänge zwischen *Identitätsbildung und Körperwahrnehmung* beschrieben werden, erscheinen vor allem die ergebnisbeschreibenden psychodynamischen Begriffe *»ich-synton«* vs. *»ich-dyston«* nützlich. (Damit befasst sich der folgende Abschnitt 1.1.4.)

Zusammenfassung: Körperschema und Körperbild
Ein Körperbild setzt ein Körperschema voraus. Als Körperschemata betrachten wir das Ergebnis *impliziter* Kartierungen von Körperzuständen auf der neurophysiologischen Ebene. Das darauf aufbauende *explizite* Gewahrsein der Leibhaftigkeit auf der psychologischen Wahrnehmungsebene bezeichnen wir als Körperbild.

Körperschema
Die Körperschemata, auf denen sich die Körperbilder aufbauen, sind (vermittelt) motivational verhaltensrelevant durch implizierte Einstellungen von motorischen und sensorischen Reaktionsbereitschaften (z. B. affektmotorischen Reaktionsbereitschaften sensu *Downing*, 1996). Diese vermitteln spezifische Assoziationen von Imaginationen und Verhaltenstendenzen.

Körperbild
Werden diese Körperschemata in einer bestimmten Situation subjektiv bewertet, nennen wir das Wahrnehmungsresultat ein »Körperbild«. Diese psychologische Repräsentation von Informationen über körperliche Zustände ist an, zumindest emotionale, Bewertungsprozesse gebunden, die (unmittelbar) verhaltensrelevant sind. Dies schließt eine bewusste Definition der eigenen Identität des Wahrnehmenden nicht notwendig ein. (Beispiel: Wir können uns des Erlebens unseres Körpers bewusst sein *und* dabei vollständig in der Beobachterperspektive aufgehen.)

1.1.4 Kovariationen von Körperbild und Körper-Selbstkonzept

1.1.4.1 Dissoziation

Bezüglich der Veränderungen des Körperbildes sind zwei Arten der Dissoziation zu unterscheiden. Mit *Dissoziation im Sinne von Auflösung* werden Phänomene des Gestaltzerfalls durch überflutende Stresseinwirkungen beschrieben. Der Dissoziationsvorgang geht graduell mit einem Verlust der Möglichkeit der Selbstwahrnehmung einher. (Beispiele: Eintreten von Aura-Phänomen bei der Epilepsie, Trance-Wirkungen oder Kontrollverlust bei der Panikstörung, s. Punkt 4.1.2.)

Dissoziation im Sinne von Abspaltung (von Sigmund Freud als ein Abwehrmechanismus beschrieben) setzt hingegen ein funktionierendes Selbst voraus, welches durch Ausgrenzung von Wahrnehmungen seine Stabilität reguliert. (Beispiel: Eine Frau, die eine Vergewaltigung durchleidet, nimmt ihren Körper aus einer Beobachterperspektive wahr, empfindet »nichts mehr unterhalb einer ›Trennlinie‹«, z. B. Punkt 3.6.10, oder das Kind, dessen Gesäß und Rücken misshandelt werden, entwickelt in diesen Bereichen einen Grad der Empfindungslosigkeit, s. Punkt 3.6.10.)

Die Körperwahrnehmungen, die das Körperbild konstituieren, durchlaufen beim Bewusstwerden einen weiteren, sozialen Bewertungsprozess nach dem Grad der Selbstbildkompatibilität. Ich-dystone Körperregionen als Bestandteile des Körperbildes (die entweder durch Traumata oder verinnerlichte Abwertungen den physischen Aspekten des Selbstkonzeptes bzw. dem *Körperselbst* entfremdet wurden) werden dissoziiert. Körpersignale, die den ausgegliederten Regionen entstammen, werden verfremdet wahrgenommen. Das Spektrum der Wahrnehmungsverzerrungen reicht von der Analgesie bis zur Hypersensibilität.

Differenzierte Analysen von Körperbildskulpturen belegen außer diesen beiden Dissoziationsformen weitere entsprechende intrapersonale Verarbeitungsprozesse sozialer Interaktionen, die nicht in das reflektierte Konzept der körperlichen Identität (»Körperselbst«) der betreffenden Person integriert werden können. Dabei handelt es sich um Regressionen und Introjektionen.

1.1.4.2 Regression

Regression als Zurückgehen auf elementare, in lerngeschichtlich früheren Entwicklungsphasen vorherrschende Organisationsformen des Körperbildes tritt im Rahmen komplexer Stressreaktionen auf. Bis zu welcher Entwicklungsstufe ein Individuum regrediert, hängt von der Intensität beziehungsweise Bedeutsamkeit und Einwirkungsdauer der Störreize sowie der konstitutionellen Belastbarkeit und den Bewältigungskompetenzen eines Individuums ab.

Psychosomatische Symptome sind in der Regel mit regressiven Vorgängen in bestimmten Bereichen verbunden. Der jeweilige Grad der Regression im Kontrast zum gewohnten Körperzustand bestimmt jeweils die Intensität des Leidensdrucks.

Archaische Körperbilder als Ausdruck eines ich-syntonen, gewohnten Körperzustandes verweisen auf entwicklungshemmende Wirkungen lerngeschichtlich früh einwirkender Störungen von Bindungssystemen. Die Betreffenden leiden nicht am Differenzierungsmangel ihres Körpererlebens, sondern an den sozialen Folgen ihrer emotionalen Instabilität (Beispiel Borderline-Störung, s. Punkt 2.2).

Kontrastiert das Erleben der Regression mit dem körperlichen Normzustand, wird es als ich-dyston, alarmierend und leidvoll bewertet.

1.1.4.3 Introjektion

Psychoanalytische Konzepte: Die Introjektion als Ergebnis projektiver Identifikation wurde von namhaften Vertretern der Psychoanalyse (z. B. *Klein*, 1962) beschrieben als bedeutsam für das Verständnis pathologischer Verluste der Selbst-Objekt-Differenzierung und von Reaktionen der Gegen-Übertragung. *Bion* (1967, zit. nach *Kächele,* 1989, S. 154) stellt die projektive Identifikation als eine Art symbiotische Beziehung dar, die in wechselseitig begünstigender Weise wirkt, etwa analog einem Behälter (Container) und dem darin Aufgehobenen (contained).

Kächele versteht den Prozess in seiner »nicht psychotische(n) Form« als Ergebnis »einer wechselseitigen Rolleninduktion des ›signaling behavior‹«.

Nach analytischen Erfahrungen werden elterliche Bezugspersonen introjiziert und negative Selbstrepräsentanzen einer anderen Person zugeschrieben.

Entwicklungspsychologische Konzepte (s. Punkt 1.3.3) stimmen darin überein, dass prägende Interaktionen in affektmotorische Schemata bzw. das Körperbild übernommen werden. Wenn verinnerlichte Beziehungsangebote vitalen Grundbedürfnissen entsprechen, werden sie als ich-synton erlebt und *assimiliert,* andernfalls als ich-dyston introjiziert oder projiziert. Das Körperselbst fasst die ich-syntonen Elemente des Körperbildes zusammen.

Eigene Erfahrungen mit den Körperskulpturen belegen, dass Heranwachsende die hilfreichen Verhaltensweisen ihrer Bezugsperson so weit assimilieren, dass ihnen diese völlig zu eigen sind und nicht mehr kognitiv auf die interaktive Quelle der positiven Leibgefühle bezogen werden.

Beispiel: Auch bei nachvollziehbar entwicklungsfördernden Mutter-Sohn-Beziehungen ist bisher nie vorgekommen, dass der Gestalter einer Körperskulptur bestimmte Körperregionen mit dem Halt und Geborgenheit gebenden oder zärtlichen Einfluss seiner Mutter in Verbindung gebracht hätte.

Wenn jedoch die Bezugsperson traumatisch einwirkte, werden die entsprechenden Körperstellen als »beschädigt« empfunden und aus dem Körperselbst ausgegliedert. Das trifft auch auf dysfunktionale, auffällige oder problematische Verhaltensaspekte geliebter Bezugspersonen zu. So beschreibt beispielsweise ein Patient bei der Auswertung seiner Skulptur sein linkes Bein als ›ziemlich unbeweglich‹, was sich ohne organische Grundlage auch im Gangbild zeigt. Dazu fällt ihm ein, dass sein geliebter Großvater ein Holzbein hat.

Die folgende Darstellung beschreibt die Auswirkungen von Identifikationsprozessen auf das Körperbild in Abhängigkeit von Selbstkonzept und Beziehungsangebot.

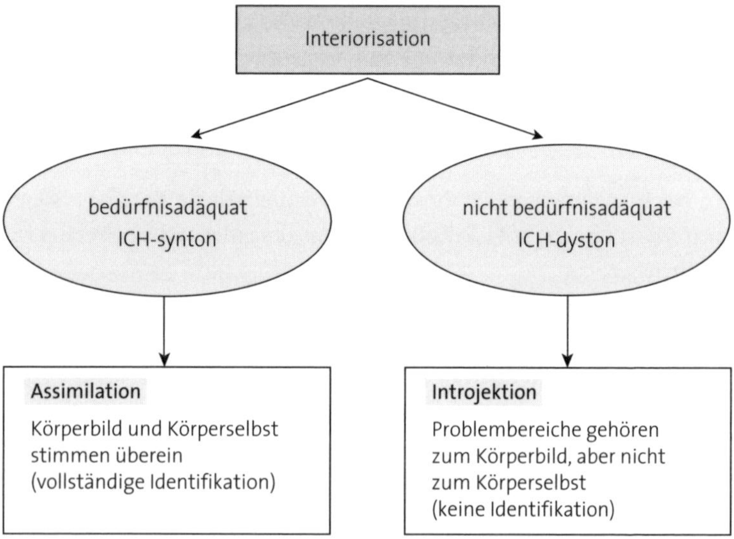

Körperlich lokalisierte und vergegenständlichte Introjektionen widerspiegeln auch Einflüsse wichtiger Bezugspersonen der späteren Lerngeschichte, z. B. Ehepartner. Unter besonders traumatischen Umständen (existenzielle Gefährdung oder Kompensation von Hilflosigkeit durch stellvertretende Identifikation) wird ein Täterbezug (»Täterintrojekt«, s. z. B. *Reddemann,* 2007) in das Körperbild introjiziert.

Die Introjektionen körperlicher Besonderheiten von Bezugspersonen in das eigene Körperbild unterscheiden sich hinsichtlich der Zuordnung von Körperausdruck und Bezugsperson sowie der Beeinträchtigung von Körperfunktionen:

- Introjektion ohne objektive Veränderung der Körperfunktionen; Typischer Fall: Problemzonen lösen unter Konfrontation mit (auch vermeintlichen) sozialen Bewertungen Scham- und Unzulänglichkeitsgefühle aus, wobei ein Bezug zu verinnerlichten Besonderheiten von Bezugspersonen nicht reflektiert wird und die entsprechend »besetzten« Körperteile und Regionen funktionell noch weitgehend unbeeinträchtigt erscheinen (z. B. Punkt 3.6.10).
- Introjektionen symbolisieren Verwundung mit Täterbezug und bedingen Funktionseinschränkungen der betreffenden Körperstrukturen.

  Diese Introjektionsform findet sich bei Organ- oder Symptomskulpturen, wenn durch die Fokussierung eines »felt sense« die körperliche Repräsentation einer traumatischen Einwirkung durch Bezugspersonen zugeordnet werden kann und die entsprechende Körperzone als »nicht intakt« und im Gebrauch eingeschränkt erlebt wird, was oft bei Konversionsstörungen auftritt (s. Punkte 3.6.7 und 3.6.8).

Allgemein finden sich Hinweise auf Introjektionen, wie auch körperlich lokalisierte und symbolisierte psychische Verletzungen, bei etwa 5 bis 10 % der spontanen Interpretationen von Körperskulpturen. Bei Anwendung der modularen Schrittfolge der Symptomskulptur-Technik erweist sich, dass bei schwer traumatisierten Menschen die Introjektionen wesentlich häufiger vorkommen und folgenreicher sind (s. 3.6).

Insgesamt bestätigt sich, dass existenziell belastende bzw. traumatische Einwirkungen von Bezugspersonen bleibende »Narben« im Körperbild hinterlassen. Hingegen finden sich für die Verinnerlichung personaler Bezüge auf *Ressourcen* aufgrund des vorliegenden Materials bisher keine Hinweise. Das bedeutet, die Vorbildwirkungen hilfreicher Bezugspersonen werden verinnerlicht durch unmittelbare Übernahme in das Selbstkonzept. Daraus ergibt sich für das *Behandlungsvorgehen* eine Herausforderung, methodisch die *Assimilation* hilfreiche Vorbilder anzuregen und körperlich zu verankern (s. Punkte 4.3 und 4.5). So können prägende Traumawirkungen über explizites Differenzierungslernen der Zeit-Personen-Körperzustands-Assoziationen im deutlichen Kontrast zu den entsprechenden aktuellen Rahmenbedingungen gemildert werden.

1.2 Neuropsychologische Konzepte

1.2.1 Stress und Körper-Gedächtnis

Die Bewältigung von Disstress als Reizüberflutung, welche die Tätigkeit der Organsysteme stört und emotionale wie kognitive Fehlfunktionen hervorruft, wurde seit *Seyle,* 1974 zu einem Schwerpunkt der Verhaltenswissenschaften. Unter diesem Aspekt definiert sich das Arbeitsfeld der Psychotherapie durch die Bewältigung psychischer Stressfaktoren nach dem Eintreten der individuellen Dekompensation (z.B. *Lazarus* & *Folkman,* 1984; *Meichenbaum,* 1991). Allerdings erwiesen sich Stressreaktionen und Emotionen, trotz aufwendiger und methodisch ausgefeilter kognitiver Therapiemethoden, als nur sehr eingeschränkt kontrollierbar. Die erhoffte »Löschung« von Angstreaktionen blieb (besonders bei Personen, die lerngeschichtlich schweren Beziehungsstress durchleben mussten) keineswegs so stabil wie erwünscht. Grundsätzliche Probleme blieben ungeklärt: Wie funktioniert das (Körper-)Gedächtnis für Stressreaktionen? Wie ist es möglich, dass zu bestimmten Zeitpunkten unspezifische Reize von relativ geringer Intensität schwere Rückfälle bei vermeintlich bereits erfolgreich Behandelten auslösen können?

Mit der Darstellung der somatosensorischen Projektionsfelder in Bereichen der Zentralfurche als sensorischen und motorischen Homunkulus, aufgrund der Stimulationsexperimente von *Penfield,* 1958, schien die entscheidende neuronale Verarbeitungs-*Einheit* für das Körperbild gefunden. Inzwischen wissen wir, dass sich unser Körper-Raumbild im komplexen Zusammenwirken sehr unterschiedlicher cortikaler und subkortikaler Funktionseinheiten konstruiert (s. *Lemche, Loew,* 2009).

In den letzten Jahren fanden Neurowissenschaftler (Übersicht in *Grawe,* 2004) heraus, dass Dauerstress zur Degeneration der Amygdala führt, wodurch die Stresstoleranz erheblich sinkt. Auch bei Gesunden ist wegen der erheblichen Überzahl der Projektionsbahnen von der Amygdala zum präfrontalen Kortex im Vergleich zur Gegenrichtung eine kortikale Emotionskontrolle bei stärkeren Erregungen nicht möglich. Körperzustände, die mit starken Erregungen verbunden sind, werden nicht in den sensorischen Projektionsfeldern, sondern in den

Strukturen des Mittelhirns generiert und ›gespeichert‹. »Unbewusste Furchterinnerungen, die von der Amygdala gebildet wurden, scheinen unauslöschlich im Gehirn eingebrannt zu sein.« (*Le Doux*, 2001, S. 272) Daher sind Effekte, die Therapeuten als »Löschung« von erlernten körperlichen Erregungsmustern erscheinen, auf den *Aufbau einer aktiven Hemmung* (durch Bahnungsprozesse im medialen präfrontalen Kortex) zurückzuführen. Was am Beispiel der Angstreaktionen erforscht wurde, scheint im Prinzip auch für andere Emotionen zu gelten.

Auf diesen neurofunktionellen Grundlagen beruht die (für eine effektive Psychotherapie unverzichtbare) Wirksamkeit körpertherapeutischer und emotional stimulierender nonverbaler Interventionen im Allgemeinen und speziell die hier vorgeschlagene modulare Körperskulpturtechnik, indem

1) über die Körperbild- bzw. Körperskulpturtechniken traumatische Gedächtnisinhalte in einem mit dem Trauma unvereinbaren, die Eskalation der Erregung hemmenden Kontext aktiviert und

2) kortikal konditionierte hilfreiche Verhaltensalternativen in das prozedurale Körpergedächtnis übertragen werden. Daher können effektive Bahnungen zu den relevanten Strukturen des Mittelhirns geschaffen werden, welche allein verbal unzugänglich wären.

Der Aufbau der aktiven Hemmung ist gegenüber den tief eingeprägten (Priming-Effekt) und automatisierten Bahnungen traumatischer Erregung ein aufwendiger Modulationsprozess. Er ist *zeit- sowie wiederholungsintensiv und störbar*. Das Störungsrisiko ist abhängig vom zeitlichen Abstand zur therapeutischen Stimulation und von der Intensität aktueller Stressoren.

Zusammenbrüche der Hemmung durch erneute Überstimulation führen daher zu Rückfällen der Störung (Retraumatisierung).

Ohne zusätzliche aktuelle Stressbelastungen bedingt das Nachlassen der Hemmungswirkungen mit dem zeitlichen Abstand zu den balancierenden Bahnungen eine besondere Sensibilität für traumatische Hintergrundaktivitäten im Körpergedächtnis, beziehungsweise nimmt die Assoziationsstärke von Verbindungen mit dem traumatisch geprägten Erregungsherd zu. Dieser instabile Zustand ist therapeutisch nutzbar.

Therapeutisch induzierte Hemmungswirkungen schwächen sich, sofern die aktuelle Stimulation moderat bleibt, ab. Während des Vorganges kann sich im Zeitverlauf eine Balance einstellen zwischen der

Abschwächung traumatisch gebahnter Erregungsschleifen der Strukturen des Mittelhirns und aktuellen neokortikalen Erregungen. In der Folge werden Suchprozesse angeregt und Erinnerungen evoziert.

Angewandt wird dies bei der *direkten* Trauma-Konfrontation, indem erfahrene Therapeuten die Zeitdauer und die Balance der Reizintensitäten zwischen Hemmung und Erregung (nach hinreichender Vorbereitungszeit und wirksamen Sicherheitsvorkehrungen) im Setting dosieren.

Die Körperskulpturtechnik ermöglicht, die Auseinandersetzung mit traumatischen Inhalten des Körpergedächtnisses, unter Verzicht auf methodisch intendierte offensive Traumakonfrontation, zu gestalten, indem diese Selbstregulationsprozesse stärker genutzt werden. Die Führung übernimmt buchstäblich das »Bauchgefühl« des Patienten. Dies scheint durch den Trainingseffekt einer hilfreichen Dissoziation aus der Beobachterperspektive körperlichen Erlebens vermittelt. Beim Arbeiten mit den Körperskulpturmodulen rekonstruiert ein aktuell beobachtendes Selbst das aktuelle Körpererleben, seine leiblichen Empfindungen und Assoziationen zu einem früheren Zeitpunkt, z. B. lange vor der Einwirkung des Traumas. (Wir kommen darauf bei der Beschreibung therapeutischer »Zeitreisen« nochmals zurück, s. 4.3.2.)

Hierzu dieses Fallbeispiel:

> Die Patientin, die Probleme hatte, ihren Unterleib zu akzeptieren, war der verbalen Anamneseerhebung hierzu seit Therapiebeginn *fast ein Jahr lang ausgewichen.* Sie entwickelte Interesse an der Arbeit mit der Körperskulptur. Formend, zeichnend und mit Haltungen experimentierend verbrachte sie eine ganze Sitzung, wobei ihre spärlichen Kommentare keine weiteren Informationen vermittelten. Etwa eine Woche später schilderte sie in der nachfolgenden Sitzung: »*Einige Stunden nach der Therapiesitzung schlug meine gelöste Stimmung um.* Während der nächsten zwei Tage hatte ich mal Angstgefühle im Bauch, dann wieder ein Ziehen im Unterleib. Und dabei war immer das seltsame Gefühl, nach etwas zu suchen und darüber vergessen zu haben, wonach. In dieser Stimmung trieb es mich zu einem Spaziergang, der an der alten Scheune vorbeiführte. Ich weiß nicht mehr, ob ich schon beim Anblick der Scheune etwas Mulmiges ahnte. Am nächsten Morgen kam mir plötzlich, nach dem Aufwachen, *eine Erinnerung*, die so deutlich war, als

hätte ich einen Sprung in die Vergangenheit gemacht, und zugleich war mir klar, dass mir nichts passiert, dass ich im Bett liege und mich erinnere. Ich beobachtete mich quasi als die damals Neunjährige, die auf dem Dachboden meinen stöhnenden Bruder kniend auf meiner nackten Schwester (damals 17 und 14 Jahre alt) beobachtete, die große Schmerzen zu haben schien. Ich weiß noch, wie ich (meint sich als die beobachtende Neunjährige) tagelang Angst hatte, er könnte das auch mit mir machen, und ihm seitdem aus dem Wege ging.«

Das Beispiel zeigt, wie allein die Arbeit mit der Körperskulptur (die evozierte Episode war bis dahin völlig verdrängt) unter geschützten Bedingungen und nach angemessener Zeit für den Beziehungsaufbau zu sich selbst und zum Therapeuten relevante Schlüsselerinnerungen evoziert. Deren verbale Mitteilungen wirken jeweils stark kathartisch und vermitteln ein Verständnis eigenen Verhaltens. Dies geschieht in einer typischen Abfolge: interozeptive Stimulation des Körpergedächtnisses – Rekonstruktion assoziativer Verknüpfungen mit raum-zeitlichen Situationscharakteristika – enaktionale beziehungsepisodische Erinnerung – kathartische Mitteilung. Mit der Integration und dem Gegenwartsbezug im Therapiegespräch schließt der Zyklus ab.

Die Patientin des Beispielfalls stellte spontan den Zusammenhang zur Entstehung ihrer Adipositas her, die sich seit dem 9. Lebensjahr entwickelte, und interpretierte deren Funktionalität und die Generalisierungstendenz: »Wahrscheinlich habe ich meinem Bruder meine weiblichen Formen auf diese Weise verborgen und mich so überhaupt für alle Männer unattraktiv gemacht.« Es wurde ihr klar, dass die Auseinandersetzung mit ihrer Weiblichkeit und ihren Beziehungen zu den Männern zur wichtigsten Voraussetzung wurde, die Risiken einer Gewichtsabnahme abzuschätzen.

1.2.2 Verhaltensmotivierende Systeme

Grawe (2004) beschreibt als Grundlagen seiner Konsistenztheorie Annäherung und Vermeidung als unabhängige Motivationssysteme. Das verhaltensaktivierende System (Behavior Activation System, BAS) und das verhaltenshemmende System (Behavior Inhibition System, BIS) »interagieren zwar mit einer Tendenz zur wechselseitigen Hemmung miteinander, aber sie können jedes für sich unabhängig voneinander aktiviert werden und beruhen auf jeweils eigenen neuronalen Substraten und Mechanismen« (S. 268).

Es liegt nahe, dass sich diese grundlegenden Verhaltensorientierungen in den Körperbildern widerspiegeln.

Diese Annahme stützen auch Beobachtungen mit den Körperskulpturen bindungsgestörter Patienten (s. Punkt 2.4). Von ihnen weist die überwiegende Mehrzahl eine Rumpfbetonung auf. Wir interpretieren das als Folge einer Dominanz von interozeptiven gegenüber exterozeptiven Bahnungsprozessen. Die neuronale Orientierung vorwiegend auf die Innenwelt determinieren sehr wahrscheinlich sowohl genetische Faktoren (z. B. der Dimension »Introversion – Extroversion«, sensu *Eysenck*, oder der *Pavlov*'sche »Erregungstypus«) als auch lerngeschichtliche Einflüsse. (Die Bindungsforschung belegte mehrfach Zusammenhänge zwischen Störungen der Kommunikation innerhalb der Mutter-Kind-Dyade und generalisierter Hemmung des Explorationsverhaltens.) Menschen, die im Kleinkindalter Trennungen von primären Bezugspersonen durchleben mussten, bleibt nach dem letzten Auseinandersetzungsstadium, der Resignation, keine andere relevante Stimulationsquelle als ihr eigener Körper. Die seltenen Ausnahmen, bei denen Erwachsene trotz früher Trennungstraumata bzw. Bindungsstörungen ebenso »normale« Körperbilder formen wie Unbelastete, fanden sich bisher nur in Verbindung mit intensiven, jahrelang anhaltenden, alternativen Bahnungsprozessen, z. B. bei Leistungssportlern oder Physiotherapeuten. Der daraus ersichtliche, erhebliche Aufwand an Zeit, Übung und Beziehung ist auch bei therapeutisch intendierten Veränderungsprozessen zu berücksichtigen.

1.2.3 Emotionen und Gefühle

Gleichzeitig treffen Signale der Innenwelt (Interorzeption) und Außenwelt (Exterorzeption) ein und werden auf verschiedenen Stufen der Hierarchie des ZNS kaskadenartig verarbeitet.

Nach *Damasio* (2005, S. 37) gehen Emotionen den Gefühlen voraus.

»Emotionen sind (im Großen und Ganzen) Modifikationen der Innenwelt, weitgehend interiozeptiv. Hauptquelle sind die inneren Organe, Signale über Zustand des Bewegungsapparates und des vestibulären Systems.« Gefühl definiert er als »die mentale Vorstellung vom Körper in einer bestimmten Verfassung«.

Die Einschätzung und Bewertung der Körperkartierungen findet auf kortikaler Ebene statt, nämlich in den sensorischen Assoziationsfeldern höherer Ordnung.

Aus der Verarbeitung in den kortikalen Zentren resultieren die qualitativen Unterschiede zwischen Emotionen und Gefühlen. Wie Emotionen den Gefühlen vorangehen, so bildet das Körperschema die Grundlage für das Körperbild. Mit anderen Worten, Emotionen verhalten sich zum Körperschema wie Gefühle zum Körperbild.

Körperschemata bauen Reaktionsbereitschaften auf. Körperbilder sind das Ergebnis der Wahrnehmungen innerer *und* äußerer Signale. Soziale Stimulation in Abhängigkeit von Bedürfnissen ordnet den gespeicherten Signalmustern den Grad ihrer Bedeutsamkeit zu. Anzunehmen ist, dass sich durch Unterschiede von Assoziationswahrscheinlichkeiten besonders prägnante »Leitschema« oder »Superzeichen« eines Körperzustandes herausbilden, welche jeweils eine Klasse von interaktionstypischen Körperbildern vergleichbarer Bedeutsamkeit repräsentieren.

1.2.4 Das »Bauchgefühl«: Hypothese somatischer Marker

Wenn Emotionen und Gefühle übereinstimmen, fertigen die somatosensorischen Regionen eine genaue Abbildung dessen an, was im Körper vor sich geht.

Doch bei erheblichen Diskrepanzen zwischen aktuellen inneren Reaktionsbereitschaften und deren komplexeren Referenzsystem, das bewertet, indem es mit Außenreizen und Erinnerungen abgleicht, geschieht das nicht.

In diesen Fällen haben früher konditionierte, intensive Gefühle oder auf deren Gedächtnisgrundlage antizipierte Gefühle die aktuellen Körper-Abbildungen überlagert.

Daher ist zu unterscheiden zwischen realen und simulierten bzw. antizipierten Körperbildern.

Gefühle entstehen also nicht notwendig aus den aktuellen Körperzuständen, sondern aus den tatsächlichen Körperkartierungen im Zusammenwirken mit Gedächtnis und Antizipation.

Damasio veranschaulicht dies am Beispiel des Berserker-Verhaltens. Hierbei eliminiert der Kortex unter extremer Aktivierung Signale über Gewebszerstörungen, die Schmerzmeidung und Depression auslösen würden. Stattdessen entsteht ein rauschartiger Ausnahmezustand (infolge konzentrierter Ausschüttung von Endorphinen) mit dem Gefühl der Unverwundbarkeit, Leichtigkeit und Zuversicht.

Die Fähigkeit zur internen Simulation von Körperkarten ermöglicht intuitive Entscheidungsprozesse auf interozeptiver Grundlage, bekannt als »Bauchgefühl«.

Damasio beschreibt die Aktivitäten von »Als-ob-Körperschleifen«, die bei Entscheidungsprozessen generiert werden: Diese simulieren, aufgrund bisheriger Erfahrungen in der betreffenden Situationsklasse, antizipierte Körperzustände, welche auf unsere Wahlen folgen würden.

Das Körpergedächtnis setzt somit »sensorische Marker«, die Körperkartierungen verändern.

Auf diesen Vorgängen scheinen auch die Dissoziations- und Regressionsphänomene zu beruhen. Hierbei erfolgt die Bezugnahme jeweils auf prägende beziehungsweise besonders prägnante frühere Körperbilder.

1.2.5 Interaktion und Empathie: Spiegel-Neuronen

Aufgrund der Fähigkeit, virtuelle Körperkarten zu generieren, können beobachtete Körperzustände in eigene »umgewandelt« werden.

Die neuronalen Grundlagen des, vom englischen Arzt W. B. *Carpenter* bereits im 19. Jahrhundert beschriebenen, »ideomotorischen Prinzips« der Übertragung von Ausdrucksbewegungen wurden in den letzten Jahren entdeckt. Als »Spiegelneuronen« funktioniert eine Vielzahl von präfrontalen Kortexfeldern (z. B. *Rizzolatti* et al., 2006), die sich zwischen sensumotorischen und prämotorischen Rindenfeldern befinden. Diese Strukturen generieren Körperzustände auch im Zusammenhang mit dem Körpergedächtnis bzw. erfahrungsgeleiteten Erwartungen. So generiert der eindrückliche Gesichtsausdruck eines aktuellen Gesprächspartners sowohl eigene Erlebnisse im Assoziationskontext des beobachteten Ausdrucks als auch verwandte Erinnerungen an frühere Beobachtungen von Bezugspersonen.

Diese neuronalen Funktionsmechanismen sind offensichtlich wesentlich an sozial geprägten Veränderungen von Körperbildern (z. B. Assimilation oder Introjektion) beteiligt.

Die Intensität der resultierenden Körperwahrnehmungen und ihre geringe kortikale Hemmung zeigt sich immer wieder bei Patienten mit hypochondrischen Störungen oder auch bei Massenphänomenen, wenn sowohl die vorgeführten Aktionen der Idole als auch Reaktionen der Umgebenden »gespiegelt« werden.

1.3 Entwicklungspsychologische Aspekte

Ätiologische Faktoren des Körperbildes, welche in eine ontogenetische Betrachtung einfließen, fassen *Remmerl* und *Richarz,* 2006, Abb. S. 185, zusammen:

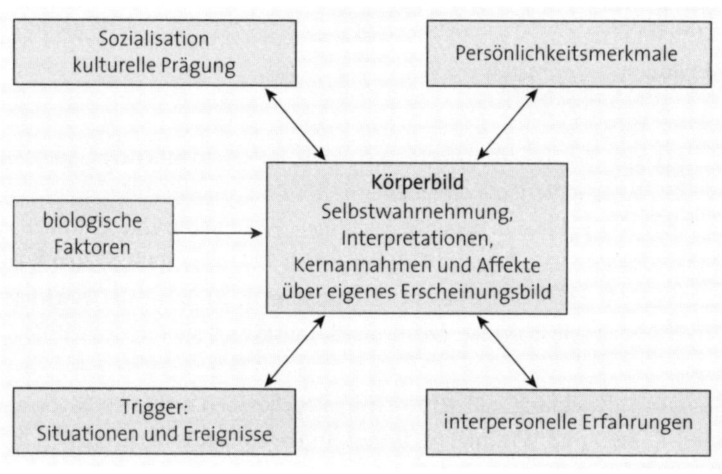

1.3.1 Entwicklungspsychologische Phasenmodelle

Entwicklungspsychologische Modelle stimmen darin überein, dass Konzepte des Körper-Selbstbildes sich durch Wechselwirkungen der reifenden Entfaltung angeborener Verhaltensprogramme mit erlernten sozialen Problemlösungsstrategien ausbilden.

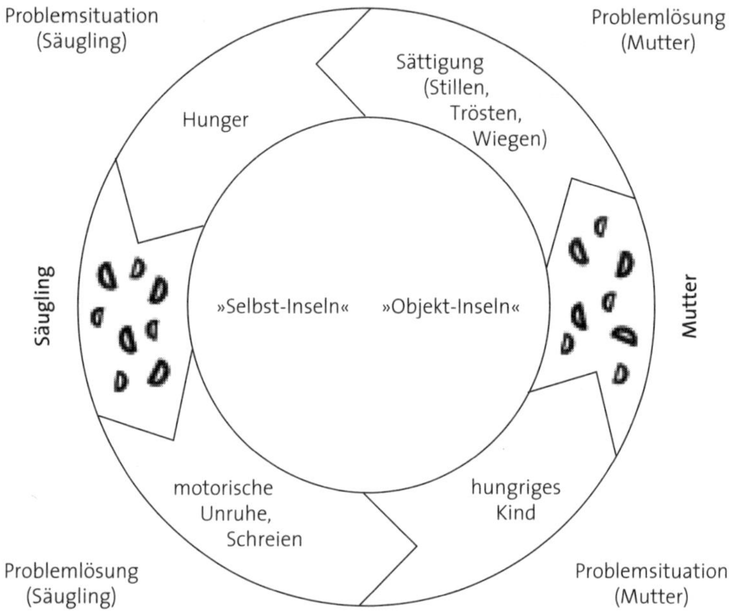

Abbildung: *v. Arnim*, 1997, S. 110

Bis zur Adoleszenz lassen sich nach unterschiedlichen Aspekten phasentypische Verläufe einteilen.

Eine instruktive Übersicht wichtiger Phasenkonzepte (*Joraschky*, 1983; *Mahler*, 1985; *Piaget*, 1935) vermittelt *Röhricht* (2000, S. 30 ff.), Jacob von *Uexküll* (1973) beschrieb mit seinem Konzept der Entwicklungsspirale selbstregulatorische Funktionskreise symbiotischer Dyaden.

Die Entwicklung vollzieht sich in Regelkreisen zwischen Merkmal (Soll-Größe) und Wirkmal (es findet ein Regelprozess bis Erreichen der Soll-Größe statt). Diese häufen Quantitäten an, die sprunghaft neue Qualitäten hervorbringen (emergieren).

Auf dieser Grundlage stellte Angela von *Arnim* (1997) grundlegende Etappen der Individualentwicklung in ihrer »subjektiven Anatomie« dar (Tab. 2 nach Abb. S. 112).

Der Prozess steigt von einer vegetativen über eine animalische zur humanen Phase auf.

Die Übersicht zeigt die Qualitätssprünge (Emergenzen).

WK	Zeitpunkt	Beziehung	Kreismodell	Emergenzsprung
I. Vegetative Ebene				
Geschenk	Befruchtung (Einzeller), z. B. Samenzelle	Merken und Wirken, Autonomie des lebenden Systems	Regelkreis	Wohnhülle (»Milieu«), z. B. Eizelle
II. Animalische Ebene				
1. Ü	ca. 25. SSW (ca. 7. Monat)	Merken des Merkens, Subjekt-Objekt-Einheit des Körpers	Mund-Hand-Funktionskreis	Umwelt (»Daumen«)
2. Ü	Geburt	Selbst-Nicht-Körper, Rhythmus (Umgebungsluft)	Atem-Funktionskreis	Umwelt (»Atemluft«)
3. Ü	im 1. Lebensjahr	Selbst-»Mutterfaden«	symbiotischer Funktionskreis	Umwelt (»Mutter«)
III. Humane Ebene				
4. Ü	ca. 18. Monat (– 24. Monat)	»der Gegenstand« Körper als Objekt, Fantasie, Probehandeln	Situationskreis	Wirklichkeit (»Welt der Objekte«)
5. Ü	im 2. Lebensjahr	Sach- und Wortvorstellungen	Situationskreis	Wirklichkeit (»Welt der Sprache«)

1.3.2 Kleinkind- und Bindungsforschung

Die Kleinkind- und Bindungsforschung (Überblicksdarstellung z. B. *Brisch*, 2005) belegt die lebenslang prägende Bedeutung der frühen Wechselwirkung in der Mutter(Bezugsperson)-Kind-Dyade. Diese nachhaltigste körperliche Begegnung umfasst einen komplexen Prozess der Abstimmung bzw. Anpassung neuropsychologischer Grundmuster,

Temperamente, Störbarkeiten und Besonderheiten der Aufmerksamkeitsregulation beider.

Die Zusammenhänge zwischen Bindungsschema und Körperschema bzw. Körpergedächtnis liegen nahe (s. Studie über die Körperskulpturen bindungsgestörter Erwachsener – Punkt 2.4), bedürfen jedoch systematischer Untersuchung.

Die Körperskulpturtechnik, die (wie nachfolgend ausführlich belegt wird) einen unmittelbaren Zugriff auf das Körpergedächtnis relevanter Beziehungsepisoden und deren Generalisierung bzw. Übertragung auf lerngeschichtlich spätere signifikante Bezugspersonen erlaubt, wird hierzu einen methodischen Beitrag leisten können.

1.3.3 Verkörperlichung prägender Interaktionsmuster

In eindrucksvoller Weise schildert *Dornes* (1993) die angeborenen Kompetenzen der Neugeborenen. *Downing* (2006) zeigte, wie sich auf der Grundlage dieser »vorinstallierten Fähigkeiten« individuelle Besonderheiten körperlicher Reaktionsmuster in der Eltern-Kleinkind-Dyade ausbilden. So ist zum Beispiel das besondere Interesse der Babys an Gesichtern von Bezugspersonen angeboren. Der Anforderungscharakter bzw. Anregungsgehalt der jeweiligen Kommunikationsangebote entscheidet, ob, wie häufig und intensiv sich Kinder auf das Gesicht einer Bezugsperson beziehen.

Kleinkinder lernen aus einer Art (nonverbalen) »social biofeedback« anhand der Affektäußerungen des Erwachsenen, in welchem Affektzustand sie selbst sind.

Auch ahmt der Säugling Affektäußerungen nach und kommt über deren körperliche Äußerung physiologisch in diesen Zustand. Diese »Affektansteckung« kann man als primäre Identifizierung ansehen.

Kinder und Bezugspersonen »komponieren beide einen eigenen Modus des Miteinanderseins, ›Körper mit Körper‹. Beide leisten hierzu ihren Beitrag, jeder reagiert auf den anderen und beeinflusst ihn zugleich. Die Muster, die sich dabei bilden, stimmen teilweise mit anderen Eltern-Kleinkind-Dyaden überein, teilweise sind sie absolut einzigartig.« (*Downing*, 2006, S. 225)

Diese strategischen Handlungsmanöver, die das Kleinkind entwickelt, können wir als körperliche *Mikropraktiken* bezeichnen. »Es handelt sich um Kompetenzen eigener Art, um verkörperlichte Fertigkeiten. Sie stehen für das, was gelegentlich als prozedurales oder implizites Wissen bezeichnet wird, einem Wissen *wie* im Unterschied zu einem Wissen *dass*«.

Für jede Bezugsperson baut das Kleinkind ein »Subrepertoire« unterschiedlicher Körperstrategien der Nähe-Distanz-Regulation auf. (S. 339)

In typischen interaktiven Situationen erlernte, komplexe Muster aus emotionalen Bewertungen, körperlichen Reaktionsautomatismen und deren kognitiven Abbildungen (»motorische Repräsentanzen«) bezeichnet *Downing* als »affektmotorisches Schema«. Ihre Auslösung unterliegt im Entwicklungsverlauf zunehmender Stimulusgeneralisierung und damit dem Transfer auf eine, der Prägungssituation ähnliche Situationsklasse von Interaktionen bzw. Interaktionserwartungen.

Beispiel:

> Eine Mutter reagiert auf die spontanen Äußerungen ihres Säuglings immer eine Spur zu intensiv. Der Säugling weicht zunächst aus, aber, da die Mutter das nicht bemerkt und ihr Verhalten (wie es normalerweise erfolgt) nicht auf das Verhalten des Säuglings abstimmen kann, erstarrt der Säugling schließlich nach einiger Zeit, was die Mutter zu noch heftigeren Aktionen veranlasst.
>
> In einer Vielzahl von Wiederholungen bildet sich ein affektmotorisches Schema zur Regulierung von Nähe und Distanz, mit dem dieser Mensch als späterer Erwachsener seiner Umgebung begegnet.

Während *Downings* Konzept eher den *sensumotorischen, körperlich-operationalen* Aspekt beschreibt, legte *Stern* (1985) den Schwerpunkt auf die *kognitive Repräsentation* des Selbst- und Fremdbildes eines Kindes während einer spezifischen Interaktion.

Er postulierte die Speicherung von präverbalen Grundeinheiten relevanter Interaktionsschemata, die er als *RIG's* bezeichnet, »**R**epresentation of **I**nteraktion wich have been **G**eneralized«.

Die Konzepte beider Autoren beschreiben die Entwicklung der Schemata als einen Lernprozess, mit anderen Worten, als individuellen Gedächtnisaufbau von Körpererleben im dyadischen Interaktionskontext. *Downings* Mikropraktiken und affektmotorische Schemata betonen die *prozeduralen*, Sterns RIG's eher die *kognitiven* Aspekte desselben Vorganges.

In diesem Zusammenhang erscheinen uns die Körperskulpturen (als Momentaufnahmen von Körperbildern in relevanten Interaktionssequenzen) als **Signaturen objektsymbolischer Begriffe.** Diese vermitteln uns, wie noch ausführlich belegt wird, bei älteren Kindern und Erwachsenen einen unmittelbaren Zugang zur Rekonstruktion relevanter affektmotorischer Schemata.

Wie noch ausführlich belegt wird, lassen sich wie über topische Spuren in Körperskulpturen eher Zugänge zu affektmotorischen Lernvorgängen finden, während die Körperzonenbewertungen durch Farbzuordnungen eher die kognitiven Aspekte widerspiegeln.

1.4 Das Körperbild unter lerntheoretischem Aspekt

Der Aufbau des Körpergedächtnisses durch prozedurales Lernen

Bisher liegt meines Wissens noch kein explizites Funktionsmodell des Körpergedächtnisses vor. Die Beobachtungen beim Anwenden der Körperskulptur-Methoden lassen auf Gedächtnisphänomene schließen, die wesentliche Übereinstimmungen mit Prinzipien des prozeduralen Lernens aufweisen. Daher liegt es nahe, das empirisch gut untersuchte und in Trainingsprozessen bewährte Prozessverständnis des sensumotorischen Lernens nach *Volpert* (1983) anzuwenden.

Hierbei wird ein Gedächtnisprozess sensu *Atkinson* & *Shiffrin* (1971) als Merkmalsselektion relevanter Stimuli und Übernahme der verdichteten Daten in ein Langzeitgedächtnis vorausgesetzt, wobei gleichzeitig exterozeptive sowie auch interozeptive Signale erfasst und hierarchisch abgespeichert werden.

Als allgemeine Prozesscharakteristika des Erlernens von Bewegungsstrategien beschreibt (*Deubel,* 2001):

- adaptive Regelung durch Feedback, »Lernen am Erfolg«
- fortschreitende Automatisierung durch Selektion der »ökonomischsten Bewegungsabläufe«
- Stabilisierung durch Generalisierung und Invariantenbildung
- Hierarchisierung in zunehmend komplexere Einheiten. (Dies entspricht dem Prozess der »**Superzeichenbildung**« sensu *Volpert*.)

Diesen Kriterien entsprechen auch affektmotorische Schemata sowie RIG's (Representations of interactions wich have been generalized, sensu *Stern*, 1985), die mit spezifischen Körper-Selbst- und Körper-Fremdbildern assoziiert sind. Diesen könnte ein Strom von Körperraumbild-Daten zugrunde liegen, der in signifikanten Körperbildern, quasi »**Körper-Gedächtnis-Superzeichen**« oder einfacher Körper-Gedächtnis-Knoten, zusammengefasst wird.

Demnach können wir Körperbilder, die für den Gestaltungsprozess einer Skulptur ausgewählt wurden, als Produkt eines Generalisationsprozesses sowohl interner Repräsentationen als auch Entäußerungen oder Signaturen (zumindest in Bezug auf Verhaltenshemmung oder -aktivierung) entscheidungsrelevanter prozeduraler Kognitionsschemata betrachten.

Im Fundus der Körperskulpturen findet sich hierfür jeweils eine Vielzahl aussagefähiger Belege, die noch jeweils ausführlich anhand von Fallbeispielen aufgezeigt werden (Kapitel 3 und Punkt 4.4).

1) *Adaptive Verhaltensregulation*
   Die Ausdruckssignale (Haltung, Mimik und Gestik) vermitteln jeweils kommunikative Bedeutungen, die motivierte soziale Interaktionen direkt oder indirekt (über körperliche Reaktionsbereitschaften) regulieren.
   (Beispielsweise ist die Dissoziation traumatisierter Körperzonen eine adaptive Leistung bzw. eine »emotionale Überlebenstechnik«.)
2) *Fortschreitende Automatisierung*
   Das Phänomen des Phantom-Schmerzes ist ein Beleg für Automatisierungen, die das Körperschema prägen. Wiederkehrende beziehungsweise repetitive Interaktionsmuster verfestigen Vorstellungen des Körperbildes. Ihre Variationen ermöglichen Veränderungen des Körperbildes. Darauf beruht das Prinzip entsprechender therapeu-

tischer Interventionen (s. Prä-Post-Studien, Punkt 5). Automatisierungsprozesse spiegeln sich auf der motorischen Ebene in stereotypen Bewegungen beim Formen der Körperskulpturen wider. Auf der Ebene kognitiver Bewertungen finden sich Stereotypien bei körperdysmorphen Störungen.

3) *Priming, Generalisierungen und Invariantenbildung*
Körperbilder bzw. Körperskulpturen sind intraindividuell innerhalb von Situations- und Interaktionsklassen stabil. Es besteht die Tendenz zum Transfer von Prägungssituationen auf aktuelle Situationen aufgrund von Merkmalsähnlichkeit.

(*Fallbeispiel:* Bei antizipierter Ablehnung reagiert der vierzigjährige Lehrer auf seine Schüler körperlich ebenso, wie er als Kind auf die Zurückweisung der Mutter reagierte. Aktuell wird sein Reaktionsmuster bzw. sein »affektmotorisches Schema« bereits von seiner Erwartung einer Ablehnung ausgelöst [s. 4.3.3].

Sofern ein prägendes traumatisches Ereignis nach dem Spracherwerb einwirkte, kann die Generalisierung von Reiz-Reaktionsmustern zumeist auf eine erinnerte Schlüsselepisode zurückverfolgt werden. Andernfalls ist eine Symbolisierung des betreffenden Körperzustands-Superzeichens abrufbar [s. 1.4.2 und 4.3.1].

Die Narbe einer Unfallverletzung repräsentiert eine Episode existenziellen Angsterlebens. Die assoziierten Erinnerungen reaktivieren zu einem späteren Zeitpunkt, unter Stresseinwirkungen und Stimulusähnlichkeit, das gespeicherte Körpererleben. Die Wiederholungsrate bestimmt den Generalisierungsgrad der Furcht, unter Umständen bis zur generalisierten Angststörung.

4) *Hierarchisierung*
Eine Hierarchiebildung wird beim Vergleich verschiedener Repräsentationsebenen der Körperbilder erkennbar. Während die Analyse von Bewegungs-, Haltungs- und Ausdrucksmuster einen Zugang auf der Mikroebene vermitteln (der zumeist auch spontan verbalisiert wird), verweist die topologische Strukturanalyse von Traumaspuren auf Vorgänge hin, welche eher auf der bewusstseinsferneren (s. Kaskadenmodell Punkt 4.3) Mikroebene repräsentiert sind.

Die Wahrnehmung von Superzeichen aktiviert über enaktionale Erinnerungen kognitive Bewertungen einer höheren Abstraktionsebene. Elemente werden systematisiert, Teilaspekte in komplexere Einheiten eingebunden.

(*Beispiel*: Die Kaiserschnittnarbe einer Frau wird zum Symbol ihrer beeinträchtigten Selbstakzeptanz als »vollwertige« Frau.)

Aufgrund der Ökonomie komplexer Informationsverarbeitung liegt es nahe, dass situationsspezifische Körperschemata in Situationsklassen von Körperbildern mit ähnlichen Merkmalen zusammengefasst und im Langzeitgedächtnis *verdichtet* abgespeichert werden (ähnlich wie digitalisierte Tonsignale in WMA-Dateien verdichtet werden), indem sie zu Schlüssel-Bildern abstrahiert werden, die jeweils psychophysische Reaktionsketten und verbundene Körpererfahrungen ganzer Interaktions-Szenarien zusammenfassen.

Jemand, der mit verbundenen Augen eine Körperskulptur formt, trifft aus dem prozeduralen Gedächtnis seiner Körperbildschemata eine intuitive Auswahl eines bestimmten Ordners, der Subdateien mit Informationen über eine spezielle Klasse von Interaktionsverläufen mit ähnlichen Erwartungsmustern, Körperreaktionen, Gefühlsqualitäten und Belohnungswerten enthält.

Aus diesen Überlegungen folgt:

1) Körperbildskulpturen spiegeln in signifikanten Oberflächenmerkmalen lerngeschichtlich relevante Repräsentationen des operativen Langzeitgedächtnisses wider. Diese bezeichnen wir (analog zu den Motorik-Superzeichen nach Volpert) als »**Körpergedächtnis-Superzeichen**« oder griffiger als »**Körpergedächtnis-Knoten**«.

   Die Reliabilität dieser Schlüsselinformationen bestätigen Beobachtungen im Rahmen unserer Prä-Post-Vergleiche von Körperskulpturen. Die Patienten können die vor Jahren geformten Körper-Raumbilder erstaunlich detailliert aus dem Gedächtnis reproduzieren und bilanzieren Veränderungen durch Vergleich von aktueller und gespeicherter Skulptur, noch bevor ihnen die Skulptur des Erstversuches präsentiert wurde.

2) Der Anblick der Skulptur (als Signatur eines *operativen* oder *enaktionalen* Schlüsselbegriffes) ruft wahrscheinlich alle impliziten Konnotationen der Sequenzen der betreffenden Ereignisklassen ab.

   Metaphorisch formuliert: Der Anblick der Skulptur wird zum Auslöser des »Entpackens der zugeordneten Subdateien«, was intensive psychophysiologische Reaktionen und sensorisch-prozedurale Erinnerungssequenzen reaktivieren kann.

Der verbale Zugang zu gespeicherten Schlüsselepisoden kann in einigen Fällen spontan hergestellt werden. Meist erfordert die begriffliche Einordnung eine methodische Unterstützung. Diese wird als modulares Vorgehen zur Auswertung der Körperskulpturen ausführlich dargestellt.

Diese Prozesshypothese veranschaulichen wir am klinischen Beispielfall S. 31, Fall 3.7.4. Auf den postulierten Lernprozessen beruhen auch die im Kapitel 4 ausführlich dargestellten therapeutischen Techniken der Arbeit mit Symptom-, Symbol- und mit Kontrastskulpturen in signifikanten Beziehungskontexten.

1.4.1 Die topische Analyse der Körperskulptur – Anwendungsbeispiel

Die Oberflächenmerkmale der Skulptur werden als Körpergedächtnis-Superzeichen für signifikante Körperzustände betrachtet, die jeweils bestimmte episodische Assoziationen mit korrespondierenden Speicherkategorien aktivieren.

Diese von den Gestaltenden einer Skulptur (methodisch mittels Modul 4, siehe Punkt 5.1 – M4) als Informationsschlüssel ausgewählten Oberflächenmerkmale werden nummeriert und positionsgerecht als Topi in die Umrisszeichnung der Skulptur eingezeichnet. Die einzelnen Abbildungen der Topi (1) – (16) sind bei der ausführlichen Darstellung des zugrunde liegenden Fallbeispiels, unter Punkt 3.7.4, ersichtlich.

Erläuterungen zur Tabelle:

Kopfzeile: **Speicherkategorien** des prozeduralen Gedächtnisses

Spalten: Beispiele von enaktional gespeicherten Inhalten, so *als ob* sie in sprachlicher Form reproduziert würden;
Die erste Spalte enthält die »Superzeichen«-Topi, zu denen zeilenweise jeweils Assoziationen der jeweiligen Speicherkategorien zuzuordnen sind.
Analog sind die folgenden Spalten geordnet.

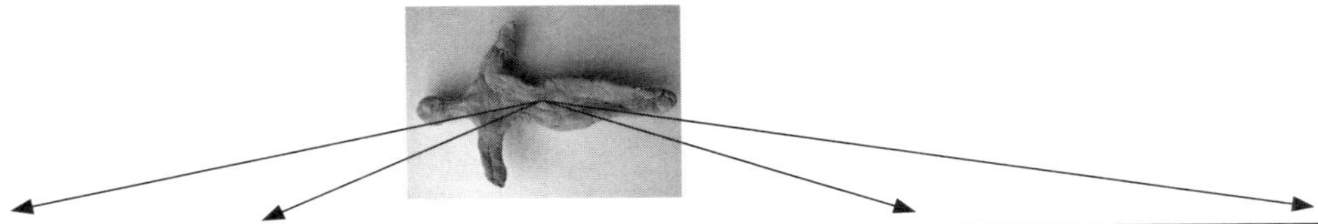

»Körperzustände« Körperbild/gespeicherte Körperreaktionen (Topi)	Bildsequenzen prägender Beziehungsepisoden	»Gefühlszustände« emotionale Bewertungen	Überzeugungen bezügl.		Interaktions-erwartungen
			Selbstkonzept	Selbstfremdbild	
– Bauchempfindung (6) flau, verkrampft	Abiturprüfung: Lehrer lächelt ermutigend	Versagensangst, Unzulänglichkeit	bin dumm, unfähig	andere erwarten Scheitern	jetzt noch hilfreiche Person wird sich bald vorwurfsvoll abwenden
– Heißhunger beschleunigte Darmtätigkeit (7)	Mutter ertappt Patientin nachts beim Plündern des Kühlschranks	Schuld, Scham, Angst	bin schwach zügellos gierig, triebhaft	bestätigen negatives Bild von mir	Bestrafung, permanente Kontrolle, Abschiebung (Internat, Klinik)
– Gangstörung (11) Hüft-, Rücken- (13) schmerz, (14) Fehlstellung (15)	Vater tritt ins Gesäß (»Hinweis« auf Haltungskorrektur)	Wut – Angst, Scham, Hilflosigkeit	bin ein Krüppel, unwert, hässlich	verachten, hassen mich	je weniger ich seine Erwartungen erfüllen kann, desto mehr werde ich gequält
– »angehängte (8) Beine, (9) verklumpte Füße« (16)	stolpert, wird von Spielkameradinnen verspottet	Scham, Hilflosigkeit	bin nicht liebenswert, zugehörig	fühlen sich besser, überlegen	andere erwarten, dass ich Vorwände liefere, sich über mich zu belustigen

Verallgemeinerung
Wir schlagen vor, das »Körpergedächtnis« als ein didaktisches Konzept einer topisch spezifizierten Speicherkategorie zu betrachten. Dabei postulieren wir, dass die so begrifflich geordneten Engramme mit denen anderer prozeduraler Speicherkategorien in der Realität vernetzt sind.

Vernetzung *und* Hierarchisierung sind parallele Prozesseigenschaften, die einander wechselseitig bedingen.

Allgemeine Modellvorstellung
Körpergedächtnis als Bestandteil und Ergebnis prozeduraler Speicherungs- bzw. Lernprozesse (Grafik S. 47).

Zusammenfassung der theoretischen Grundlagen
Eine Besonderheit des Körperbildes besteht im Dualismus, *sowohl* Objekt der Erkenntnis *als auch* Wesensmerkmal des erkennenden Subjekts selbst *(leib-seelische-Einheit)* zu sein.

Entwicklungspsychologische Forschungen stimmen mit ihrer Betonung der frühen Kindheit für die Entstehung des Körperbildes überein. Die Charakteristika körperlicher Reaktionsbereitschaften, welche sich im Körperbild manifestiert und in Körperskulpturen darstellen lässt, werden durch typische Interaktionen zwischen Kind und Bezugspersonen erlernt. Im Laufe des sensumotorischen Lernprozesses werden körperliche Repräsentationen der Interaktionen gebildet und sehr wahrscheinlich hierarchisch nach Situationsmerkmalen gespeichert bzw. abberufen.

Der Aufbau von Körperbildern stimmt mit Strukturbildungsregeln des sensumotorischen Lernens überein. Schlüsselmerkmale, deren Assoziation Untermengen von Lernroutinen »entpackt«, werden als Motorik-Superzeichen beschrieben.

Aufgezeigt werden prozessuale Übereinstimmungen beim Abrufen von Information aus charakteristischen Merkmalen von Körperskulpturen.

Daraus wird ein Funktionskonzept der Körperbild-Methoden am Beispiel der Körperskulptur-Methoden abgeleitet:

Die Konfrontation mit einem vergegenständlichten Objekt der körperlichen Repräsentation *fokussiert* (unter Aufmerksamkeitszuwendung

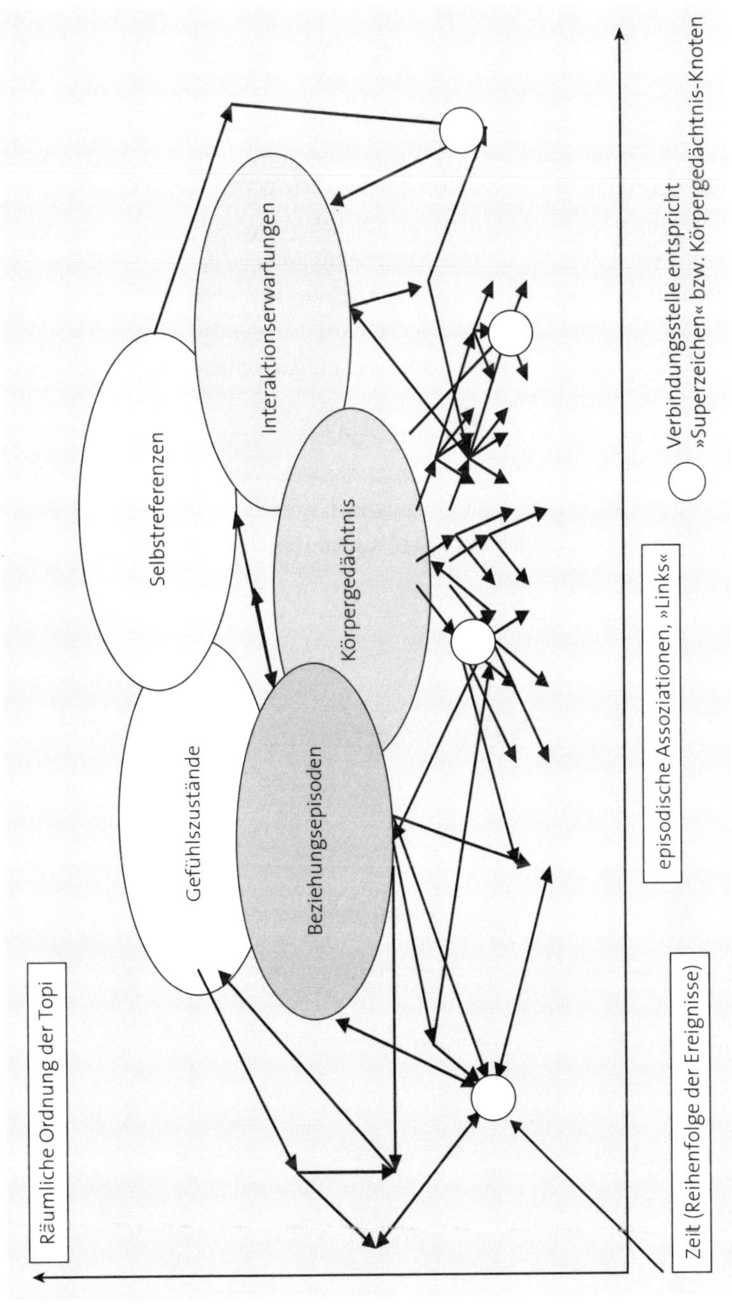

Räumliche Ordnung der Topi
Gefühlszustände
Selbstreferenzen
Interaktionserwartungen
Beziehungsepisoden
Körpergedächtnis
Zeit (Reihenfolge der Ereignisse)
episodische Assoziationen, »Links«
Verbindungsstelle entspricht
»Superzeichen« bzw. Körpergedächtnis-Knoten

über eine bestimmte Zeitdauer, realisiert durch sensorischen Kontakt mit dem Repräsentationsmedium) auf Schlüsselinformationen des Körperschemas, *»Körperzustands-Superzeichen«*, auf der neuropsychologischen Ebene *des Körperschemas*.

Die Wahrnehmung der signifikanten Körperzustandsmerkmale (bezüglich der Körperskulptur-Methode als TOPI als signifikante Oberflächenmerkmale, Modul 4, ausführlich dargestellt) aktiviert auf der psychologischen Körperbild-Verarbeitungsebene das Gedächtnis signifikanter Interaktionen der Lerngeschichte *und* zugleich kognitive Bewertungen der damit verbundenen Körperzustände.

Das Körperschema verschlüsselt die Geschichte prägender Interaktionen. Körperbild-Methoden sind geeignete Zugänge zur Überführung von Körperschema- in Körperbildinformationen.

Auf den dargestellten Lernprozessen beruhen die anschließend dargestellten Techniken der konfrontativen Arbeit mit Symptom-, Symbol- und Kontrastskulpturen in signifikanten Beziehungskontexten.

2. Diagnostik des Körperbildes

Einen Überblick über Methoden der Körperbildforschung vermitteln die Monografien von *Röhricht* (2006), *Joraschky, Loew, Röhricht* (2008). Zur Diagnostik des Körperbildes stehen folgende Methodenklassen zur Verfügung:

- Introspektion: Standardisierte Interviews, skalierte Erhebungen (z. B. *Deusinger*, 1998; *Dähne, Assmann, Ettrich, Hinz*, 2004; *Clement* & *Löwe*, 2007)
- Zeichnerische Verfahren (z. B. *Breitenöder-Wehrung* u. a., 1998)
- Wahrnehmungs- und Verhaltensexperimente (*Görlitz*, 2004; *Lengenbauer* und *Vocks*, 2005; *Weigel*, 2008)
- Dreidimensionale Reproduktion: Körperbildskulptur-Test (B. und M. *Wadepuhl*, 1991)
- Bewegungs- und Ausdrucksanalyse (*Götz-Neumann*, 2006; *Lausberg*, 2006, 2009)

Während die Fragebögen eher habituelle bewusste Einstellungen und Urteile abbilden, widerspiegeln die anderen Techniken in verschiedenen Ausdrucksmodalitäten auch situative Aspekte des impliziten Modus der Körperwahrnehmung. In Hinblick auf die klinische Bedeutsamkeit stellen wir zunächst die verwandten Methoden der Körperzeichnungen und die Körperskulptur-Methode ausführlicher dar, um hiervon ein integratives, modulares Konzept abzuleiten, welches auch Elemente der Wahrnehmungsexperimente und der Ausdrucksanalyse integriert.

2.1 Zeichnerische Verfahren

Emotional besonders berührt, bringen zeichnerisch begabte Patienten oftmals nach einer Therapiesitzung ihre Bilder mit, um das Erlebte zu veranschaulichen. Dabei setzen die Zeichner oft voraus, dass allein der Anblick des Bildes dem Therapeuten genüge, alles Dargestellte spontan zu verstehen, als ob bereits der Anblick einer Zeichnung den gesamten zugrunde liegenden Prozess der Verarbeitung beinhalten würde. Dieser erstreckt sich über eine Kette von Wahrnehmungsstadien und Bewusstseinsqualitäten, ausgehend vom körperlich empfundenen, seelischen Schmerz, seiner bildnerischen Umsetzung mit der begleiteten Katharsis und letztlich zu seiner Versprachlichung, der Mitteilung als Akt kommunikativer Handlung. Ausgehend von der Handlung des Zeichnens schließt sich so der Kreis der emotionalen Verarbeitung, eingebettet in den Rahmen der Tätigkeit. Darin besteht die neue Qualität des therapeutischen Prozesses: Vormals als Opfer überwältigender Gewalt erlittene emotionale Verletzungen werden beim Erinnern nicht ein weiteres Mal in einer Wiederholungsschleife (Flashback) als plötzlich aufkommender unerträglicher, regressiver Zustand durchlebt, sondern können aus der Beobachterperspektive des Zeugen registriert werden. Auf diese Weise kann das Geschehen erstmals symbolisiert durch ein handelndes Selbst (welches die Vorgänge bewerten und sich distanzieren kann) anerkannt, begrifflich und zeitlich strukturiert werden.

Indem sie diesen Prozess anbahnt, wird die Zeichnung zum subjektiv evidenten Symbol, zur kognitiven Schlüssel-Repräsentation. Sie strukturiert eine Prozesseinheit der Lerngeschichte von klinischer Bedeutsamkeit. Diese erfasst sinnlich und topisch konkretes Körpererleben, intensive Gefühle, Konnotationen von Körperbildern sowie eine Summe von Visualisierungen assoziierter äußerer, situativer Kontexte.

Die folgenden Beispiele zeigen typische Besonderheiten dieser symbolisierenden Zeichnungen:

- Die Darstellung bezieht sich auf den Körper in einem charakteristischen Zustandstyp (verstanden als repräsentativ für eine Klasse ähnlicher Episoden der Lerngeschichte, s. 1.4.1).
- Signifikante Beziehungsepisoden werden geschildert oder angedeutet. Die Darstellungen beleben projektive und introjektive Gestaltungselemente.
- Mit der Entstehung des Bildes sind kathartische Affektentladungen verbunden, die oft auslösende, primäre Affekte modulieren.
- Das Bild steht für den Prozess seiner Entstehung, es schafft einen bewussten kommunikativen Zugang zu typischen Konflikten, der oft ein Mitteilungsbedürfnis motiviert.

Beispiele:
Beide Bilder, von derselben 27-jährigen Zeichnerin, fassen deren grundlegende Probleme bei der Regulation von Nähe und Distanz zusammen. Die linke Zeichnung titelt sie »Die Mumifizierung«, womit die Patientin ihren verzweifelten Zustand der »inneren Einsamkeit« darstellt. Dieser erweist sich als das Resultat eines erfahrungsbedingten Automatismus sich selbst erfüllender negativer Beziehungserwartungen, welche die Ambivalenz der Sehnsucht reproduziert, die das rechte Bild (»Winner and Looser«) ausdrückt.

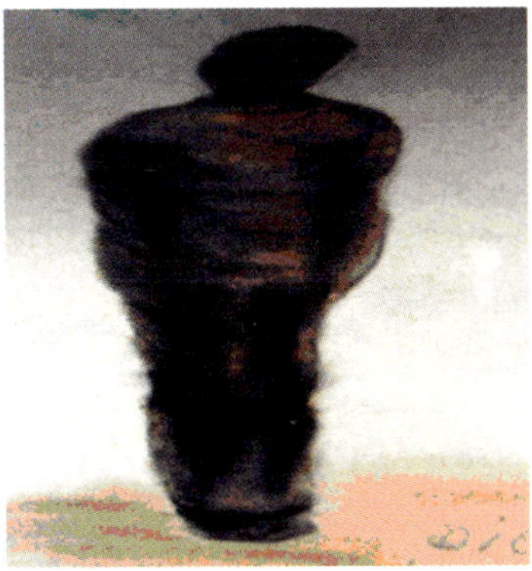
Die Mumifizierung

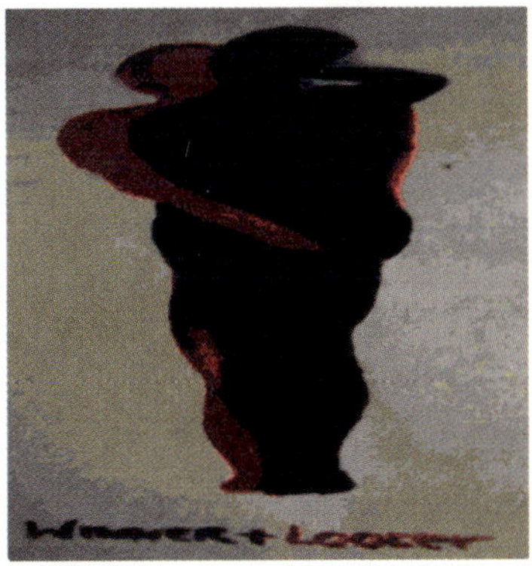
Gewinner & Verlierer

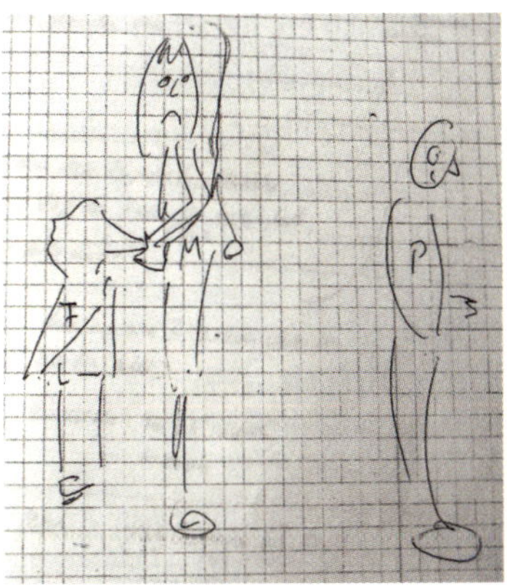
»Die Mutter im Nacken«

»Die Mutter im Nacken«

nennt die 23-jährige Studentin ihre Zeichnung, sich selbst als Kind darstellend, welches von der Mutter schmerzhaft an den Haaren gezogen wird, mit Blick in Richtung »der Leute«, deren vermeintliche Bewertungen das Kind, als narzisstischen Balkon der Mutter, tadeln könnten. »Der Papa wendet sich ab. Wie immer will er doch nichts mit solchen

Unannehmlichkeiten zu tun haben. Er schämt sich sowohl wegen mir als auch wegen meiner Mutter.«

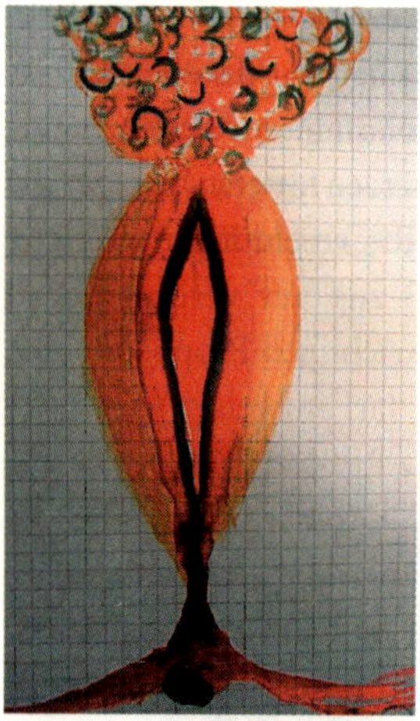
»Meine Vagina«

»Meine Vagina«

Dieses Bild ist das Ergebnis der zeichnerischen Auseinandersetzung einer Patientin mit ihrem Geschlecht, welches sie infolge früher lebensgeschichtlicher Einwirkungen ablehnte. Lust konnte sie vor der Therapie nur überdeckt von Schmerz zulassen. Mit dem Bild schloss sie eine Serie therapeutischer Sensibilisierungsübungen ab. Die Patientin kommentierte: »Plötzlich sah ich das Bild vor mir. Es nahm mich in seinen Bann. Ich musste es malen. Meine Lust habe ich rot und meine Angst und den Ekel habe ich schwarz hineingemalt. Als ich das Bild fertig vor mir sah, habe ich wohl überhaupt zum ersten Mal begriffen, wie schön (m)eine Vagina ist.«

Die therapeutischen Wirkungen zeichnerischen Gestaltens bleiben den entsprechend Befähigten vorbehalten. Die weniger Geübten hegen ihre, durch Misserfolge aufrechterhaltenen Vorurteile, sich nicht zeichnend ausdrücken zu können. Wechselt man das Medium der Darstellung und verzichtet auf Sichtkontrolle, ergibt sich ein kreativer Bezugsrahmen ohne sich selbst erfüllende hemmende Erwartungen. So können auch zeichnerisch Entmutigte, oft zu ihrem eigenen Erstaunen, mühelos Körperskulpturen gestalten. Wie sie dazu angeleitet werden, das formende Gestalten therapeutisch zu nutzen, wird im Kap. 5 dargestellt.

2.2 Das Formen der Körperskulptur als projektives Verfahren

Beim Körperbildtest formen die Probanden mit geschlossenen Augen eine möglichst genaue Skulptur ihres eigenen Körpers in Ton bzw. Knetmasse.

Offenbar wird mit der Konzentration auf interozeptive und haptische Signale das Körperschema als neuronales Raumbild während der Gestaltung aktiviert und über das anschließende exterozeptive Erfassen des entstandenen Körper-Raum-Modells »bewertet«.

Aufgrund der vorliegenden Erfahrungen gehen wir davon aus, dass sich Körperskulpturen von gestalterisch Trainierten von denen handwerklich Ungeübter *nicht* voneinander unterscheiden lassen, wenn der gesamte Formprozess »blind«, d. h. ohne visuelle Rückmeldungen, erfolgte.

Offenbar löst die Sichtkontrolle einen Bezug auf verinnerlichte, visualisiert gespeicherte Normative (z. B. der »richtigen Proportionen«, wie sie die Gliederpuppen für den Künstlerbedarf aufweisen) aus. Verhindert man das visuelle Feedback, werden die Reafferenzen des Formprozesses auf das propriozeptiv gebahnte neuronale Raumbild des eigenen Körpers bezogen. Auf diesem Phänomen der Aktivierung des neuronalen Körper-Raumbildes bzw. Körperschemas beruhen die spezifischen diagnostischen Möglichkeiten des Verfahrens und der therapeutische Nutzen der Körperskulptur-Technik. Analog verschiedener Benutzeroberflächen an einem PC können jeweils neuronale Körper-Raum-Abbilder aus verschiedenen Lebensphasen aktiviert werden.

Die intuitiv entwickelte Körperskulptur-Übung geht auf Gerda *Alexander* (1978) zurück, welche das Verfahren zur Sensibilisierung für Atem- und Muskelentspannung einsetzte.

Den **empirischen Nachweis** seiner Eignung zur Diagnostik von Störungen des Körperbildes führten Brigitte und Martin *Wadepuhl* (1991).

Bestimmte Form-Mekmale konnten clusteranalytisch zwischen verschiedenen Arten von Ess-Störungen diskriminieren. Jedoch ist das Verfahren aufgrund der Komplexität (211 Merkmals-Kombinationen) in der klinischen Praxis nicht handhabbar. Sie differenzieren Rückschlüsse auf:

- das Körperschema (z. B. die Lokalisation organischer Störungen betreffend)
- die psychische Verfassung (zu erschließen aus Haltung und Gestik)
- Parallelen zum sozialen Verhalten.

Wir ergänzen —

- Rückschlüsse auf das Regressionserleben von Körperzuständen in lerngeschichtlich prägenden Episoden der Biografie.

2.3 Konstrukt und kriterienbezogene Validität

2.3.1 Körperbilder und Motorik

Zwischen Motorik und Körper-Raumbildern bestehen wechselseitig Zusammenhänge: Zum einen ist der Gestaltungsprozess, welcher interozeptive Wahrnehmungsmuster darstellt, ein feinmotorischer Vorgang. Zum anderen bedingen motorische Vorgänge die Entstehung räumlicher Körperbilder.

Die Entwicklung von Körperbildern verstehen wir als Erwerb von Gedächtnis im Ergebnis prozeduralen Lernens (Punkt 1.4.1). Diesem zugrunde liegende proprio- und interozeptive Stimulationen verändern sich durch Bewegungen im Raum. Wie dies geschieht, wurde m. E. bisher noch kaum erforscht (sieht man von Grundlagen der Körperorientierung wie der Basisinformation zur Orientierung im umgebenden Raum, *Klix* (1976), und Soundbeam-Experimenten (persönliche Mitteilung *Lotti* v. *Leeuwen,* University of Sunderland) ab. Dabei würden empirische Untersuchungen der Zusammenhänge von Motorik und Körperbild die theoretischen Voraussetzungen empirisch prüfen und die Unterschiede zwischen einzelnen Dimensionen der Motorik in Bezug zu zwei- und dreidimensionalen Körperbildern genauer aufklären.

Eine differenzierte, empirisch fundierte entwicklungspsychologische Beschreibung der Körper-Selbst-Repräsentationen steht noch aus.

2.3.2 Sensumotorische Voraussetzungen: eine Pilotstudie an Vorschulkindern

Die Körperskulptur-Methode setzt voraus, dass ein hinreichend stabiles neuronales Körper-Raumbild abgerufen werden kann und zudem sensumotorische Fähigkeiten zu dessen formender Gestaltung bestehen.

- Von welchem Entwicklungsalter an ist das Formen einer aussagefähigen Körperskulptur möglich?
- Wie unterscheiden sich zwei- und dreidimensionale Körperdarstellungen hinsichtlich sensumotorischer Faktoren?
- Welche Zusammenhänge bestehen zwischen Entwicklungsalter und dreidimensionalem Körperbild?

- Wie unterscheiden sich Mann-Zeichen-Test (MZT) und Körperskulpturtest (KST) bezüglich unterschiedlicher motorischer Parameter?

Die bisherige Datengrundlage scheint sich in den Altersnormen des Mann-Zeichen-Tests (MZT), aktualisiert von *Brosat* und *Tötemeyer* (2007), zu erschöpfen. Dessen Urform wurde bis 1950 von Hermann *Ziler* zur Diagnostik des Entwicklungsalters erarbeitet. Bis heute wird der Test meist im Zusammenhang mit Schulreifungsbeurteilungen eingesetzt.

Da der KST im Gegensatz zum MZT in der Fachwelt noch kaum bekannt ist (welches zu ändern dieser Text beitragen soll), ist mit institutioneller Forschung erst später zu rechnen. Den wichtigen Fragen soll sich einstweilen eine *Erkundungsstudie* an Vorschulkindern mit einfachsten Mitteln nähern, um weitere Forschungen anzuregen.

Durchführung

Aufgrund klinischer Beobachtungen lag nahe, dass sich die Fähigkeiten zum Formen einer Körperskulptur etwa im Zeitraum zwischen dem beginnenden grammatikalischen Spracherwerb und dem Beginn des zweiten Gestaltwandels herausbilden.

Daher untersuchten wir (s. Danksagung im Anhang) charakteristische Dimensionen der motorischen Entwicklung als abhängige Variablen von der Differenziertheit der Körperbildskulpturen und der MZT-Ergebnisse bei 20 Kindern beiderlei Geschlechts im Alter von 3,06 und 5,07 Jahren.

Die Kinder wurden in einem bayerischen Kindergarten von ihren Erzieherinnen mit einer inspirierenden Geschichte zu den Testaufgaben motiviert, die jeweils einzeln und aufgeteilt auf zwei verschiedene Tage durchgeführt wurden.

Folgende motorische Dimensionen (s. Datenerfassungsblatt im Anhang) wurden erhoben:

- Mann-Zeichnung
- Nachzeichnen der Umrisslinie einer Figur (persuit tracing)
- Balancieren (vorwärts – rückwärts auf einer Linie)
- Wasser umschütten (Versuch nach *Piaget*)
- Zielen (rechter/linker Finger – Nase, dabei Augen auf/zu)

- Schätzen von Körperdimensionen (Höhe, Schulterbreite)
- Präzision der Sprechmotorik (Aussprache vorgegebener Wörter)

Alle Motorik-Dimensionen wurden in einem Motorik-Gesamtwert (als Summe der Abweichungen vom jeweiligen Mittelwert der einzelnen Dimensionen) zusammengefasst.

Der Differenzierungsgrad der Körperskulpturen wurde (von zwei unabhängigen Ratern) beurteilt aufgrund von Räumlichkeit, Vollständigkeit, Stimmigkeit der Proportionen, Symmetrie und Verbundenheit.

a) Die qualitative Auswertung
bestätigte, dass sich die Fähigkeiten zur räumlichen Reproduktion des Körper-Selbstbildes (Formen einer Körperskulptur) im genannten Zeitraum herausbilden.

Aufgrund charakteristischer Merkmale unterschieden sich drei Gruppen

I. undifferenzierte Formen, z.B. Kugelform (n = 8) und Blockform (n = 3), gesamt n = 11;
II. Übergangsformen mit Betonung des Körperstammes (n = 5);
III. vollständig differenzierte Körperskulpturen (n = 4).

Geordnet nach dem Differenzierungsgrad der Körperskulptur-Formergebnisse ergibt sich eine Bilderfolge (s. die nächste Abbildung), welche den Entwicklungsprozess des räumlichen Körperbildes aus seinen Etappen veranschaulicht:

I

II

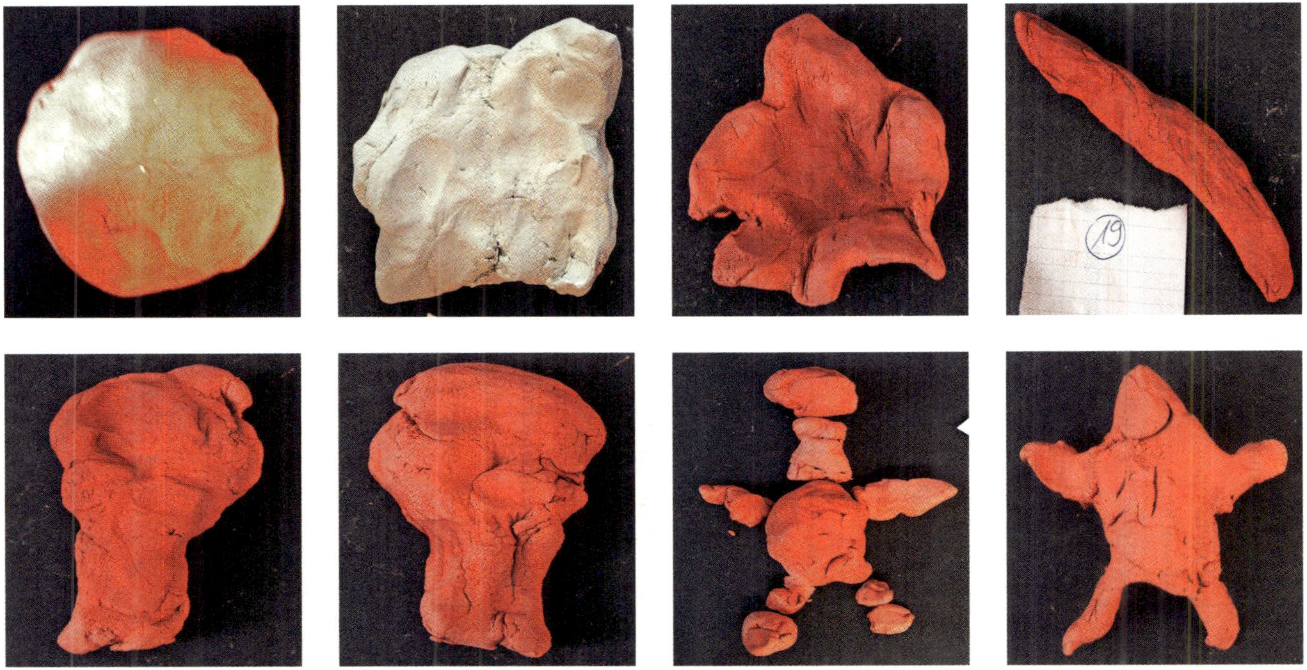

Der Entstehungsprozess des Körper-Raumbildes: Differenzierungsleistungen des Formens von Körperskulpturen bei Vorschulkindern

b) Die quantitative Auswertung
Welche Zusammenhänge bestehen zwischen den Merkmalen?
Ergebnisse der Rangkorrelationen (Prüfgröße *Kendall's* Tau), N = 20:

Merkmal	**Körper-Skulptur-Test KST (Differenzierungsgrad)**		**Mann-Zeichen-Test MZT (Differenzierungsgrad)**	
	Korrelation	**Signifikanz**	**Korrelation**	**Signifikanz**
Alter	0,22	n. s.	−0,07	n. s
Motorik-Gesamtw.	**0,3**	*	**0,49**	**
Sprache	**0,42**	**	0,22	n. s.
Balance	0,06	n. s.	**0,4**	**
Wasser	− 0,03	n. s.	**0,33**	*
Zielen	0,19	n. s.	**0,5**	**
KST	–		**0,34**	*

n. s.: nicht signifikant; *: p ≤ 0,05; **: p ≤ 0,01

Bezüglich welcher Merkmale unterscheiden sich Gruppen, die nach dem Grad der Differenziertheit von KST und MZT gebildet wurden?

Die Ergebnisse der *Kruskal-Wallis*-Tests (entspricht parmerfreier Varianzanalyse für unabhängige Stichproben):

Verglichen wurden jeweils 3 Gruppen: niedriger – mittlerer – hoher Differenzierungsgrad.

Variable	Gruppierung nach KST	Gruppierung nach MZT
Alter	Trend	nicht signifikant
Motorik-Gesamtwert	*	**
Nachzeichnen	Trend	nicht signifikant
Wasser	nicht signifikant	*
Balance	Trend	*
Zielen	nicht signifikant	**
Sprache	**	nicht signifikant
KST	–	**
MZT	**	–

Interpretation der Befunde

Geschlecht

Die erfassten motorischen Merkmale, einschließlich der Differenzierungsleistungen bei KST und MZT, erweisen sich als nicht geschlechtsspezifisch.

Alter

Infolge des eher homogenen Lebensalters der Probanden unserer Studie überwiegen individuelle Reifungs- und Entwicklungsunterschiede den Alterseinfluss. Dass diese sich bei der Gruppeneinteilung nach Körperskulpturen andeuten, weist auf einen vermittelten Zusammenhang mit der Aufgabenschwierigkeit hin: Für Vorschulkinder ist es noch deutlich schwieriger, eine Skulptur zu formen als sie zu zeichnen.

Motorik

Trotz des geringen Stichprobenumfanges belegt die Studie die Hypothese, dass die Fähigkeit zur Formung wie zum Zeichnen differenzierter Körperbilder mit weiteren Dimensionen der motorischen Leistungsfähigkeit zusammenhängen. Die Befunde lassen sich nicht auf jene motorischen Prozesse reduzieren, welche zum Formen (analog der feinmotorischen Tätigkeit des Zeichnens einer Figur beim MZT) erforderlich sind. Das Ergebnis stimmt mit den theoretischen Voraussetzungen bezüglich des prozeduralen Lernens überein (Punkt 1.4.1).

Unterschiede zwischen zwei- und dreidimensionalen Körperbildern
Das Figuren-Zeichnen weist gegenüber dem Formen einer Körperskulptur stärkere Beziehungen zu den hier erfassten motorischen Merkmalen auf. Deutlich werden Unterschiede in ihrer qualitativen Struktur: Die Sprech-Motorik ist mit Abstand der deutlichste Indikator, gefolgt von den Variablen der Körperbeherrschung, welche vorrangig propriozeptive Fähigkeiten erfordern. Was den KZT im Wesentlichen vom MZT unterscheidet, könnte als »introvertierte Motorik« beschrieben werden. Dabei handelt es sich um die Komponenten der Motorik (Sprechen, Lage justieren), welche in den Anfangsimpulsen auf das Körperinnere gerichtet sind, im Gegensatz zu den unmittelbar außengerichteten, reaktiven, handlungsorientierten Dimensionen der Motorik (z. B. Handgeschicklichkeit), von denen die Leistungen beim MZT abhängen.

Zunächst ist eine plausible Hypothese, die zu weiteren Untersuchungen herausfordert.

Schlussfolgerungen für Diagnostik und Therapie
Erst im Zeitraum zwischen 3 und 6 Jahren entwickeln Kinder, die überwiegend im Zeichnen bereits geübt sind, die motorischen Voraussetzungen zur formenden Gestaltung ihrer räumlichen Körper-Selbstbilder. (Aufgrund der engen Rückkopplungen zwischen Motorik und mentaler Repräsentation erscheint dieser Entwicklungsabschnitt auch für die körperliche Selbstrepräsentanz prägend.)

Diagnostische Anwendungen der KST setzen motorische Anforderungen voraus, die Kindern vor dem Schulalter noch nicht sicher zur Verfügung stehen.

2.3.3 Körperbild und Körpergedächtnis: Traumaspuren

Brigitte *Wadepuhl* beschrieb, wie sich traumatische Eingriffe bei Dialyse- und Nierentransplantationspatienten in deren Körperskulpturen erstaunlich positionsgetreu widerspiegeln (zum Beispiel die Lage einer, dreimal pro Woche punktierten, Blutgefäßfistel, Shunt, oder das Aufgeblasensein des Oberbauches durch die Dialyseflüssigkeit).

Bezug nehmend auf die begrifflichen Vorarbeiten von *Joraschky* (1983) und die Methodik von *Wadepuhl* (1991) kategorisierte *Rupp-*

Hartnick (1994) die Körperskulpturen von Essgestörten mit erheblichem Aufwand (18 anatomische Elemente, 11 Verbundenheitstypen, insgesamt 221 Einträge pro Skulptur) und fand eine Häufung »primitiver« Figuren in der Gruppe anorektischer im Vergleich zu der bulimischer Patientinnen.

Eigene Erfahrungen ergänzen, dass nicht nur die Skulpturform, sondern besondere Oberflächenmerkmale (definiert als solche Vertiefungen, Erhebungen, Kanten und Materialschwächungen, analog »Soll-Bruchstellen«, die von adäquaten anatomischen Darstellungserfordernissen abweichen) für die Probanden bedeutungsvoll sind. Diese werden zu 75 % als Orte traumatischer Verletzungen (z. B. Narben), funktioneller Einschränkungen, Befindlichkeitsstörungen oder Problemzonen (z. B. vom Selbstkonzept dissoziierte Bereiche) wiedererkannt.

Die Betrachtung und das Befühlen von charakteristischen Abweichungen evoziert oft verdrängte Trauma-Erinnerungen, die zumeist bis ins frühe Lebensalter zurückreichen. Die Körperskulptur-Methode scheint daher zur Untersuchung der Zusammenhänge zwischen Körpergedächtnis – Körperschema und Körperbild besonders geeignet.

Gegenüber verbalen Anamneseerhebungen bestätigte sich anhand biografischer Korrelogramme bei Anwendungen der Körperskulptur-Methode ein Zugewinn an behandlungsrelevanten Informationen über körperliche Besonderheiten und Erkrankungen (s. Punkte 3.1 und 5.3.1).

2.4 Differenzielle Validität – Pilotstudie zu Formtypen

Untersuchen wir die Frage, ob anhand von Körperbildskulpturen (als Körperbild-Indikatoren) verschiedene psychische Störungen hinreichend unterschieden werden können.

Eine Stichprobe bezüglich lerngeschichtlich früh erworbener bzw. Borderline-Störungen homogenisierter Patienten zeigt zunächst eindrucksvolle Übereinstimmungen hinsichtlich der Proportionen ihrer Körperbildskulpturen. Bei der Auswertung unserer Pilotstudie wurde aufgrund charakteristischer Proportionen der Schwerpunktverteilung und Raumtiefe eine vorherrschende Form, »Rumpftyp« genannt, gefunden. Dieser ist vom »Normaltyp« der Patienten ohne Hinweise auf frühe

Störungen deutlich bezüglich Differenziertheit und anatomischer Stimmigkeit der Proportionen unterscheidbar. Der »Rumpftyp« enthält zwei unterschiedliche Subcluster, den Flächen- und den selteneren Spindeltyp.

N = 23 Patienten, Stichprobenkriterien: Diagnose Borderline-Störung (nach ICD-10F 60.31) *und* Anamnese von Trennung von primären Bezugspersonen bis zum 3. Lebensjahr, Ablehnung durch primäre Bezugsperson und bis in die Gegenwart anhaltende Abneigung deren Berührungen

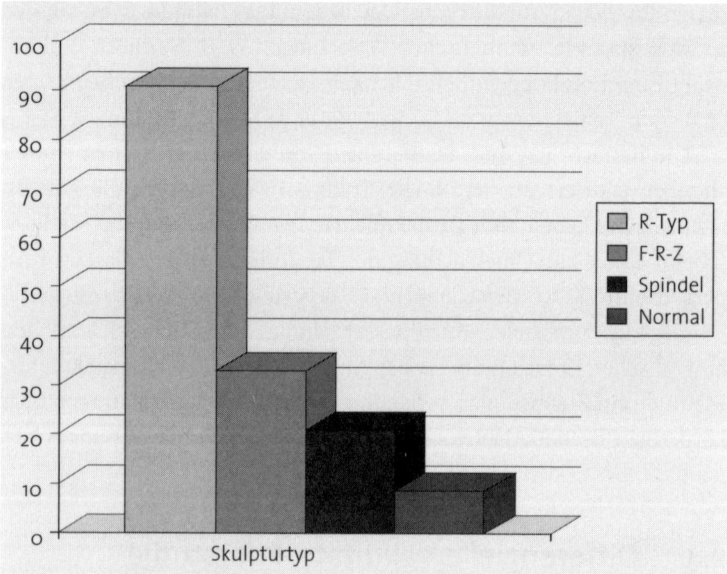

Abb.: Häufigkeitsverteilung (in %) von Skulpturmerkmalen bei Patienten mit frühen Störungen

Abszisse: Häufigkeit in Prozent
Ordinate: Kategorien der Skulpturtypen

1. Rumpftyp (R-Typ): eindeutige Betonung des Rumpfes gegenüber Kopf und Extremitäten
1a. Flächiger Rumpftyp (F-R-Z): dabei Flächenbetonung, Zerfallstendenz (mangelnde Verbundenheit, Gestaltauflösung)
1b. Spindeltyp: wie 1., dabei Massezentrum und größte Körpertiefe in der Rumpfmitte
2. Normaltyp: differenzierte Ausformung, Proportionen widerspiegeln stimmig die realen anatomischen Verhältnisse

Bildbeispiele

1. Rumpftyp: rumpfbetonte Skulptur, gering differenzierte Extremitäten, archaische Anmutung

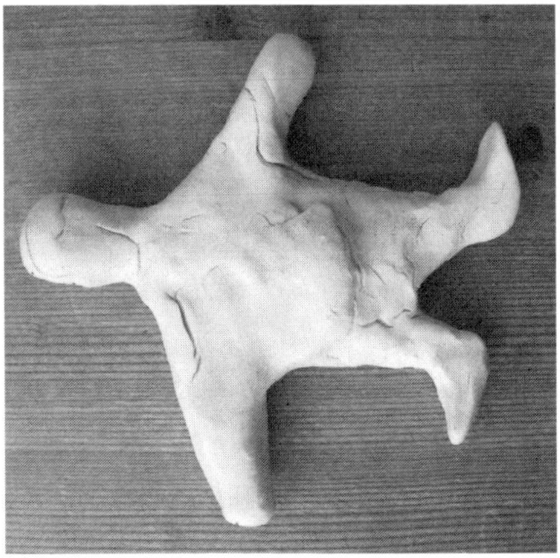

(Der Patient ist 34 Jahre alt, als Volkswirt berufstätig.)

1a. Flächenbetonter Rumpftyp mit Gestaltzerfall: Rumpfbetonung, mit fragiler Verbindung von Extremitäten oder flachen Körpersegmenten, die beim Trocknungsprozess in ihre Bestandteile zerfallen. 5 von 23 Skulpturen fielen wie diese während des Trocknens des Formmaterials auseinander. (Beispiel: Auszubildende, 22 Jahre)

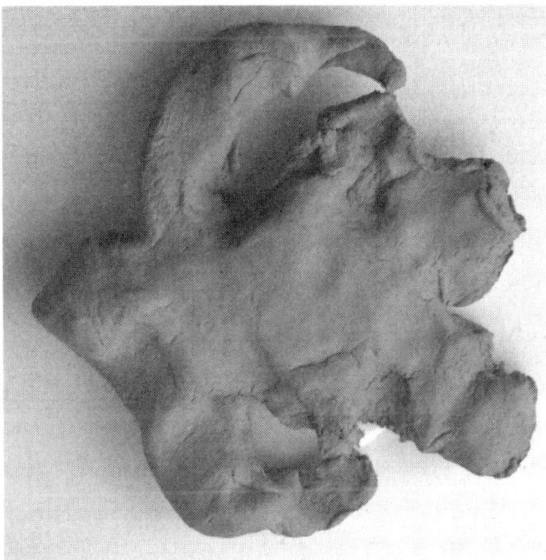

1b. Spindeltyp: Rumpfmitte betont durch Masse bzw. Tiefe der Körpermitte.

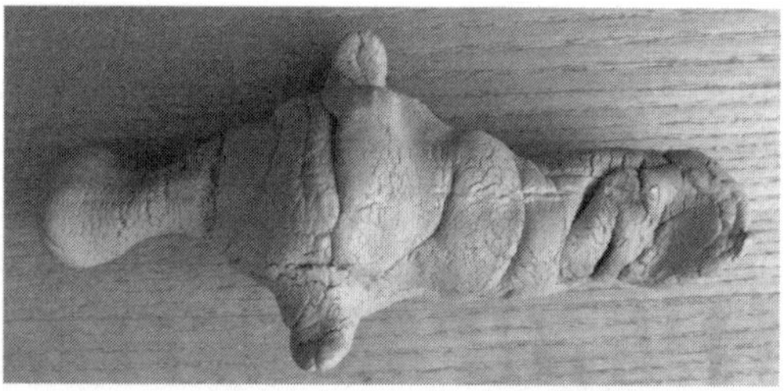

(Beispiel: 51-jährige Kellnerin)

2. Normaltyp der Körperdarstellung: anatomisch stimmige Proportionen

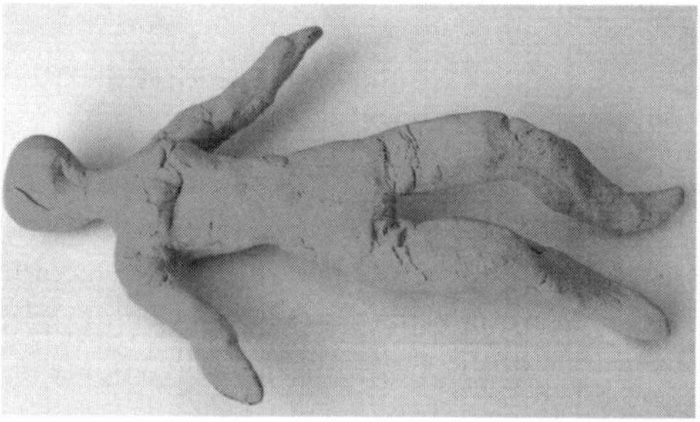

(Beispiel: Kauffrau, 35 Jahre)

Nur 2 von 23 Skulpturen aus der Gruppe der Patienten mit lerngeschichtlich frühen Störungen gehören dem Normaltyp an. Typisch sind für diese Klientel eher überproportionale Rumpfbetonung und oft rudimentäre Extremitäten, was oft »archaisch« anmutet.

Die Mehrheit von Personen ohne anamnestische Hinweise auf lebensgeschichtlich früh erworbene Störungen stellt erfahrungsgemäß Körperskulpturen, die eher dem Normaltyp entsprechen.

Daher weist der Rumpftyp auf frühe Störungen bzw. Borderline-Strukturen hin. Die Kombination mit Zerfallsmerkmalen oder der Spindelform scheint die Wahrscheinlichkeit noch zu erhöhen, mit der die Person, welche die betreffende Skulptur formte, der Kategorie früher Störungen zuzuordnen ist.

Wie die folgenden Beobachtungen belegen, sind die Beziehungen zwischen Körperbild- und Störungstyp nicht eindeutig. Daher ist der Körperskulpturtest zur Differenzialdiagnostik *nicht* hinreichend trennscharf.

Das belegen folgende Beobachtungen:

1. Ausnahmen von der Regel
2. Konfusionen mit dem Entwicklungsalter
3. Übereinstimmungen mit anderen Störungsbildern

1. Ausnahmen von der Regel

Die beiden Patienten der Stichprobe der o. g. Untersuchung, die wohlproportionierte Körperskulpturen formten (darunter auch die 35-jährige Kauffrau – Abbildung grüne Skulptur), unterschieden sich von den anderen Mitgliedern der Untersuchungsgruppe durch intensiv betriebene, sportliche Aktivitäten (als Leistungssportler im Geräteturnen bzw. Klettern). Das unterstützt die Hypothese, dass intensive interozeptive Bahnungsprozesse durch traumatische Einwirkungen geprägte Körperschemata »überschreiben« können.

(s. Abschnitt 5.2 sensumotorisches Koordinationstraining)

2. Konfusionen mit dem Entwicklungsalter

Beispielsweise treffen auf die nachstehende Skulptur sämtliche Beschreibungskriterien zu, die sich auch bei der Studie lerngeschichtlich früh in ihrer Entwicklung beeinträchtigter erwachsener Patienten des F-R-Typus fanden:

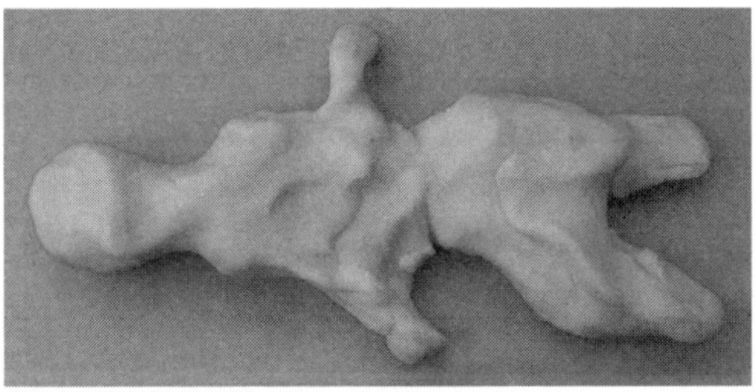

Allerdings handelt es sich hier um die Körperbildskulptur eines 8-jährigen, körperlich und psychisch altersgemäß entwickelten Mädchens.

Die folgende Körperskulptur eines 10-jährigen Jungen zeigt bereits deutliche Abweichungen zum F-R-Typ: die Extremitäten sind differenzierter und gegenüber dem Rumpf betont. Diese Form würde bereits dem Normaltyp zugeordnet.

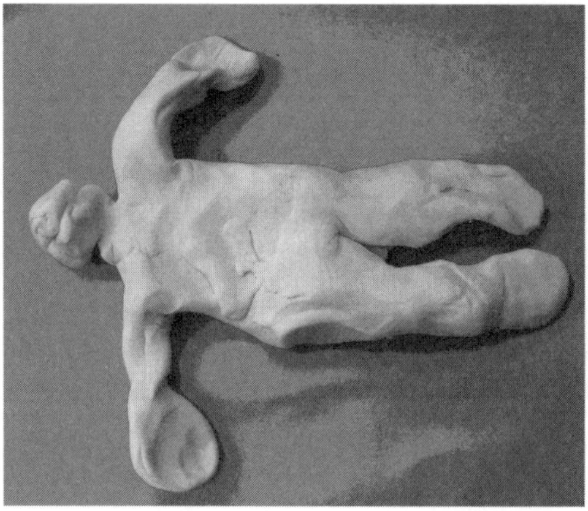

3. Übereinstimmungen mit anderen Störungsbildern

Personen, die in ihrer frühen Lerngeschichte psychisch (Mutter-Kind-Bindung) traumatisiert wurden, verglichen wir mit Personen, die von Kindheit an physisch behindert sind. Beide Gruppen ließen sich hinsichtlich des F-R-Typs nicht hinreichend unterscheiden.

Hierzu Fallbeispiele von Körperskulpturen zweier von Kindheit an körperlich schwer behinderter Frauen:

a) Die 26-jährige Frau arbeitet in einer Behindertenwerkstatt und im angegliederten Internat.

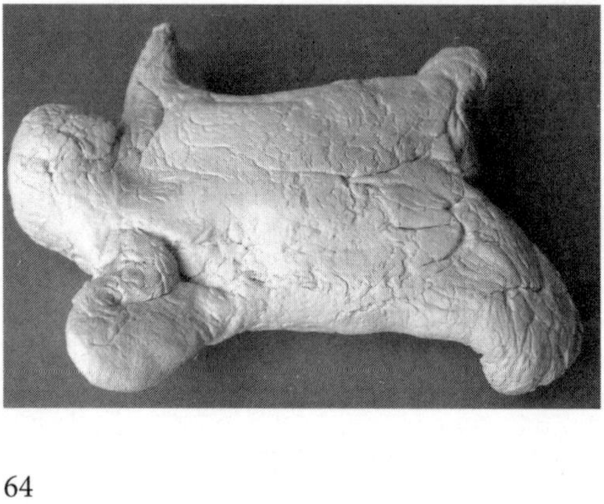

Seit der Geburt ist sie durch spastische Lähmungen eingeschränkt. In der Kindheit waren wiederholt stationäre Behandlungen erforderlich. Sie kann nur über kurze Strecken mithilfe von Gehwagen laufen und ist auf ihren Rollstuhl angewiesen.

Die Beweglichkeit der Arme ist weniger eingeschränkt. Sprechen ist unter deutlicher Kraftanstrengung (unter grimassierender Mimik bei starker Anspannung der Artikulationsmuskulatur) möglich. Die infantile Cerebralparese wirkt sich in Formauffassungsstörungen (Benton-Test) und Beeinträchtigungen des formal-logischen Denkens aus.

b) Die nachfolgende Skulptur formte eine 36-jährige Verwaltungsbeamte.

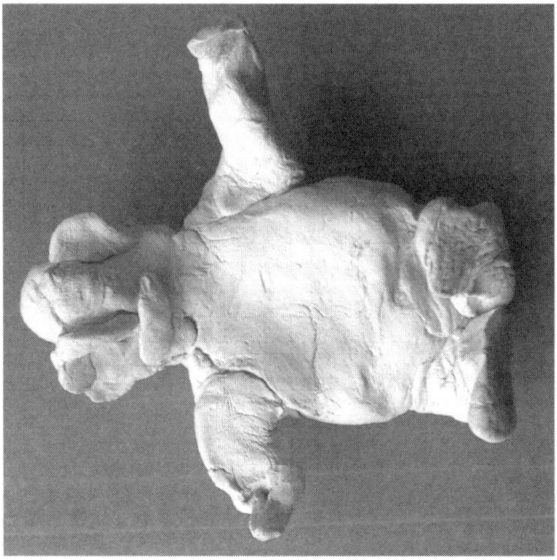

Sie ist wegen Berufsunfähigkeit berentet und ebenfalls überwiegend auf den Rollstuhl angewiesen. Nach der Geburt mit Spina bifida und Hydrocephalus waren wiederholt stationäre Behandlungen erforderlich, auch wiederholt wegen Nierenversagens und Beckenentzündungen.

Diese Beispiele zeigen, dass Überschneidungen der Selektionskriterien der Stichprobe (z. B. frühe Trennungen) mit Komorbidität die Suche nach störungsspezifischen Körperbildern erschweren.

Statistische Hinweise sind jedoch anzunehmen. Das bestätigen auch häufige Beobachtungen des archaischen F-R-Typus bei Anorexien. Bei diesem Krankheitsbild häufen sich anamnestische Hinweise auf Bindungsstörungen.

Da die differenzielle Validität nicht zur sicheren Klassifizierung spezifischer Störungen ausreicht, wird vorgeschlagen, das Gewicht der diagnostischen Auswertung von den Merkmalen der Skulpturformen (z. B. bei *Wadepuhl* und *Rupp-Harnick*) auf die Analyse solcher »überflüssiger und auffälliger« Oberflächen- bzw. Strukturmerkmale zu verlagern, die offensichtlich keine Funktion zur Gestaltung hatten. Die Strukturanalyse der Figuren, wie sie innerhalb unseres modularen Auswertungsvorgehens noch näher beschrieben wird, bleibt auf kasuistische Weise für die Therapie relevant, obwohl sich daraus keine störungsspezifischen Aussagen rechtfertigen.

2.5 Reliabilität: State- oder Trait-Konzept?

Wie sich aus dem Doppelcharakter des Körpers als Objekt und Subjekt der Erkenntnis ergibt, können Körperskulpturen sowohl lerngeschichtlich früh geprägte und stabile, situationsübergreifende Charakteristika repräsentieren als auch situationsspezifische Ausprägungen ausdrücken, sofern diese intensiv genug sind, das habituelle Körperschema zu »überschreiben«.

Schubert (1996) beobachtete die Veränderungen von Körperskulpturen in Abhängigkeit von emotionaler Erregung, hypnotischen Interventionen (Zeitreise, Vorstellung signifikanter lebensgeschichtlicher Episoden) und nach Experimenten mit dem Sich-fallen-Lassen auf Matten. Letzteres evoziert regelhaft bezüglich Differenzierung und Erleben »archaische« Körperbilder.

Die Ergebnisse rechtfertigten diese Faustregel: Je entspannter und aktualisierter die Einstimmung in die Situation des Formens (z. B. unmittelbar dem Formen vorangehende Körperwahrnehmungsübungen im Hier und Jetzt – s. Durchführung, Abschnitt 5.1.1), desto eher wird das habituelle, in Konstitutions- und Bewegungsbesonderheiten verankerte, Körperbild ausgedrückt. Emotional intensive, plötzliche sowie ganzheitliche Stimulationen (z. B. das Fallen) aktivieren eher lerngeschichtlich frühes Erleben und archaische bzw. regressive Körperbilder.

Übersicht über die Bedingungen der Stabilität von Körperskulpturen:

Körperskulptur stabil (Trait-Konzept)	**Körperskulptur situationsabhängig (State-Konzept)**
– Bedingungskonstanz – emotionale Neutralität – Gegenwartsbezug	– Bedingungsvariation – intensive Emotion bzw. Stresseinwirkung – intensive Erinnerungen oder Antizipation von Körperzuständen

Im Abschnitt 4.4 »Veränderungen des Körperbildes im Therapieverlauf« berichten wir weitere Beobachtungen zur Merkmalsbeständigkeit.

2.6 Zur Nützlichkeit der Körperskulptur

Trotz seiner besonderen Vorzüge gegenüber anderen Erfassungsmethoden wird der Körperbild-Test in der klinischen Praxis jedoch kaum angewandt.

Einige der wenigen Therapeuten, denen das Verfahren überhaupt bekannt ist, bezweifeln seine Nützlichkeit wegen des vermeintlichen Missverhältnisses zwischen Aufwand und Ertrag.

Diese Einwände sind verständlich, wenn komplexe Merkmale (Proportionen, Verbundenheit, Haltung, Symmetrie) zu einer, an den *Rorschach*-Test erinnernden, verwirrenden Mehrdeutigkeit bzw. Beliebigkeit der Interpretationen verführen.

Das Plädoyer für die Körperskulptur-Methode

Die praktischen Einwände sind schnell entkräftet: Der Formversuch selbst dauert durchschnittlich etwa 10 Minuten, bei sehr zwanghaften Patienten allerdings länger. Seine Durchführung ist einfach. Statt »mit Ton zu panschen«, kann man industriell portionierte Knetmasse verwenden.

Aufwendiger sind Einstimmung und Auswertung. Werden hierzu alle Testmodule durchgeführt, benötigt man ein bis zwei Therapiesitzungen (zu je 50 Minuten). Diese sind, wie noch belegt wird, als theragnostischer Prozess gut investiert und erfahrungsgemäß ergiebiger als eine vergleichbar aufwendige verbale Exploration.

Wenn auch die Körperskulptur-Methode den Güteansprüchen an ein psychometrisches Verfahren (hinsichtlich differenzieller Validität und Wiederholungsstabilität) nicht genügen kann, erfüllt sie doch die Ansprüche an ein *projektives Verfahren:* Sie bietet Möglichkeiten einer vertieften Exploration psychosomatischer Zusammenhänge, die verbale Verfahren in relevanten Aspekten ergänzen. Sie eignet sich vorzüglich zur *Validierung traumatischer Erfahrungen* und *zur Veranschaulichung intraindividueller körperlicher Veränderungsprozesse.*

Die dreidimensionale Erfassung ihrer Körperbilder ist für die *Probanden* so faszinierend, emotional anregend und evident, dass diese oft die Auswertung übernehmen bzw. ihre Skulptur *selbst interpretieren.*

Eine passend strukturierte Anleitung vorausgesetzt, kann die Methode die Selbstexploration *auch bei Kindern und verbal gehemmten Patienten* fördern.

Die spielerische Einstellung, die Faszination des Materials und vor allem der *Handlungsbezug* tragen dazu bei, dass die *Konfrontation* mit Schmerz- oder Problemzonen in einem neuen Bezugsrahmen erlebt und länger ertragen wird. Letzteres ist, wie noch ausgeführt wird, für therapeutische Anwendungen (i. S. korrigierender Erfahrungen) wesentlich.

Die Methode ist wegen ihrer *Konkretheit und Begreifbarkeit* sehr geeignet, Veränderungen des Körperbildes in Abhängigkeit von Emotionen, Lebensphasen, Bezugspersonen und Erwartungen zu verdeutlichen. Zum Beispiel löst oft der Anblick einer Skulptur, welche besondere Bedürftigkeit ausdrückt, spontan therapeutisch nutzbare *Versorgungsimpulse* aus.

Wie kein anderes der Verfahren zur Erfassung des Körperbildes ermöglicht diese Technik den *Therapeuten*, die Interaktionen mit den einzelnen Patienten *frei von Erwartungs- und Bewertungsdruck* zu gestalten: Mit geschlossenen Augen entstandene Figuren können nach dem Formen erstaunt entdeckt werden. Eine Beurteilung gestalterischer Fähigkeiten bleibt außen vor. Erwünschtheitstendenzen laufen ins Leere. Wenn schon der Patient nicht weiß, was mit geschlossenen Augen entstehen kann, dann wird sich wohl auch der Therapeut vom Ergebnis überraschen lassen.

Joraschky, v. Arnim, Pöhlmann (2006) stellten fest, dass ein Gespräch über das Körpererleben schwierig ist, und ermutigen zur konkreten

Befragung. Die Skulptur-Methode hilft beim Überwinden von Hemmungen der Therapeuten, mit gegengeschlechtlichen Patienten bisher tabuisierte, sehr *intime Themen* anzusprechen.

Viele der Kollegen, die nicht von Therapiebeginn an »körpertherapeutisch« arbeiten, schildern bei Workshops oder Supervisionen erhebliche »Schwierigkeiten, *von der verbalen auf die körperliche Ebene* überzugehen«. Die Körperskulptur-Technik fordert den Patienten auf, diese Übergänge in beide Richtungen selbst zu initiieren.

Ein weiterer Vorteil ist die Vergegenständlichung eines Körperzustandes in einer charakteristischen Situation, die es erlaubt, die *therapeutische Bearbeitung räumlich wie zeitlich* den Bedürfnissen der Patienten *anzupassen.*

Mit dieser Liste der besonderen Möglichkeiten der Körperskulptur-Methode ist zugleich das Spektrum der Indikationen umrissen. Die Kontraindikationen der vorgestellten Methoden unterscheiden sich nicht von denen anderer projektiver (ausführlicher s. 3.6.10).

Zusammenfassung: Körperskulptur-Methoden als projektive Verfahren

- **Konstruktbezogene Validität:**
  - **Lokalisation körperlicher und psychischer Traumata** einschließlich Introjekte: 80 % besondere Oberflächenmerkmale sind für Körpererleben relevant;
  - **Topologie subjektiver Bewertungen (KB)**

- **Rückschlüsse:**
  - **Körperschema**
    Lokalisation organischer Störungen
  - **Psychische Verfassung**
    Haltung, Gestik
  - **Parallelen zum Sozialverhalten**
    vorliegende Studien:
    Ess-Störungen
    Dialyse, Transplantationen
    Fibromyalgie (Prä-Post-Vgl.)

2.7 Vom Körperskulptur-Test zum modularen theragnostischen Programm

Wegen des Missverhältnisses vom Aufwand zum Aussagewert erweist sich ein quantitatives Auswertungsprozedere in der klinischen Praxis als untauglich. Die wenigen bisher publizierten Anwendungen der Körperskulptur beschränken sich auf die Validierung von Traumafolgen, die Interpretation symbolisierter Grundhaltungen sowie ihrer Entwicklung im Therapieverlauf (s. Tabelle, mittlere Spalte).

Nach eigenen Erfahrungen erweitert die hier vorgeschlagene Analysestrategie die Möglichkeiten von körperbezogener Diagnostik und Therapie erheblich.

Die Tabelle vergleicht den Körperskulptur-Test mit der modularen Körperbild-Methode.

Vorgestellt wird hier eine methodische Kombination solcher Verfahren zur Erfassung des Körperbildes, welche Körpergedächtnis und Ausdrucksbedürfnis der Wahrnehmenden besonders stimulieren und zur Gestaltung anregen. Das Vorgehen beruht auf den Erfahrungen, die seit 1990 in klinischer Praxis mit Patienten und Workshopteilnehmern sowie durch Selbstbeobachtungen gewonnen wurden.

Unter dem Eindruck der *Wadepuhl*-Studien wurde zunächst, wegen des erheblichen Umfangs der Merkmalserfassung, minimalistisch experimentiert. In vielen Fällen schienen auch *Fragmente* von Körperskulpturen in symptomatischen Bereichen ausreichend, um Widerstände gegen schmerzliche Empfindungen zu überbrücken und die Selbstexploration, auch bei stark ausdrucksgehemmten Patienten, intensiv zu stimulieren.

Wie bereits geschildert (s. Punkt 2.1), stellten entsprechend befähigte Patienten oft ihr körperliches Empfinden in Konflikten spontan zeichnend dar. Es lag nahe, auch zeichnerisch Ungeübte anzuregen, ihren Körper sensomotorisch und visuell in der körperbezogenen Selbstaufmerksamkeit zu halten.

Das Anliegen ressourcenorientierter Therapie besteht darin, vom (klagenden) Ausdruck der Symptome zu (lösenden) Selbstheilungsvisionen hinüberzuleiten.

Bei der Beschreibung des Leidens wird zumeist auf Schmerzpunkte der Körperoberfläche verwiesen. Dem liegt ein Transponieren des dreidimensionalen Erlebens auf eine Fläche zugrunde. Implizit wird vorausgesetzt, dass der Empfänger diese Mitteilungen korrekt wieder ins Räumliche übertragen könne und sein Leiden aufgrund dessen empathisch nachvollziehen würde.

Der Logik dieser Schilderungen liegen Reihenfolge und Teile der Konstruktion unserer Skulptur-Module zugrunde.

Körperskulptur-Versuch vs.		**Technik der Körperskulptur-Module**
Vergleichs-kriterium	**Körperskulptur-Versuch** als Form- und Gestaltungsanalyse (s. 5.1–M3) *Wadepuhl* (1991); *von Arnim* (2008)	**Modulares theragnostisches Programm** Körperskulptur-Versuch als systematische *Konfrontationsmethode Schubert*
Ansatz-punkte	Ausdrucksanalyse primär, Deutung von »*Zeichenhaftigkeit*« »Ganzheitlichkeit von Haltung und Gestik« Körpererleben ausgedrückt als »geronnene Bewegung«	Ausdrucksanalyse sekundär, nur wenn Patient spontan interpretiert, primär: neuropsychologische Kartierung, »Trauma-Topologie« zur Rekonstruktion des zugrunde liegenden Lernprozesses aufgrund seiner Superzeichen-Bildung (sensu *Volpert*) »Archiv episodischer Bewegungssequenzen von prägender Bedeutung« *Konfrontationsprozess* mit dem Ziel der Modifikation des Körperbildes
Thera-peutische Ziele	Bewusstwerden somatisierter Inhalte Validierung von Traumafolgen Veranschaulichung von Behand-lungswirkungen	wie nebenstehend, zusätzlich Modifikation affektmotorischer Schemata und begleitender Veränderungen von Selbstbewertung und Interaktionsmustern Förderung von Orientierungs- und Schwerpunktsicherheit (Raum, Bodenkontakt) und der Dämpfungsfunktionen der Muskulatur
Methode	Anwendung und Auswertung des Körperskulptur-Tests nach *Alexander*, freie Assoziation und Deutung	zusätzlich *Körperschema*- zur Körperbildanalyse, *Stimuluskonfrontation*, in Kombination mit Verhaltensexperimenten und zeichnerischen Verfahren der Körper-bilderfassung körperspezifische Interventionstechniken in relevanten Zeitfenstern: Farbsymbolübungen, Kontrastsetzung von Interaktions- und Symptomskulpturen, Ziel-Skulpturen

Zunächst wird die Perspektive vom Symptom oder problematischen Körperteil auf die Gesamtgestalt des Leibes gerichtet. Diese wird als Skulptur dargestellt. Das Gestaltungserlebnis und sein Produkt kann besprochen werden.

Anschließend werden von der Körperskulptur zunächst zweidimensionale Körperkartierungen als Aufrisse von Vorder-, Rücken- und Seitenansicht angefertigt (s. 5.1).

Die Auswertung dieser Körperbild-Kartierungen kann in zwei Schritten erfolgen, als

- Analyse topischer Besonderheiten
- Analyse der Bewertung von Körperzonen mittels Farbschema.

2.8 Das modulare theragnostische Programm

Das auf der Körperskulptur basierende **theragnostische Programm** besteht aus systematischen **Diagnose- und Behandlungsschritten,** die je nach Zielstellung ausgewählt und kombiniert werden (ausführliche Beschreibungen s. Kapitel 5).

1. Teil: Diagnostik
Das **Diagnostikprogramm** beinhaltet diese Bausteine bzw. **Module**

- die Schätzung von physischen Körperdimensionen (Wahrnehmungsexperiment) (Modul 1)
- den Formversuch der Körperbild-Skulptur (Modul 2)
- das halbstandardisierte Interview und (Modul 3)
- die Analyse topischer Besonderheiten sowie (Modul 4)
- die Analyse der Bewertung von Körperzonen mittels Farbschema (Modul 5)

Modul 1 – Schätzung von Körperdimensionen
Das Wahrnehmungsexperiment schafft vergleichbare Ausgangsbedingungen und bereitet das Formen der Körperskulptur vor, indem der Proband sich im Hier und Jetzt orientiert und seine empfundenen Körperdimensionen (Länge, Breite, Tiefe) mit den realen gemessenen ver-

gleicht. Auffällige Diskrepanzen der Proportionen des eigenen Körpers, welche vor dem Formen der Skulptur geschätzt wurden, und der mit der Skulptur dargestellten, weisen auf Regressionen während des Formens hin.

Modul 2 – Formversuch der Körperbildskulptur
In diesem Arbeitsschritt, dem klassischen Körperskulptur-Test, formen die Probanden mit geschlossenen Augen (um visuelle Rückmeldungen auszuschließen und die neuronale Repräsentation des Körperraumes zu fokussieren) ihre Skulptur aus einer formbaren Masse heraus. Es entsteht ein Objekt, welches die Körperwahrnehmung repräsentiert.

Modul 3 – Das halbstandardisierte Interview
Nach dem Formen besteht oft ein spontanes Bedürfnis, das Erlebte zu berichten und den Ausdrucksgehalt (z. B. Haltung, Gestik) der Skulptur auszuwerten und zu verstehen.

Geeignete Ergänzungsfragen unterstützen diesen verbalen Selbstexplorationsprozess.

Modul 4 – Analyse topischer Besonderheiten
Die Strukturanalyse als »Spurenlesen in der Geschichte des Körpers«
Diese beruht auf der möglichst positionsgerechten, also topischen, Einzeichnung markanter Skulpturmerkmale in die Umrisszeichnung, welche den Gestaltungsprozess der Figur störten oder dabei überflüssig waren. Dies sind Abrisskanten, Vertiefungen, Erhebungen, Risse, Löcher, Schwachstellen (Soll-Bruchstellen) oder Spuren stereotyper Formbewegungen und unverhältnismäßiger Krafteinsatz beim Formen (Eindrücke mit den Fingernägeln, auffällige Druckstellen, Verdrehungen einzelner Bestandteile der Skulptur). Die Auswertung dieser prozeduralen Superzeichen gestattet Rückschlüsse auf Einflüsse und Beziehungsepisoden, welche das Körperschema prägten (s. 1.4.1).

Wesentlich ist der topische Bezug. Dieser wird hergestellt durch kontinuierliches Abgleichen des zu betrachtenden Oberflächenmerkmales mit dem aktuellen Körpererleben an der betreffenden Körperstelle unter Einbezug aller spontanen Assoziationen. Wenn die Mitteilungen des Dialogprozesses zwischen dem kartierten und dem realen

Körper-Empfinden weitere körperliche Reaktionen auslösen, werden auch diese in den Prozess des Beschreibens von Gefühlen, Imaginationen und Fantasien einbezogen.

Die Probanden erinnern dabei oft verdrängte Traumata oder Krankheiten. Dies kann die Anamnese um Wesentliches ergänzen.

Modul 5 – Analyse der Bewertung von Körperzonen mittels Farbschema

Die farbliche Repräsentation von Wohlfühl- und Problemzonen

In die Umrisszeichnungen werden anschließend positionsgerecht »bedürftige« (symptomatisch vom Schmerz besetzte oder emotional abgelehnte) und »angenehme« bzw. gesunde, entspannte Körperzonen jeweils mit einer entsprechenden Symbolfarbe eingezeichnet.

Diese entstehenden Farbkartierungen körperlichen Empfindens thematisieren eher das Körperbild. Berichtet werden vor allem emotionale Einstellungen und kognitive Bewertungen sowie Erwartungshaltungen, die auf den Körper und seine Teile bezogen sind.

Leser, die an einer Erprobung der Methode interessiert sind, finden die ausführlichen Anleitungen zur Durchführung und deren methodischen Begründungen in Kap. 5.

Leser, die eher an diagnostischen Anwendungen interessiert sind, wird der Sprung zum Kapitel 3.1 »Von der Anamnese zur Behandlungsplanung« empfohlen.

2. Teil: Therapeutische Anwendungen

(werden ausführlich im Kap. 4 beschrieben)

Diese bauen entweder unmittelbar auf den bisher dargestellten Modulen des diagnostischen Kapitels auf und beziehen sich mittelbar auf die methodisch stimulierten prozeduralen Erinnerungen.

Therapiemodul 1 – Psychoregulatives Verfahren Heilsame Körperfarben

Hierbei handelt es sich um ein psychoregulatives Entspannungsverfahren, welches auf einem nonverbal vermittelten Training der Autosuggestion beruht. Dieses ist unabhängig von psychotherapeutischen Interventionen anwendbar, besonders bei solchen Patienten, die auf

Autogenes Training (nach *Schultz,* 1932) oder Progressive Muskelentspannung (nach *Jacobson,* 1929) weniger ansprechen.

Es eignet sich zur Veränderung der Körperwahrnehmung im Sinne der Erhöhung der Sensibilitätsschwellen für Symptome auslösende propriozeptive Reize und zur lokalen Veränderung kardiovaskulärer Prozesse bzw. des Temperatur-Empfindens.

Auf der Grundlage der Topologie der Kontrastwahrnehmungen zwischen Körperregionen des Wohlbefindens und symptomatisch belasteten, versorgungsbedürftigen Räumen des Körpers wird autosuggestiv die Annäherung an einen erwünschten somatischen Zielzustand vermittelt. Dies geschieht über Vorstellungen des Fließens von Körperfarben von den Regionen des Wohlbefindens in Richtung der bedürftigen Körperzonen.

Therapiemodul 2 – Die Arbeit mit Skulpturfragmenten

Die von der Symptomatik betroffene Körperregion wird (anlog der Körperskulptur mit geschlossenen Augen) fokussiert und als Skulptur dargestellt. Mit dem symbolischen Objekt wird ein verbaler »Dialog mit der Symptomatik« initiiert. Diese Versprachlichung der bisher körperlich ausgedrückten Traumata und Konflikte trägt zum Prozess der Desomatisierung bei (s. Punkt 4.3).

Therapiemodul 3 – Die Arbeit mit Körperskulpturen in intra- und interpersonalen Erlebnisräumen, z. B. Kontrast-Skulpturen, Zeitreisen

Diese Methodik der Gegenüberstellung von Körperbildern in signifikanten Situationen (*Schubert,* 1996) ermöglicht zumeist das Herausarbeiten psychosomatischer Zusammenhänge. Mit Körperzuständen verbundene Selbstbewertungen, automatisierten Verhaltensbereitschaften oder Interaktionsmustern werden in charakteristischen Situationen oder zu verschiedenen Zeitpunkten miteinander verglichen. Diese Arbeit dient dem Auffinden und Verankern von erwiesenen Ressourcen zur Problemlösung bzw. der Überwindung einer bisherigen Funktionalität der Symptomatik und damit zur Neubewertung der Auslösesituation (Reframing).

Therapiemodul 4 – Prä-Post-Vergleiche von Körperskulpturen
Die Gegenüberstellung von unter vergleichbaren Bedingungen entstandenen Körperskulpturen, die zu verschiedenen Zeitpunkten des Behandlungsverlaufes entstanden sind, ermöglicht die Validierung von *Veränderungen des Körperbildes im Behandlungsverlauf*, welche wegen ihrer Allmählichkeit der Selbstbeobachtung kaum zugänglich sind.

3. Anwendungen der modularen Körperskulptur-Methoden

3.1 Von der Anamnese zum Behandlungsplan – ein Fall über 5 Module

Fallbeispiel Yvette

An diesem Beispiel wird die Anwendung der 5 Module demonstriert. Dabei wird der Zugewinn von Informationen im Vergleich von Korrelogrammen erstellt nach

a) der verbalen bzw. der standardisierten Anamnese-Erhebung und
b) der Körperskulptur-Methodik, dargestellt.

Vergleichend wird der Nutzen für eine angemessene Behandlungsplanung belegt. Detaillierte Anleitungen zur Durchführung der einzelnen diagnostischen Module der Körperskulptur-Methode sind unter Punkt 5.1 zu finden.

a) Verbale Anamnese und Verhaltensbeobachtung

- *Symptomatik*

Die 16-jährige Gymnasiastin schildert innere Unruhe, Albträume, Grübelzwang und Flashbacks traumatischer Erinnerungen, Konzentrationsschwierigkeiten und Arbeitsstörungen, innere Unruhe, Energie- und Antriebslosigkeit sowie sozialen Rückzug. Sie kommentiert: »Ich habe Probleme in der Schule, weil mein Selbstbewusstsein sehr gelitten hat. Oft schweifen meine Gedanken ab, oder mir fallen quälende Erinnerungsbilder ein. Außerdem habe ich oft Schuldgefühle, weil ich es den anderen Menschen leichter machen sollte.«

- *Behandlungsanlass*

»Ich hätte letztes Jahr in der Schule fast eine ›Ehrenrunde‹ gedreht. Jetzt muss ich ständig Referate halten. Davor hab ich Panik.« In dieser Situation sucht sie, in Anbetracht bevorstehender Leistungsüberprüfungen, professionelle Unterstützung.

- *Aktuelle Situation*

Yvette besucht die 11. Klasse. Sie lebt seit der Scheidung der Eltern mit ihrer 18-jährigen Schwester bei der Mutter und deren Lebensgefährten. Die Mutter ist in einer Führungsposition beruflich stark engagiert.

- *Biografische Aspekte*

Die Mutter war wegen schwerer Meningitis während des zweiten und dritten Lebensjahres der Patientin wiederholt mehrere Wochen in stationärer Behandlung. Y. wurde von der Großmutter mütterlicherseits betreut. Bei der Scheidung der Eltern, welche sich wechselseitig die Schuld an der Trennung zuwiesen, war das Mädchen 11 Jahre alt. Im darauf folgenden Jahr suizidierte sich der Freund der Patientin, und ihre Großmutter verstarb.

- *Krankheitsanamnese*

Keine Geburtskomplikationen; Übergang in den Kindergarten durch Ängste belastet; vom Kindergartenalter an Allergien und häufige Bronchitiden, Nägelkauen, Nachtängste, Albträume, Kontaktschwierigkeiten in Gruppen; depressive Reaktionen, ausgelöst durch: Scheidung der Eltern, Tod der Großmutter mütterlicherseits und des Freundes.

Nach den Angaben von Y. wurde mit ihr dieses Korellogramm (s. 5.5.1) erstellt:

Jahr	**Biografie in Fakten**	**Prägende Erlebnisse und Ereignisse**	**Befindensskala >,–,–,–,–,–,<**							**Krankheiten und Krisen**
			−3	−2	−1	0	+1	+2	+3	
0	Geburt	Mutter krank	?							
3	Kindergarten	Angst vorm Alleinsein	x							Allergien, Nägelkauen, Angst
7	Einschulung	Zuckertüte und Rad							x	
		Umzug der Freundin		x						Albträume

Jahr	Biografie in Fakten	Prägende Erlebnisse und Ereignisse	Befindensskala >,–,–,–,–,–,<							Krankheiten und Krisen
			−3	−2	−1	0	+1	+2	+3	
11	Gymnasium Scheidung der Eltern	Angst vor Neuem Vorwurf des Vaters	 x	x						Angst
12	Tod der Oma Tod von Pit	Krankenhaus, Beerdigung letztes Gespräch	x x							»Depressionen«
15	Freundschaft mit S.	Lagerfeuer am See							x	
16	Trennung	S. knutscht mit Tina!	x							Schulprobleme

▪ *Besonderheiten der Interaktion in der Therapie*

Yvette ist introvertiert. Sie bemüht sich um die Kontrolle ihrer Emotionen und besonders um Anerkennung für ihr einfühlsames und hilfreiches Verhalten ihren Bezugspersonen gegenüber. Daher wurde nach der zweiten Probesitzung vereinbart, das sonst ausufernde Berichten über Erwartungen und Reaktionen der Bezugspersonen auf die jeweils erste Viertelstunde einer Sitzung zu beschränken, damit noch genügend Raum für sie selbst bleibt.

b) Modulare Körperskulptur-Methode
(ausführliche Anleitungen s. Punkt 5.1 – M1)

Modul 1 Die Probandin schätzt ihre Körpermaße aus standardisiertem Abstand auf Übereinstimmungen, wobei die Strecken vorgegeben sind, aber in ihren Ausdehnungen variieren.

Größe: – 25 cm; Schulterbreite: + 20 cm; Hüftbreite: + 31 cm; Tiefe (Abstand Rücken – Bauchseite): Die Tiefe auf der Höhe des Gesäßes wird irrtümlich tiefer als in Brusthöhe geschätzt.

Diese Schätzfehler weisen auf eine körperdysmorphe Tendenz im Gegenwartsbezug (Hier & Jetzt) bzw. eine habituelle Regression hin.
Anmerkung aus der Beobachterperspektive:
Yvette, 178 cm, 60 kg, käme aufgrund ihrer Proportionen durchaus als Model in Frage.

Modul 2 *Formversuch mit geschlossenen Augen, Gestaltung der Körperskulptur*

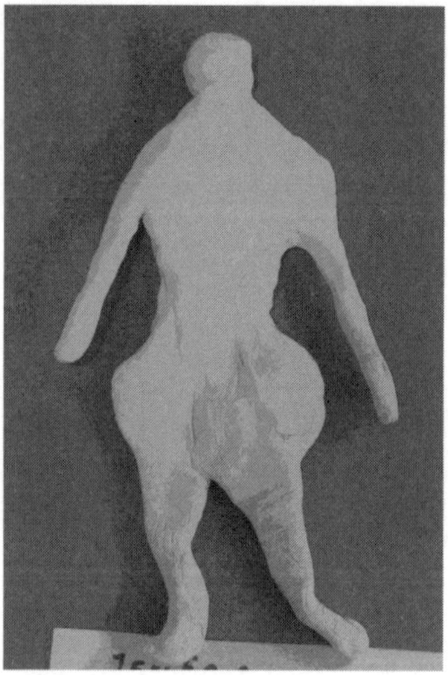

Rückenansicht

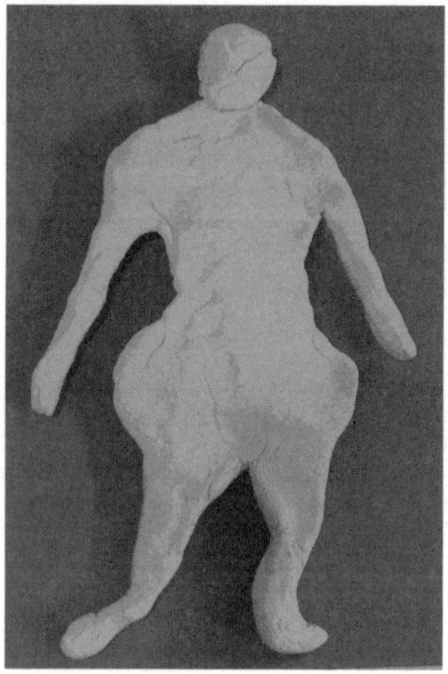

Vorderansicht

Modul 3 *Auskünfte zum halbstandardisierten Interview*
»Das Material war zunächst glitschig und nicht so angenehm, aber dann lief das Formen von selbst und war irgendwie beruhigend. Der Vergleich meiner geschätzten Körpermaße mit den tatsächlichen bestätigt, dass ich mich kleiner und viel pummeliger fühle, als ich eigentlich bin. Das wollte ich beim Formen aber ausgleichen. Als ich die Augen öffnete, war ich doch überrascht, wie platt die Figur geworden ist. Mein Becken ist zu breit und meine Beine sind viel zu kurz geraten.«

Beobachtungen: »Die Hüftgegend spürte ich irgendwie unangenehm, aber nicht schmerzhaft.«

Regressionserleben: »… habe ich nicht bemerkt.«

Titel der Skulptur/Metapher: »Dazu fällt mir nichts ein.«

Persönlicher Bezug: »Manchmal fühle ich mich genau so hässlich und flach gedrückt.«

Modul 4 *Analyse topischer Besonderheiten der Skulpturoberfläche, wobei die in Klammern gesetzten Zahlen die Reihenfolge der gefundenen Merkmale bzw. Topi angeben*

Die Topi oder Oberflächenmerkmale werden erfasst nach dem Zeichnen der Grundrisse der Skulptur (hier von vorn und seitlich) als Einzeichnungen der Oberflächenbesonderheiten, Schwächungszonen: »Sollbruchstellen«.

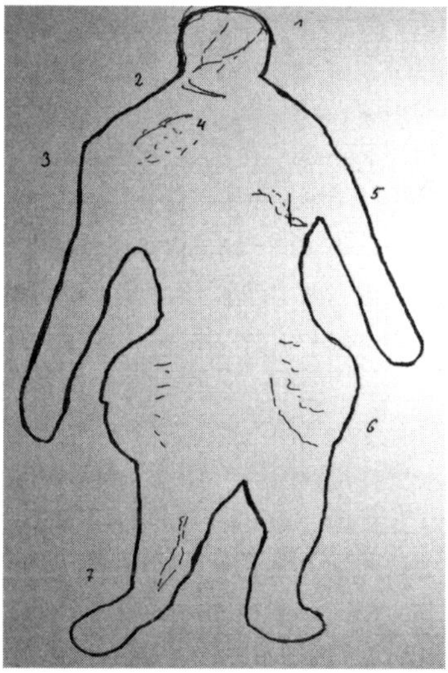

Vorderansicht
(1) Albträume, »kranke Gedanken«, Kieferschmerz
(2) Schrei aus vollem Halse
(3) Atembeklemmung
(4) Griff des Vaters beim Kampf
(5) stechende Empfindung, Herzrasen, kann nicht schlafen
(6) Unterleibsschmerz, prämenstruelles Syndrom
(7) »weiß ich nicht«

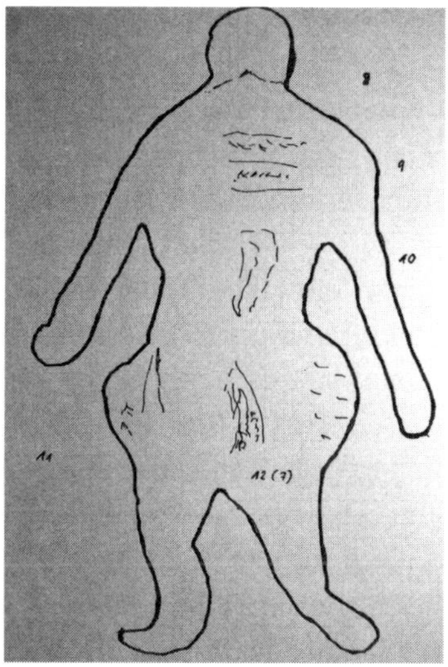

Rückenansicht
(8) »Gefühl: Mutter im Nacken«
(9) Verspannung, Zusammenziehen
(10) Rückenschmerz, bin schief
(11) »Mein Becken ist viel zu breit.«
(12) Blasen-, Eileiterentzündung, schmerzhafte Penetration

Nachexploration

Zu (1) »Ich hatte lange (sogar nach dem Übertritt ins Gymnasium) Albträume. Immer wieder ging's darum, dass meine Eltern sterben und ich verlassen in der öden Welt zurückbleibe. Mit ›kranken Gedanken‹ meine ich, dass ich als kleines Kind mir ›Hexenrituale‹ vorstellte: Wenn ich den Kopf in einen bestimmten Winkel nach hinten drehe, ist der Tod meiner Mutter gebannt.«

Zu (2/3) *Abtasten der Figur*: »Wenn ich in dieses Körpergefühl hineingehe, bin ich eingequetscht, es schnürt mir die Luft ab. Ich muss husten und kriege Angst, zu ersticken.«

Zu (5) *Beim Betasten der Vertiefungen unterhalb der rechten Schulter und der Herzgegend:* »Da werde ich traurig. Ich könnte weinen und nach der Mama schreien.«

*Auf Nachfrage (*Was fällt dir noch dazu ein?*)*:

»Als kleines Mädchen wollte ich immer bei der Mama schlafen. Wenn der Vater mich dann wegschickte, weinte ich lange, manchmal stundenlang, bis die Mutter mich schließlich doch in ihr Bett ließ.«

Zu (4) »Manchmal hat mein Vater mich auch rausgetragen oder weggestoßen. Die Stelle hier (zeigt auf die rechte Schulter, der Vater ist Linkshänder) spüre ich, wenn ich daran denke, als ob er mich hier (Topos 4) wegschubst.«

*Nachfrage (*Klingt das mehr stolz oder eher anklagend?*)*:

»Ich habe bei Mama immer erreicht, was ich wollte. Aber mein Vater gibt mir heute noch die Schuld an der Scheidung.« *Nachfrage* (Fühlst du dich auch heute noch schuldig?): »Ja, besonders, weil ich trotz meines Asthmas heimlich rauche. Wenn das meine Mutter wüsste, würde sie durchdrehen. Wenn ich mies drauf bin, fühle ich mich an allem schuld: am Elend meines Vaters, am Tod meines ersten Freundes, der Drogenabhängigkeit seiner Schwester, der Eifersucht meiner Freundin.«

Zu (6) »Ich habe oft Unterleibsschmerzen, besonders vor der Monatsblutung. Seit dem ersten Mal, da war ich noch nicht ganz zwölf. Meistens habe ich 7 Tage starke Blutungen und fühle mich krank.«

Nachfrage (Sagen dir diese Symptome etwas?):

»Ich wäre lieber ein Junge als ein Mädchen. Ich fühle mich nicht sexy genug und habe eigentlich keinen Spaß am Sex, aber ich schlafe mit meinem Freund, damit er sich nicht nach anderen umschaut.«

Zu (7) »Ich weiß nicht, dazu fällt mir nichts ein. Nein, einen Beinbruch hatte ich nicht.«

Zu (8) »Vielleicht hat das was mit dem ›Hexenspiel‹ (1) zu tun. Manchmal habe ich auch das Gefühl, meine Mutter sitzt mir im Nacken. Sie will, dass ich Leistung bringe und ich mich nicht rumtreibe.«

Zu (9) »Wenn ich mich beobachtet fühle, ziehe ich die Schulterblätter zusammen und achte auf meine Haltung. Ich werde dann steif und gehe grade, aber das ist beklemmend, und ich kann die Arme fast nicht bewegen.«

Zu (10) »Ich musste viel Krankengymnastik machen wegen des schiefen Rückens. An der Stelle habe ich oft Rückenschmerzen. Meine Mutter hat es auch mit den Bandscheiben.«

Zu (11) »Nein, am Rücken ist hier direkt nichts, aber der Schmerz strahlt von vorn so durch. Linksseitig hatte ich doch die Eierstockentzündung.«

Zu (12) s. a. (7) »Ich habe oft auch Blasenentzündungen. *(Nachfrage)* Das erste Mal mit 13 Jahren. Da hatte ich den ersten Sex, das hat so wehgetan. *(Nachfrage)* Nein, meine Mutter hatte damals mit ihrem Freund Zoff, die hat es nicht gemerkt, dass ich oft bis um 2:00 Uhr aus war.«

Die bisher durch Modul 4 ergänzten Informationen werden nun in das Korellogramm eingetragen. (Die Methode wird unter Punkt 5.5.1 ausführlich dargestellt.) Um den Informationsgewinn zu verdeutlichen, sind die ergänzenden Angaben, die mittels der modularen Körperskulptur-Methode gefunden wurden, in der nachfolgenden Tabelle grau unterlegt.

Vergleich der Informationen, welche aus der verbalen Anamnese (schwarz) resultierten, mit denen, die aus der modularen Körperskulptur-Methode hervorgingen (grau unterlegt)

Jahr	**Biografie in Fakten**	**Prägende Erlebnisse und Ereignisse**	**Befindensskala ›,–,–,–,–,–,‹**							**Krankheiten und Krisen**
			−3	−2	−1	0	+1	+2	+3	
0	Geburt	Mutter krank – bei Großmutter		?						
3	Kindergarten	Angst vorm Alleinsein Kampf mit dem Vater um den Platz bei der Mutter, zwischen Triumph und Schuld	x							Nägelkauen Allergien Albträume Schreikrämpfe, Zwangsrituale, Angst vor Tod der Mutter
		»J. (der 7 Jahre ältere Bruder) ist Muttis heimlicher Liebling!«		x						»Jungs haben es besser, ich möchte ein Junge sein!«
7	Einschulung	Zuckertüte und Radl							x	
		Umzug der Freundin		x						Albträume
11	Gymnasium Scheidung der Eltern	Angst vor Veränderung Vorwurf des Vaters	x	x						Angst Schuld

Jahr	Biografie in Fakten	Prägende Erlebnisse und Ereignisse	Befindensskala >,–,–,–,–,–,–,<							Krankheiten und Krisen
			−3	−2	−1	0	+1	+2	+3	
12	Tod der Oma Tod von Pit	Krankenhaus, Beerdigung letztes Gespräch	x x							»Depressionen« Rückenschmerz, Identifikation mit Mutter?
13	erster Intimverkehr	Mutter vernachlässigt Aufsichtspflicht wegen Affäre (Y. nimmt bei Sex »geistig die Position des Mannes ein«)		x						Dyspareunie PMS, Blasenentzündungen, Selbstverletzungen, süchtiges Zigarettenrauchen
15	Freundschaft mit S.	Lagerfeuer am See							x	
16	Trennung	S. knutscht mit Tina! bemüht, als »Mutter Teresa« der Clique, Nebenjob zur Suchtfinanzierung	x							Kieferschmerz Extraktion Weisheitszähne Schulprobleme infolge Prioritäten Clique und Job

Modul 5 *Analyse der Bewertung von Körperzonen mittels des Farbschemas: »Körperfarben«*
(Eingezeichnet werden hierzu in die Aufrisszeichnungen der Körperskulptur Wohlfühlzonen gelb- und Schmerz- bzw. Problemzonen blau schraffiert.)

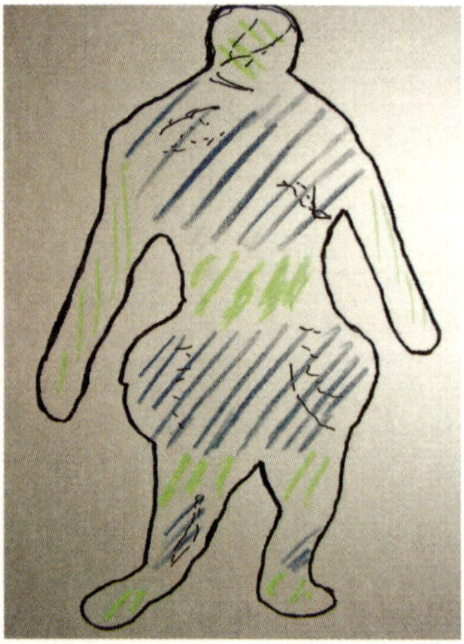

Vorderansicht

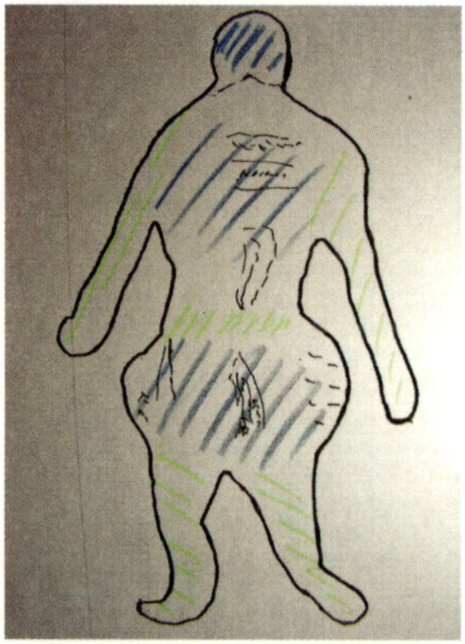

Rückenansicht

Farbschema: blau – Missbefinden
gelb/grün – Wohlbefinden

Interpretation der Merkmale durch die Patientin:

Oberkörper: unangenehm: »bedrückende Gedanken, Mutter im Nacken, flache Atmung, Herzrasen, Unruhe, mein Rücken ist schief«

angenehm: »mein schönes Gesicht, der klare Kopf, etwas Sinnvolles tun, beim Schwärmen, sich begeistern: Prickeln im Bauch; meine zarten Arme und die schlanke Taille«

Unterkörper: unangenehm: »mein viel zu breites Becken und meine ›Speckröllchen‹, oft Blasen- und Eileiterentzündungen, schmerzhafte Regelblutungen«

angenehm: »meine schmalen Oberschenkel und schönen Füße«.

Informationsgewinn zur bisherigen verbalen Anamnese
(interne Bewertung des Therapeuten)
Faktische Ergänzungen zur bisherigen Krankheitsanamnese

Problemfeld Oberkörper
Beklemmungen des Atemraumes sind assoziiert mit Verlassenheits- und Dunkelangst, symbolisiert mit dem »Schrei nach der Mama«. Das früh begonnene Rauchen wird als selbstschädigend und illoyal der Mutter gegenüber anerkannt.

Herzrasen, Albträume, schmerzhafte Verspannung über der rechten Schulter sind assoziiert mit Erinnerungen an den Kampf mit dem Vater um den Platz im Ehebett. Die Erinnerungen daran sind zwiespältig, zwischen Triumph und Schuld.

Problemfeld Unterkörper
Hüftgegend: Seit der Pubertät dominiert das Gefühl, für attraktive Männer wegen (vermeintlich) zu sehr geschwungener Hüften und (empfundener) Speckröllchen nicht attraktiv zu sein. Häufige Beschwerden sind Blasenentzündungen, Eileiterentzündungen, »eigentlich immer« Schmerz bei Penetration, oft diffuser Druckschmerz, ausgeprägtes prämenstruelles Beschwerdesyndrom.

Interpretation
Aus der Erkrankung der Mutter bzw. deren mehrwöchigen Abwesenheiten resultieren wiederholte Trennungstraumata in der frühen Kindheit. Diese prägten erhebliche Konflikte zwischen Kämpfen um Nähe bzw. Geborgenheit und Schuldgefühlen.

Hypothesen: Die Skulpturmodule spiegeln ein dysmorphes Körperbild wider. In den Auseinandersetzungen mit dem idealisierten Bruder, welcher Yvette als »souverän und von allen, besonders der Mutter, bewundert und geliebt« erschien, entstand der Wunsch, ein Junge zu sein. Dieser wurde mit der Akzeptanz der Geschlechtszugehörigkeit in der Vorpubertät abgelöst von der Wunschvorstellung, »lieber ein kleines Mädchen zu bleiben, als eine Frau werden zu müssen«. Die Dysmorphie repräsentiert wahrscheinlich auch die verinnerlichten Empfindungen von Schuld und Schlechtigkeit. Diese (Selbst-)Bestrafungsmotive spiegeln sich im Zusammenhang mit der Somatisierung von sexueller Ambivalenz wider: Die Patientin dissoziiert seit dem ersten Intimverkehr, indem sie »geistig« ihren Körper verlässt, um sich »seelisch« mit dem penetrierenden Jungen zu identifizieren, dem sie ihren Köper als Objekt seines Vergnügens um den Preis ihrer nachfolgenden Beschwerden überlässt. Dieses »Opfer- und Sühneritual« stiftet Beziehung und ist zur Vermeidung von Trennungsangst funktional. Die Vorstellung, sich Zugehörigkeit »erarbeiten« zu müssen, und die Schuldgefühle veranlassen selbstschädigende Strategien der Nähe-Distanz-Regulation: Die Patientin macht sich in der Rolle der aufopfernden Helferin und selbstlosen Beraterin unentbehrlich (Überkompensation von Trennungsangst). Sie vermeidet Konfrontation und Selbstbehauptung, was ihr negatives Selbstkonzept beziehungsweise die Strukturen des falschen Selbst reproduziert.

Eine vertiefte Exploration zur Überprüfung der Ernsthaftigkeit der gesundheitlichen Besorgnis zeigt eine neue Dimension des vor der Anwendung der Skulpturmodule beiläufig erwähnten Problems »gelegentlich mal eine zu rauchen«. Yvette räumt einen durchschnittlichen Tageskonsum von »anderthalb Schachteln« ein. Der Finanzbedarf motiviert sie zu einem »Nebenjob« als Kellnerin, von dem die Mutter auch nichts weiß. Die Schulleistungsproblematik ergibt sich zwangsläufig aus der Überforderung infolge dysfunktionaler Prioritäten: Dem Freund und der Clique stets präsente Beraterin bzw. »Mutter Teresa« zu sein, »Jobben«, um zu rauchen und ausgehen zu können und um sich von unerträglichen Gefühlen (Schuld, Versagensangst) abzulenken und der Gruppennorm zu genügen. Das intensiviert die Schuldgefühle gegenüber der Mutter und kompensatorische wie zunehmend illusorische eigene Leistungsansprüche.

Dieses Beispiel belegt, wie die auf der somatischen Ebene erhobenen Fakten auf der Meta-Ebene zu neuen Einsichten führen, welche eine alternative, den Gegebenheiten angemessenere **Behandlungsplanung** begründen.

a) **Aufgrund der üblichen, verbalen Anamnese** ergaben sich zunächst als Therapieziele:

- Bewältigung der *irrationalen Schuldgefühle* bezüglich des Suizids des Freundes

- Bewältigung der *Arbeitsstörung* (z. B. Selbstmanagement von Lernaufgaben und Exposition bei mündlichen Prüfungen üben).

Obwohl dieses Vorgehen Yvettes deklariertem »Auftrag« an die Therapie entsprach, fand es bei ihr keine motivationale Resonanz.

b) Nach Einbezug der **durch die Untersuchung des Körperbildes gewonnenen Informationen** werden die Problematik des »falschen Selbst« (im Dilemma von Minderwertigkeit und Grandiosität) sowie die wechselseitige Bedingtheit von Schulderleben und Selbstbestrafung offensichtlich. Daraus ergeben sich andere Prioritäten und Therapieziele:

Grundlegend erscheinen korrigierende Erfahrungen zur Bewältigung der ursprünglichen Trennungstraumata i. S. der *Entlassung aus der Mittlerfunktion* zwischen den Eltern und gegenwärtig analogen Rollenverhalten.

Vorstellungen einer konstruktiven Selbstwertregulation (statt Mehr-Desselben: Leistungskompensation), welche die *Versorgung der Körperbild-Störung* durch Förderung einer *Identifikation mit dem Entwicklungsziel* voraussetzt, eine erwachsene, selbstständig handlungs- und beziehungsfähige *Frau* zu werden, welche auch die Distanzierung anderer *toleriert*, da sie zur bedürfnisadäquaten (statt angstmotivierten) *Nähe-Distanz-Regulation* fähig ist.

Diskussion und Anmerkungen zur Methodik

Wie russische »Matrjoschka-Puppen« jeweils kleinere Exemplare enthalten, ist die Information, die das jeweils vorangehende Modul beiträgt, erforderlich, um an die des nächsten heranzukommen.

Der Schätzversuch, Modul 1, ermöglicht abzuschätzen, ob die **Körperskulptur** (gestaltet nach **Modul 2**) einen Standardzustand abbildet oder auf eine Regression hinweist, die während des Formprozesses auftrat.

Zugleich stellt es für die Probanden eine Möglichkeit der Überprüfung ihrer »subjektiven Anatomie« an der Realität dar.

Der verflachte Oberkörper Yvettes ist weniger als Auswirkung einer spontanen Regression zu verstehen denn als Bestandteil ihres verinnerlichten Körperbildes, welches die ausgebildeten weiblichen Attribute des Brustbereiches dissoziiert und den Atemraum nivelliert. Bei einem derartigen Körperraumbild mit verflachtem Atemraum sind die geschilderten Hyperventilationstendenzen physiologisch nachvollziehbar.

Das **Interview, Modul 3,** sichert mit der Frage nach dem Regressionserleben diese Information nochmals ab. Es vermittelt kognitives Selbstverständnis einschließlich der Möglichkeit der Distanzierung aus der Beobachterperspektive und regt gewöhnlich zu spontanen Imaginationen und Mitteilungen an. Letztere sind im Falle der introvertierten Yvette, die auch bei der verbalen Anamnese kaum zu spontanem Mitteilungsdrang neigte, spärlich. Dennoch stellt sie selbst den Bezug zur Erkenntnis beim Schätzversuch dar, indem sie zwischen Realität und Subjektivität unterscheidet und ihre verzerrten Körpervorstellungen relativiert: »*Manchmal fühle* ich mich genau so, wie das meine Tonfigur zeigt.« Das impliziert ein hilfreiches Erklärungsmodell: »Ich *bin tatsächlich anders*, als ich mich in bestimmten Situationen erlebe.«

Die Analyse relevanter Oberflächenmerkmale (Modul 4) als ein »Spurenlesen oder Themensammlung in der Geschichte des Leibes« regt besonders in Verbindung mit haptischen Reizen, Nachspüren und Betasten zum Erinnern der signifikanten Beziehungsepisoden an. Die begleitende Nachexploration sollte diese besondere sensorische Exploration, die Bestandteil des gesamten bisherigen Konfrontationsprozesses ist, anregen und nicht durch vorzeitige Fixierung auf ein Thema stören oder gar »verkopfen«. Daher wurden die Entstehungszusammenhänge, beispielsweise der Atemfunktionsstörungen und der problematischen Geschlechtsidentität, hier nur erfasst, um sie in späteren Sitzungen explizit zu untersuchen.

Am Beispielfall zeigen sich alle unter 1.1.4 beschriebenen Phänomene der Verfremdung der Körperselbstwahrnehmungs (Dissoziation, Regression, Introjektion):

Bei Yvette erzählt der Oberkörper von den verkörperlichten Einflüssen von Mutter, Bruder und Vater (der zudem noch eine konkrete Eingriffsstelle über der Brust hinterließ), während der Unterkörper weniger symbolisch, sondern dissoziiert von interaktionalen Prägungszusammenhängen ein symptomatisches Eigenleben zu führen scheint.

Unter dem methodischen Aspekt bestätigt sich die Notwendigkeit der raumbildlichen Auswertung, indem die Topi von Bauch- und Rückenseite verglichen werden.

Während Yvette zunächst bis auf ihren Menstruationsschmerz zum Schambereich nichts assoziiert (wobei der ins Bein ›transformierte‹ stumme Topos 7 formtypische Informationen andeutet), kann sie sich bei der Betrachtung des unteren Rückens konkreter bzw. episodischer mitteilen. Derartige Effekte der räumlichen Aus- oder Durchstrahlung von einer Körperseite zur anderen erscheinen vor allem bei flachen Figuren häufiger, wie sie für lerngeschichtlich frühe Störungen typisch sind.

Modul 5, die Bewertung der Körperzonen, trägt weniger zu anamnestischen Informationen bei, sondern Anregungen, um den gegenwärtigen Verarbeitungsstand zu reflektieren und gerichtete Veränderungen zu motivieren. Bei Yvette kam hier eher statt eines integrativen Körperbildes eine »topische Körperideologie« zum Vorschein. Andererseits finden sich genug Ansatzpunkte für eine ressourcenorientierte Arbeit.

Ihre Füße schätzt sie wegen deren Schönheit. Das Körperschema verweist jedoch darauf, dass die physiologischen Fußfunktionen unterrepräsentiert sind und kein stabiler Bodenkontakt besteht. Daher wäre, den Behandlungsplan ergänzend, ein sensumotorisches Koordinationstraining angezeigt (s. 5.4).

3.2 Körper-, Selbst- und Fremdbild

Spontane Identifikation und Klärung nach Anwendungen der Module 1 – 3

Beim Arbeiten mit Körperskulpturen fasziniert immer wieder deren besonderer Aufforderungscharakter. Oft löst der erste Anblick der Skulpturen bei ihren Schöpfern spontan Faszination, Evidenz, Aktivierung, Mitteilungs- und Klärungsdrang aus. In einigen Fällen reichen oft die ersten drei Module, um zu Veränderungen der Selbstbewertung oder Entscheidungen zu Verhaltensänderungen zu motivieren und diese mit der eigenen Leiberfahrung zu autorisieren.

Selbstbeschreibung als Herausforderung zur Veränderung

Beispiel: Ich, mit der Bischofsmütze

Der zum Untersuchungszeitpunkt 27-jährige Herr A. lebt seit dem Abschluss eines Fachhochschulstudiums von Sozialhilfe. In seiner Partnerbeziehung hatte er die Rolle des Hausmannes inne. Er suchte Behandlung nach einer Trennungsdrohung der Freundin. Er schildert Erektionsprobleme, Konzentrations-, Merkfähigkeits- und Arbeitsstörungen bei ausgeprägter Selbstunsicherheit sowie Kontroll- und Grübelzwänge.

Letztere beinhalten stundenlange Tagträume von einer idealen Liebesbeziehung zu einer wunderschönen Frau und seines beruflichen Durchbruches als Erfinder einer bahnbrechenden Technologie.

Anamnestische Aspekte: Der Patient wuchs in einem abgelegenen Bergdorf auf. Die Mutter, Schauspielerin, hatte den Vater, der als Unternehmer seinen Kindern kaum präsent war, offenbar aus wirtschaftlichen Gründen geheiratet. Herr A., als jüngeres von zwei Kindern, wurde von der Mutter als Partnerersatz funktionalisiert. Mit ihr teilte er die Verachtung des Landlebens, der Geschäftigkeit des »materialistisch gesonnenen« Vaters und das Streben nach »dem Höheren«, das sich in der gemeinsamen Leidenschaft für Schauspiel und Belletristik äußerte.

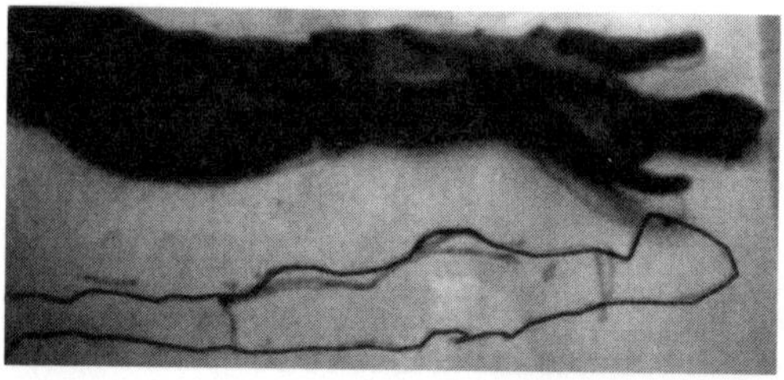

Die Körperskulptur (oben in Formton, darunter als Zeichnung des Seiten-Aufrisses)

Spontaner Kommentar zur Körperskulptur

»Erst wollte ich es ganz besonders schön machen, dann habe ich gedacht, ich würde wieder so viel überlegen und nichts zustande bekommen, als einen Klumpen. Aber es lief erstaunlicherweise (nach einer vorbereitenden Körperwahrnehmungsübung – d. Autor) wie von selbst. Meine Figur ist gestreckter und die Arme sind viel kleiner, als ich sie mir mit geschlossenen Augen vorstellte. Das Material und das Formen waren mir sehr angenehm, irgendwie entspannend. In der Mitte spürte ich tatsächlich so etwas wie eine Grenzlinie, als ob meine Hüfte schwer nach unten absackt. Es sieht so aus, als trüge mein Kopf eine Mitra. Der Figur würde ich den Titel geben: ›Das Gebet des Bischofs zur Abwendung des Weltuntergangs‹.

Klar, die Figur ist charakteristisch für mich. Ich bin schon immer etwas schlaksig, ›der Lange‹ oder ›langer Lulatsch‹ genannt worden. Ich bin so wie die Figur, weder bodenständig noch zupackend, sondern abwartend, mich von der Welt lösend auf das Höhere bezogen. Das bleibt so aber unerreichbar wie meine Sehnsucht nach Zärtlichkeit und Erfolg.«

Identifikation, Klärung und Entscheidungsfindung

Beispiel: Der berufsmüde Zahnarzt

Herr Dr. B. sucht die Therapie an der Schwelle seines 60. Lebensjahres wegen depressiver Symptomatik, Schwindel- und Angstattacken. Er schildert diffuse Befürchtungen, zu versagen. Diese treten im Zusammenhang mit beruflichen Anforderungen auf. Sie stehen im Gegensatz zu seinen rationalen Überzeugungen und der faktisch erwiesenen Qualität seiner Arbeit als anerkannter Oralchirurg.

In vorangegangenen Gesprächen erkannte er seinen Entscheidungskonflikt als Ursache seiner (symptomsprachlich ausgedrückten) Probleme: Eigentlich würde er sich gern von seiner beruflichen Tätigkeit verabschieden, um seine attraktiven Pläne für den Ruhestand zu verwirklichen. Dem stehen aber einschneidende materielle Konsequenzen entgegen.

Herr Dr. B. formt seine Körperskulptur (siehe Abb. auf Seite 96):

Beim ersten Anblick der Skulptur verwundert ihn die Beinverkürzung. Auch die Frage nach Hüftbeschwerden oder Beckenschiefstand verneint er. Plötzlich fällt ihm ein: »Na klar, das ist doch die typische Haltung am Behandlungsstuhl.«

Bei der Körper-Farb-Skizze stößt er noch einmal auf den Zusammenhang zwischen beruflicher Zwangshaltung und Verspannungen beziehungsweise seinen habituellen Schmerzzonen. Er kommentiert spontan: »Ich will mich nicht noch mehr vom Beruf zum Krüppel machen lassen.«

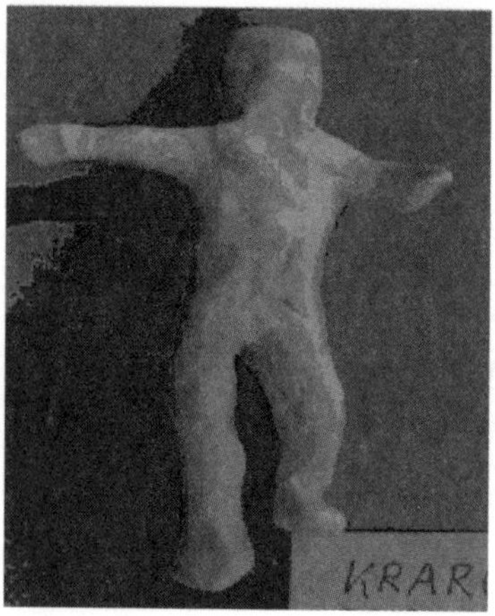

Skulpturfoto, Vorderansicht

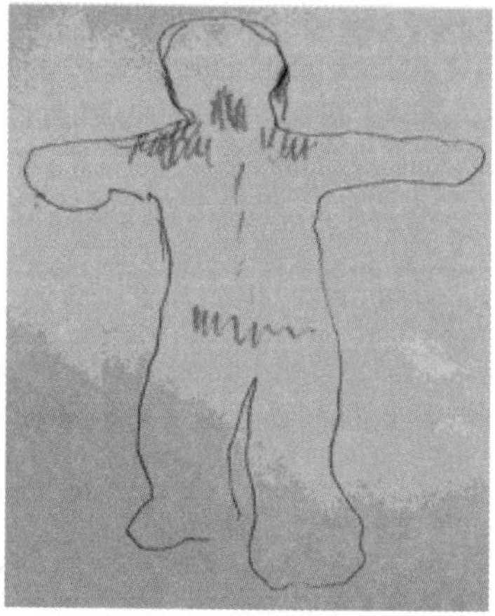

Zeichnung der Rückenansicht mit blau schraffierten Verspannungen

Insbesondere der Druck auf die Halsarterien (topologische Skizze rechts) lassen ihm auch Symptome wie Schwankschwindel und Standunsicherheit als zwangsläufige Folgen erscheinen. Indem er seine Beschwerden auf diese Weise in einem psychosomatischen Zusammenhang erlebt, kann er sich erleichtert die Erlaubnis zum Vorverlegen seines Ruhestandes geben.

Der Fremde, dessen akzeptables Ich bei den anderen erscheint

Fallbeispiel Herr C.

■ *Symptomatik*

Der 34-jährige angelernte Montagearbeiter lebt als Single. Er schildert innere Unruhe, emotionale Labilität, Stimmungswechsel, Kontaktarmut, mangelnde Initiative, Spielsucht, Schwierigkeiten der Selbstorganisation (Probleme, Geld und Zeit sinnvoll einzuteilen, Sprunghaftigkeit, inneres und äußeres Chaos: »Ich beginne viel mit Begeisterung und lasse es dann resigniert liegen. Weder beruflich noch in Liebesangelegenheiten habe ich bisher meine Chancen genutzt.«) sowie Selbstwertproblematik mit Entscheidungsschwäche, Zweifel an kognitiver Leistungsfähigkeit und Verantwortungsflucht.

Körperlich belasten ihn ständige Müdigkeit und Rückenschmerzen im LWS-Bereich.

- *Besonderheiten*

Herr C. ist von leptosomem Konstitutionstyp; 192 cm, 89 kg; sein intellektuelles Potenzial ist überdurchschnittlich (z. B. *Raven* – IQ: 120). Aufgewachsen ist er mit seinem vier Jahre älteren »Bruder«. Diesem gegenüber wurde er von seinem Vater bevorzugt. Der Patient empfand den Bruder jedoch als tüchtiger und als sein Vorbild. Als Sechzehnjähriger fand er »beim Wühlen in versteckten Papieren« heraus, dass der ›Bruder‹ genetisch ein Halbbruder ist, der aus der ersten Ehe der Mutter hervorgegangen war. Dieses Geheimnis bewahrte er bisher für sich. Seit seiner Entdeckung bestraft er beide Eltern, indem er fortan nichts Persönliches von sich preisgibt und sich Leistungen verweigert.

Bei **Schätzübungen** zur Einstimmung auf das Formen des Körperbildes (Prozedere s. 5.1.1) fällt eine subjektiv erlebte Stauchung der Beine und Verlängerung des Rumpfes (»Rumpftyp« s. a. 2.4) gegenüber den realen Körpermaßen auf:

Länge: –25 cm; Schulterbreite, Hüftbreite: je +25 cm; geschätzte größte Tiefe in Höhe des Bauchnabels: +30 cm.

Die Skulptur:

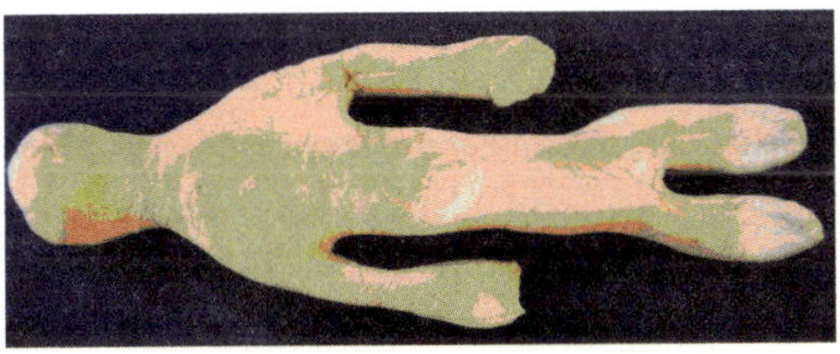

Vorderansicht

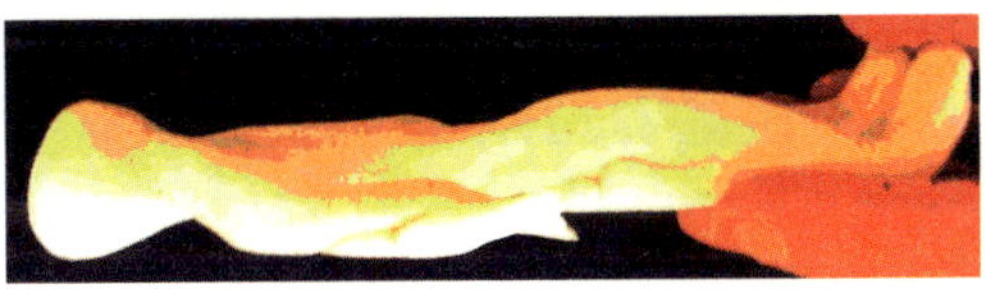

Seitenansicht

Interview zur Körperskulptur

Antworten des Patienten

»Beim Formen des Materials fühlte ich mich irgendwie entspannt und dabei konzentriert.

Als ich die Augen öffnete, war ich ganz erstaunt, wie kurz meine Beine geworden sind.

Beim Formen habe ich mich intensiv mit Kopf und Oberkörper auseinandergesetzt. Dabei fiel mir das Wort ›Herkules‹ ein.

Ich wünsche mir oft, mal irgendwie als Held in Erscheinung zu treten.

Beim vorigen Oktoberfest habe ich einen Anflug davon erlebt. Zu Beginn einer heftigen Schlägerei meiner Clique mit Ausländern wartete ich nicht wie sonst erst ab, sondern informierte gleich den Sicherheitsdienst. Ich fühlte mich stolz wie Herkules, und auch die Spezln bestätigten mir, dass sie sonst keine Chance gehabt hätten.

Den Bauch musste ich betonen, denn das ist meine Problemzone. Seit Jahren habe ich mit meinem Bierwammerl zu kämpfen.

Als Titel (der Skulptur) fällt mir ein ›Alien-Fremder in dieser Welt‹.

Charakteristisch für mich ist die nach innen eingedrückte Brust. Oft fühle ich mich so zusammengeklappt und klein. Dabei habe ich das Gefühl, zu anderen Menschen (zum Beispiel zum Bruder oder zu Arbeitskollegen) aufschauen zu müssen.

Das Zur-Seite-Schauen ist auch typisch. Es fällt mir schwer, jemandem direkt ins Gesicht zu schauen. Ich kann es nicht ertragen, dass einer meiner Kameraden erfolgreicher im Beruf oder bei den Frauen ist. Das löst in mir oft Neid aus, den ich mit abwertenden Sticheleien abreagiere.

Über meinen Freund X. ziehe ich auch in seiner Abwesenheit her, denn er ist wie ich, nur irgendwie erfolgreicher. Er hat viele Talente, nutzt sie aber nicht, weil er ein Umstandskasten ist und nichts durchzieht. Trotzdem hat er so eine tolle Freundin.

Mir fällt übrigens auf, dass eigentlich mein Bekanntenkreis aus ähnlichen Leuten (wie X.) besteht.«

Kommentar des Therapeuten
Dieses Beispiel zeigt das Körperbild als Widerspiegelung des Relevanten, hier des narzisstischen Grundproblems der Kompensation von Minderwertigkeit durch fantasierte Grandiosität.

Die Konfrontation mit den Gefühlen, die beim Formen der Struktur ausgelöst wurden, regen Herrn C. zum Entwickeln aller für den Therapieprozess wesentlichen Zusammenhänge an: bezüglich Körpererleben – Selbstbewertung – sozialen Beziehungen, Verhaltenstendenzen und Interaktionserwartungen (s. 1.4.2).

Wichtig ist für den Therapeuten, sich *von der äußeren physischen Erscheinung nicht irritieren* zu lassen, besonders wenn diese zum erlebten Selbstbild in ausgeprägtem Gegensatz steht, um den Patienten an seiner erlebten Position abzuholen. Zugleich vermittelt der Kontrast zwischen physischer Erscheinung und Selbstwahrnehmung auch ein Verständnis sozialer Erwartungen und Einschätzungen anderer, welche häufig die Problematik aufrechterhalten.

Vergeltung für Verletzung und Schadenfreude begünstigen Beschämung und Rivalität. Herr C. vermisst Partnerschaften auf Augenhöhe, die Kooperationsbereitschaft und Vertraulichkeit bieten.

Die präzisen Auskünfte von Herrn C. auf das Interview verblüfften zunächst den Therapeuten, der sich auf bisher gewohnte, weitläufige Erklärungen um den Kern wichtiger Fakten herum (tangentialer Kommunikationsstil) einstellte.

Offenbar regt die Unmittelbarkeit des emotionalen Erlebens Assoziationen konkreter Beziehungsepisoden an. Mit der »begreifbaren« Bildhaftigkeit des Selbst als Objekt der Kommunikation in der Therapie werden Schamschwellen vermindert. Das bisher strukturierte methodische Vorgehen regt auch die Fähigkeiten des Patienten zur klaren Strukturierung der Selbstreflexion (mit anderen Worten zur Schau des Wesentlichen) besonders intensiv an und machen Therapieziele *fassbar*.

(Wegen der Beobachtung des Rumpftyps wurde die frühe Lerngeschichte vertieft exploriert. Die Hinweise auf frühe Depravation von Mütterlichkeit lassen auf eine Bindungsstörung schließen.)

3.3 Körperliche Aspekte der Regulation von Identität (des Körper-Selbst)

3.3.1 Projektive Identifikation: Introjektion

Im Rahmen des theoretischen Überblicks wurde gezeigt, wie Körperbilder im Verlauf der Individualentwicklung durch signifikante Interaktionsmuster ausgeprägt werden. Meistens werden diese schematisch reproduziert. Das Phänomen der Verkörperlichung der Einflüsse naher Bezugspersonen durch Introjektion (s. 1.1.4.3) belegt dieser Abschnitt anhand repräsentativer Fallbeispiele. Zur Verbesserung der Übersichtlichkeit werden in diesem Abschnitt introjektive Bezüge mit blauen Markierungen betont.

Introjektion einer Todesursache

Fallbeispiel Frau D.

Frau D., 34-jährige Hausfrau und Mutter zweier Kinder, suchte die Behandlung wegen ängstlich-depressiver Symptomatik und Attacken von »Panik mit Übelkeit« in Zusammenhang mit der Befürchtung, plötzlich sterben zu müssen wie ihre Mutter.

Das unten stehende Detail ihrer Körperskulptur zeigt die Introjektion der Todesursache der Mutter, Gehirnblutung, in das Körperbild der Patientin.

Deutlich erkennbar sind die, von der Patientin auch in der topischen Darstellung betonten, »bedrohten Hirngefäße«. Eine ärztliche Beurtei-

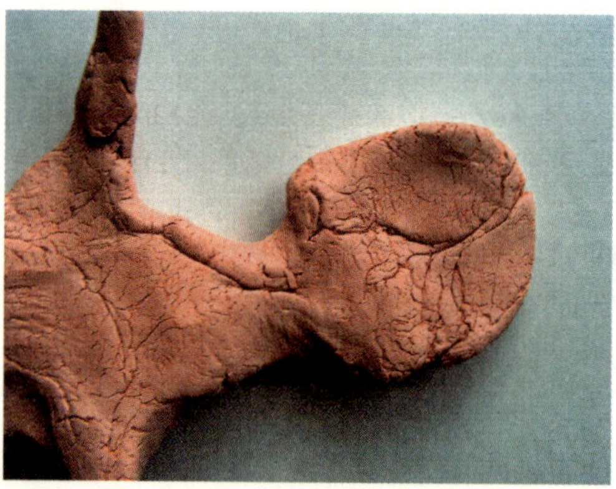

lung ihres Thrombose-Risikos lehnte die Patientin zu Therapiebeginn ab, um die befürchtete Bestätigung zu vermeiden.

Anamnestische Aspekte

Die Patientin hatte eine symbiotische Beziehung zu ihrer Mutter. Die Mutter wird beschrieben als »lebensängstlich, oft traurig, sie weinte viel, war mit ihrem Leben unzufrieden und unglücklich, sehr besorgt und hat für uns (die Patientin und ihren Bruder) alles getan«. Sie litt körperlich unter häufiger Übelkeit und erhöhtem Blutdruck. Die Mutter verstarb im Alter von 34 Jahren. Zu diesem Zeitpunkt war die Patientin 14 Jahre alt.

Identifikation und Introjektion

Die Körperskulptur von Frau D. weist auf verinnerlichte Charakteristika und Lebenshaltungen hin, welche die Patientin von ihrer Mutter übernahm.

Den Anblick ihrer Körperskulptur kommentiert Frau D.:

»Die Figur zeigt, wie ich mich meistens fühle: hässlich, unscheinbar, kraftlos, nicht im Leben stehend! Ich lasse mich so flach drücken, weil ich mich immer bemühe, den Erwartungen an mich, so zu sein, wie meine Mutter war, zu entsprechen.«

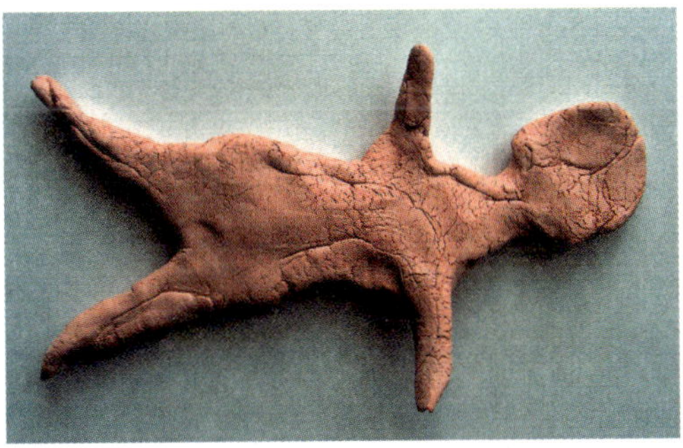

Die folgende Skizze (Zusammenfassung der Module 4 und 5) veranschaulicht die körperlichen Besonderheiten:

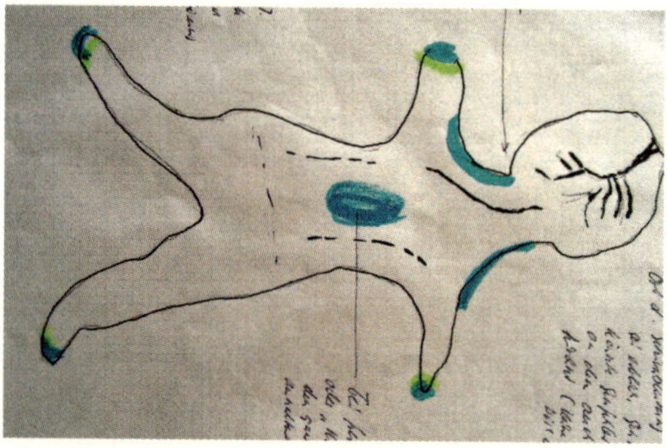

Die Katastrophenvorstellung der Hirnblutung ist schwarz, entsprechend den Strukturmerkmalen im Kopfbereich gezeichnet (Modul 4).

Blau sind Bereiche der Übelkeit (Magen bzw. Oberbauch) und die jeweils in ihren Funktionen als ungenügend bewerteten Extremitäten (»nicht bodenständig, nicht zupackend«) dargestellt (Modul 5).

Verallgemeinern lässt sich aus diesem Beispiel, dass sich in den Skulpturen verinnerlichte Merkmale von prägenden Bezugspersonen mit eigenen körperlichen Besonderheiten mischen.

Als individuelle Merkmale der Patientin (abzüglich der Mutter-Symbole) verbleiben in den Zeichnungen die Färbung im Halsbereich, welche »häufige Entzündungen der Luftröhre und Luftschlucken« sowie, als Oberflächenmerkmal angedeutet, die Empfindung einer asymmetrischen Hüftstellung mit Beschwerden ohne organischen Befund markieren.

Mein Bruder in mir

Fallbeispiel Frau E.
Behandlungsanlass
Die 26-jährige Sprecherzieherin schildert Erschöpfung, innere Unruhe, plötzlich einschießende Angstzustände mit Herzjagen und Atemnot, Albträume, Schlafstörungen; Reizbarkeit, Grübelzwang, Konzentrationsschwierigkeiten und Stimmungswechsel zwischen euphorischen Phasen und solchen der Energie- und Antriebslosigkeit sowie sozialen Rückzug und phobische Symptomatik. Sie kommentiert: »Ich leide unter mangelndem Selbstbewusstsein und komme oft unerwartet in Schwierigkeiten bei der Arbeit, weil ich missverstanden oder abgelehnt werde.«

Nach einer Auseinandersetzung mit der Arbeitgeberin und Streit mit dem Freund verstärkten sich Befürchtungen, die Anstellung zu verlieren, sowie Trennungsangst.

Anamnese

Die Eltern waren beruflich stark engagiert und überließen die Kinder tagsüber der Großmutter oder der Putzfrau. Der vier Jahre ältere Bruder zog wegen seiner Behinderung die Aufmerksamkeit auf sich. In ihrer Kindheit erlebte Frau E. erhebliche Mängel an Geborgenheit, emotionaler Zuwendung und fördernder Aufmerksamkeit. Sie empfindet, dass ihre Existenz ihren mit der Krankheit des Bruders überforderten Eltern von Anfang an lästig war. Einzig dramatische Erkrankungszeichen (Erstickungsanfälle) erwiesen sich in der Konkurrenz mit dem Bruder als zuverlässiges Mittel, mütterliche Zuwendung zu erlangen. Einen gewissen Ausgleich vermittelte die Großmutter, welche ihre Zuneigung versorgend ausdrückte. Seit ihrem Tod fühlt sich die Patientin auf sich allein gestellt als »Sündenbock der Familie«. Vom Kindergarten an, oft an den Rand gedrängt und verspottet, war sie unter Gleichaltrigen unsicher. Der Forderung ihrer Mutter nach schulischen Spitzenleistungen konnte sie ohne Förderung nicht entsprechen. Der Bruder reagierte seine Aggressionen gewalttätig an ihr ab, weil er der Unterstützung der Mutter gewiss sein konnte. Tendenzen träumerischer Weltflucht und naives Wunschdenken provozieren offenbar bis heute Bezugspersonen, auch außerhalb der Familie, Aggressionen an der Patientin abzureagieren und ihre Schwächen auszunutzen. In ihren Partnerbeziehungen ringt sie bisher, dem in der Ursprungsfamilie erlernten Schema folgend, unter Aufopferung ihrer Interessen um Liebe und konstruktive Gemeinsamkeiten.

Mit 19 Jahren begann sie ihre Ausbildung zur Logotherapeutin. In diesem Beruf ist sie seither als Angestellte bei wechselnden Praxisinhabern tätig. Berufsbegleitend erwarb sie Zusatzqualifikationen. Seit mehr als sechs Jahren besteht die sadomasochistische Beziehung zum Freund. Das Paar führt einen gemeinsamen Haushalt. Frau E. kommentiert: »Wir können nicht miteinander und auch nicht ohne einander leben.«

FA: Die Eltern sind altersgemäß gesund. Es gibt keine Hinweise auf erbliche Dispositionen zu psychischen Erkrankungen. Der Bruder hat infolge einer Erbkrankheit an beiden Händen und am Skelett Missbildungen.

EA: Geburtsverlauf normal, altersgerechte Reifungsvorgänge, häufig Atemwegsinfektionen, Allergien, als Kind Erstickungsanfälle, chronische Bronchitis und Bauchschmerzen. *Kinderneurotische Symptome:* keine aktiven Erinnerungen vor dem 12. Lebensjahr; Nachtangst, Albträume, Daumenlutschen, Nägelknabbern, Zähneknirschen (Letzteres besteht noch heute); soziophobische Symptomatik, ausgeprägte Schulangst seit der zweiten Klasse (seither Anfälle von Atemnot) und Prüfungsangst; Panikattacken und rezidivierende depressive Episoden mit Suizidvorstellungen und somatischem Syndrom (erstmals mit acht Jahren nach dem Tod der geliebten Großmutter, im Zusammenhang mit Leistungsversagen im 16. und 19. Lebensjahr, nach der Trennung vom ersten Freund und in den letzten zwei Jahren im Zusammenhang mit Partnerschaftsauseinandersetzungen und Trennungsbefürchtungen).

Modul 1 – Schätzübung

Länge verkürzt, Hüfte verbreitert

Modul 2 – Körperskulptur

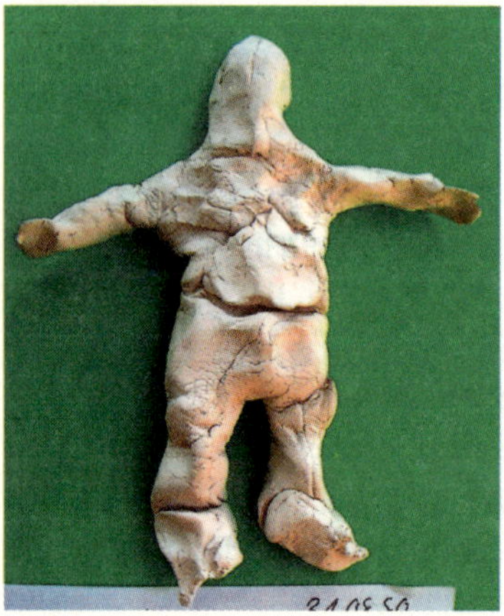

Vorderansicht

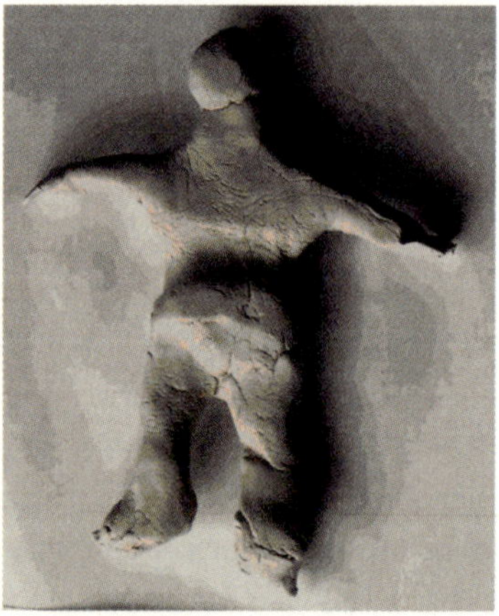

Rückenansicht

Modul 3 – Interview

»Als ich die *Augen öffnete*, bemerkte ich, dass die Brüste fehlten. Auch erstaunten mich die unterschiedlichen Beinlängen.

Gedanken während des Formens: Während ich meine Hände formte, musste ich an die verkrüppelten Hände meines Bruders denken. Ich musste mich überwinden, Bauch, Hüfte und Beine zu formen.«

Welchen Titel geben Sie der Skulptur: »*Der Empfangsbereite*«.

Welche Merkmale der Figur finden Sie bei sich wieder? »Mit offenen Armen gehe ich auf andere zu. Ich mag meine Beine nicht, weil sie zu dick sind und mir wie Klumpfüße vorkommen.«

(Module 4/5) – Einzeichnung der markanten Oberflächenlinien, der Wohlfühl- und Problemzonen

Anschließend wurde die Skulptur von der Patientin in Bauch- und Rückenlage umzeichnet. Innerhalb dieser Umrisse wurden diejenigen markanten Oberflächenmerkmale, welche die Patientin als bedeutsam interpretierte, eingezeichnet (schwarz schraffiert).

Im nächsten Arbeitsschritt schraffierte sie ihr »typisches Körperempfinden«, »Wohlfühlzonen« mit der gelben Farbe, »Problemzonen« mit blauer Farbe.

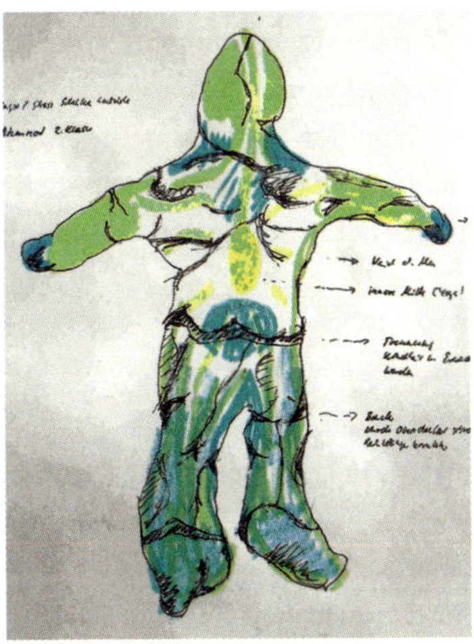

Bauchseite

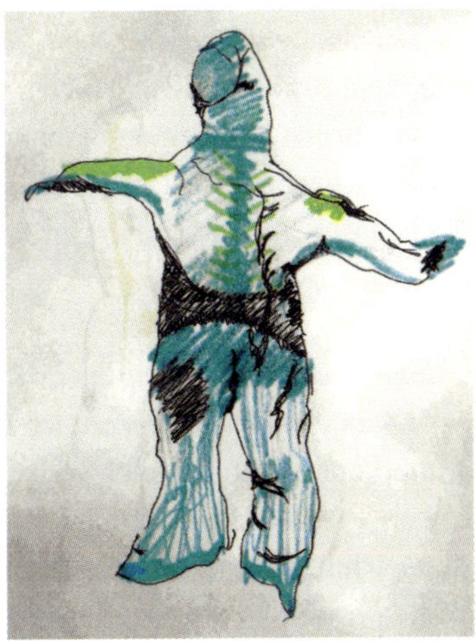

Rückenseite

Strukturanalyse der Oberflächenmerkmale (Modul 4, schwarze Linien):
– Kommentare der Patientin zur Vorderansicht –
»Schultern hochziehen und Atemnot« werden als typische Körperreaktionen im Zusammenhang mit Schulangst erinnert. Frau E. assoziiert weiter:

»Bei einem Fahrradsturz im fünften oder sechsten Lebensjahr blutete plötzlich das ganze Gesicht.

Meine Hand formte ich so, als hätte ich die Hände meines Bruders.«

(*Anmerkung* des Therapeuten: Der Bruder hat deformierte Hände. Die Patientin zeichnete eine ihrer typischen Handhaltungen, welche seltsam anmutet. Dem Therapeuten wurde jetzt verständlich, weshalb sich bei Begrüßungen ihr Händedruck merkwürdig anfühlte. Dabei hatte Frau E. die Gewohnheit, die Handflächen wie dargestellt zu strecken und die vorderen Fingerglieder leicht zu krümmen.)

»Ich verstehe, warum ich meine Brüste weggelassen habe: In der Pubertät kontrollierte meine *Mutter* das Wachstum meiner Brüste und schärfte mir ein, sie unter weiter Kleidung zu verstecken. Mit der Entwicklung meiner Brüste habe ich auch meinen *Vater* verloren. Er brach bis heute weitgehend den Kontakt ab, nachdem meine Mutter ihn mit tagelangem Schweigen bestraft hatte, weil er meine Oberweite einmal, ihrer Meinung nach zu lange, betrachtet hatte.

Die Spalte zwischen Ober- und Unterkörper kommt mir vor wie eine Trennlinie. *Unterhalb dieser beginnt der Bereich der Kindheit.*

Die Brüche in meinen Beinen erinnern an den Anblick meines Bruders im Gipsbett. Ich hatte großes Mitleid mit ihm, denn meinem Bruder wurden wiederholt wegen orthopädischer Korrekturen die Beine gebrochen.«

– Kommentare der Patientin zur Rückenansicht –
»Von meinem Bruder bekam ich oft ›Hirnbatzer‹, Faustschläge, auf den Hinterkopf. Wenn ich mich versprach, lachte er laut über meine Dummheit. Manchmal habe ich den Eindruck, als würde meine Wirbelsäule sich nach links verschieben, besonders, wenn ich einsam bin oder Halt suche. Die schwarze Gürtellinie dämmt irgendwie meine Empfindungen zum Unterkörper ab. Nein, ich habe keine Schmerzen im Oberschenkel und auch keine Beinverkürzung, aber meinem Bruder wurde der linke Oberschenkel gebrochen, um sein Bein zu verlängern.«

Körperfarben
– Vorderansicht –
»Wenn es mir gut geht, besonders beim Yoga, steigt aus dem Oberbauch ein gutes Gefühl in Richtung Kopf und fließt durch die Arme.

In der Höhe des Bauchnabels spüre ich ein kaltes und krampfiges Zusammenziehen, wenn ich Angst habe, nicht dazuzugehören oder jemanden zu verlieren.

Die Gegend um den Schritt und meine Beine mag ich nicht. Mehr fällt mir dazu nicht ein.«

– Rückenansicht –
»Mir ist oft, als fehlte der Rückhalt. Die Farbe an den Füßen hat vielleicht etwas mit meinen Gleichgewichtsproblemen und meiner Unsicherheit zu tun. Meinem Partner gegenüber wünsche ich mir oft mehr Stehvermögen. Wenn ich mich schäme, verliere ich oft den Boden unter den Füßen. Ich hätte lieber ein anderes Unterteil. Meine Mutter hat mich oft auf den Po geschlagen.«

In der folgenden Sitzung wurde der Patientin eine ganzheitliche Körperwahrnehmung vorgeschlagen. Beim Versuch, mit dem Unterleib achtsam in Kontakt zu kommen, verspürte Frau E. Schmerzen im Genitalbereich. Sie erinnert nach weiterer Fokussierung dieser Empfindung, wie der *Großvater* seinen Penis an ihr gerieben hat. Aufgrund der äußerlichen Gegebenheiten des Erinnerungsbildes schätzt sie, dass dies etwa zwischen dem vierten und fünften Lebensjahr geschehen sei.

Nachexploration
Frau E. ist erstaunt, dass diese und andere Erinnerungen ihrer Kindheit, die seither verdrängt waren, wieder bildhaft präsent wurden.

Was sie zuvor vom Großvater berichtete, war, dass sie als Kind seine Zuwendung und Nähe suchte. Er habe sich ihr aber immer entzogen, um sich demonstrativ dem Bruder zuzuwenden.

(Vor dem Hintergrund der ergänzten Erinnerung liegt nahe, dass der Großvater auf diese Weise seine pädophile Neigung abwehrte.) Das Muster ihres späteren vergeblichen Ringens um die Zuwendung emotional unerreichbarer Männer und der Enttäuschungen in ihren (sadomasochistischen) Partnerbeziehungen kann die Patientin mit dem »Schlüsselerlebnis Großvater« in einen Entstehungszusammenhang bringen.

Sie ergänzt, dass sie seit einer vaginalen Verletzung, die ihr der aktuelle Freund vor Jahren zufügte, an häufigen Pilzinfektionen leidet.

Kommentar des Therapeuten

Zum Informationsgewinn für die Therapie

Die verbal erhobenen anamnestischen Informationen werden durch den Bericht einer Serie von signifikanten Beziehungsepisoden qualitativ wesentlich ergänzt.

a) Informationen zum Beziehungssystem

Die Patientin wurde vom Bruder misshandelt, vom Großvater missbraucht, was im Zusammenhang mit mangelndem Schutz durch andere Bezugspersonen geschah.

Auf die sich entwickelnden Attribute der Weiblichkeit ihrer Tochter reagierte ihre Mutter mit Neid und Eifersucht auf den Ehemann, den Vater der Patientin. Dieser fügte sich der Unterstellung inzestuöser Impulse (sei es aus Angst vor eigenen erotischen Fantasien oder Konfliktvermeidung im vorauseilenden Gehorsam). Seine Distanzierung bedeutete für Frau E. einen weiteren Verlust von Rückhalt in ihrer Pubertät.

b) Leiberfahrungen und Somatisierungsmuster

1) Der Bruder als Introjekt

Wenn Frau E. ihrer Skulptur eine maskuline Bezeichnung gibt, deutet sie damit offenbar eine Introjektion ihres Neidobjektes, des in der Familie privilegierten Bruders, an. Das Leid des Bruders als offensichtlicher Preis für die (von ihr selbst schmerzlich vermisste) elterliche Aufmerksamkeit wird empathisch miterlebt und im eigenen Körpergedächtnis anatomisch bzw. topisch entsprechend gespeichert. In der magischen Hoffnung auf Gewinn der elterlichen Fürsorge durch Leiden werden auch die Hände (Handhaltung als Symbol für die Handlungsfähigkeit) und die Füße (als Symbole des Stehvermögens) introjektiv »verkrüppelt«. (Letzteres verweist auf eine Verbindung mit der Asymmetrie der Wirbelsäule und der Flachbrüstigkeit auf die Tendenzen zu Panikstörungen bzw. Hyperventilation). Verallgemeinert wird im Kontext dieser Interiorisationen die Leitregel: »Nur wenn ich hinreichend leide, verdiene ich Beachtung.«

2) Spuren physischer Traumatisierung

Neben dem, zur Kompensation von emotionalem Mangel hergestellten, empathischen Bezug (s. *Damasio*, 2005, »Als-ob-Körper-Schleife«, s. 1.2.4) zum Bruder sind auch Misshandlungen verkörperlicht, welche er ihr zufügte. Die Patientin ergänzte ihre Gewohnheit, sich nach Misserfolgen oder Frustrationen auch manchmal mit der flachen Hand auf den Hinterkopf zu schlagen, »wenn ich mich zu blöd fühle«.

3) Psychosomatik der Retraumatisierung

Die Verdrängung von Erinnerungsspuren psychischer Traumatisierung hält offenbar die dissoziativen Prozesse sowie die emotionale Ablehnung von betroffenen Körperregionen aufrecht. Weitere Spätfolgen sind:

- Wahrnehmungsverzerrungen, dysfunktionale Verallgemeinerungen, die sadomasochistische Interaktionsmuster aufrechterhalten. (»Ich kann als Frau nicht genügen, daher muss ich sexuelle Zugeständnisse machen, um meinen Partner an mich zu binden.«) und
- Somatisierung (Konditionierung von Kritik – Schamimpuls – Trennungsangst – Empfindung, den Boden unter den Füßen verlieren – Hyperventilation – Gleichgewichtsstörung, subjektive Verschiebung der Symmetrieachse bzw. der Wirbelsäule) sowie
- Vulnerabilität des Immunsystems (Candida albicans) – hier als Reaktion auf die Retraumatisierung durch den Partner bei empfundener »Notwendigkeit« der Weiterführung der Beziehung.

Zur Wirkung der Skulpturtechnik

Das Fallbeispiel verdeutlicht, wie intensiv die Körperskulptur zu Mitteilungen der Geschichte prägender Leiberfahrungen und Somatisierungsmustern anregt.

Die ausgewählten (›Super‹-)Zeichen der Skulptur reaktivieren Verbindungen des Entstehungszusammenhanges. Das löst den Prozess des episodischen »Entpackens« der prägenden Interaktionen mit den Bezugspersonen der Ursprungsfamilie aus. Die Bedeutsamkeit und die Auswirkung dieser Schlüsselepisoden werden spontan evident (wieder-)erlebt und nachfolgend dem verbalen Verständnis erschlossen (s. 1.4.1).

Allgemeine methodische Aspekte
Unter den Voraussetzungen einer vertrauensvollen Arbeitsbeziehung und ausreichender Zeit zur intensiven, multimodalen sensorischen Stimulation durch die Körperskulptur-Merkmale erarbeiten sich die Patienten, motiviert von aufsteigenden Emotionen (s. »Bauchgefühl«, somatische Marker) und assoziierten Wiedererkennungseffekten (prozedurales und imaginales Gedächtnis), schrittweise jene identifikatorischen Bezüge, die sie einordnend verstehen können.

Verfahrenstechnisch wesentlich ist hierzu die möglichst vollständige Folge der Verarbeitungsschritte (Einstimmung – Schätzübung – Formen – Zeichen der Umrisse – Eintragen der topologischen Markierungen und Farbbewertungen auf Vorder- und Rückseite) trotz oder gerade wegen ihrer Redundanz: zum einen, weil die Behandelnden den Informationsgehalt der Symbole ohne den Assoziationsfluss der Behandelten nicht hinreichend einschätzen können, zum anderen, weil erst ein kritisches Minimum an Konfrontationsdauer in Verbindung mit dem Modalitäten- bzw. Perspektivenwechsel des Analysevorganges diesen Assoziationsfluss initiiert.

Die Therapeuten organisieren die Beständigkeit der Konfrontation mit dem Körperbild. Das Tempo bestimmen die Patienten. Die Latenzzeiten zwischen erinnerten Priming-Erlebnissen und ihrer rationalen Einordnung (als Begriffsbildungsvorgang) unterliegen offensichtlich einem Selbstregulationsprozess. Dessen Dauer ist von der individuellen Schwierigkeitshierarchie der verdrängten Emotionen und den individuellen Ressourcen der Erlebnisverarbeitung (empfundene Sicherheit bzw. Distanz, Handlungsfähigkeit, verfügbare Ressourcen) abhängig.

Die *Strukturanalyse* hilft, eine Topografie traumatischer Einwirkungen und verkörperlichter Introjektionen zu erstellen.

Vergleiche zwischen Vorder- und Rückseite evozieren beim Fallbeispiel über den Anblick der beklemmten Brust und der in der Rückenansicht eindrücklich sichtbaren Abschnürung des unteren Atemraumes die Erinnerungen an erlittene Atemnot. Diese aktivieren wahrscheinlich auch das Körpergedächtnis der kindlichen Erstickungsanfälle, welche sich später mit ähnlichen Situationen des Atemstockens verbinden.

Das *Körperfarbschema* vermittelt Anregungen zur heilenden Selbstversorgung und Ressourcenaktivierung über einen hilfreichen Dialog zwischen kraftvollen und bedürftigen Körperzonen. Das stimuliert die Integration zuvor dissoziierter Körperregionen und korrespondierender Gedächtnisprozesse, sofern aktuell Unterstützung, Sicherheit und Wohlbefinden erlebt werden. Die mittels Körperskulptur-Methodik geführte, vertiefte Exploration verhilft dem Therapeuten zu angemessener Behandlungsplanung. Sie gestattet der Patientin, ihre lerngeschichtlich prägenden Verletzungen anzuerkennen, resultierende aktuelle Beziehungsprobleme zu verstehen, und ermutigt zu körperlicher und emotionaler Selbstversorgung, sofern die Verarbeitungsstufen der Skulpturauswertung methodisch konsequent durchgeführt werden.

Die Symbiose: ICH, gemischt mit Mutter und Ehemann

Fall Frau F.

Symptomatik

Frau F. schildert Erschöpfung, allgemeine Lust- und Antriebslosigkeit, Libido- und Appetitverlust, Ermüdbarkeit, Schlafstörungen, innere Unruhe, wechselnde vegetative Beschwerden. Sie kommentiert: »In mir sind Trauer und Schwere stecken geblieben. Auch fühle ich mich als völlige Versagerin, obwohl mir jeder sagt, dass meine Selbstvorwürfe sachlich unbegründet sind.«

Aktuelle Situation

Die 37-Jährige ist Mutter einer Tochter von 18 Monaten. Um Therapie sucht sie nach, weil ihr eine herausfordernde Teilzeitbeschäftigung nach wenigen Wochen gekündigt wurde. Durch den kürzlichen Tod ihres Vaters seien nochmals »alle Wunden aufgebrochen«, die der Verlust des Zwillingskindes verursachte, welchen Frau F. schon weitgehend verarbeitet glaubte. Zudem belasten sie Erbauseinandersetzungen mit der Mutter und ihrer Schwester. Der »harmoniebedürftige« Ehemann leidet an Morbus Crohn und ist wegen einer kürzlich erfolgten OP schonungsbedürftig.

Biografische Anamnese

Die Mutter war in den ersten Kindheitsjahren wegen eines Tumors wiederholt in längeren stationären Behandlungen. Sie wird in wechselnden Beziehungsmodi beschrieben: einerseits »gleichgültig und unnahbar«, andererseits »besitzergreifend und bedürftig, Nähe einfordernd«. Die

Patientin fühlte sich ihrer zwei Jahre älteren Schwester gegenüber von der Mutter benachteiligt. Etwa ab dem 10. Lebensjahr suchte sie die Förderung des Vaters, der als Wissenschaftler für die Familie selten präsent war. Die Eltern ließen sich scheiden, als die Patientin 16 Jahre alt war. Mit der Volljährigkeit verließ Frau F. Mutter und Schwester, um sich in Amerika auszubilden. Mit 32 Jahren heiratete sie und zog nach Deutschland. Ihr Mann erschien ihr damals als Retter aus einer Situation der Bedürftigkeit und Depression, in welcher sie sich seit dem Ende einer langjährigen, intensiven und wechselhaften Liebesbeziehung befand.

KA: Die Entwicklung verlief altersgemäß, unbeeinträchtigt von körperlichen Erkrankungen. Von früher Kindheit an kaut sie unter emotionalen Belastungen ihre Fingernägel. Beziehungsstress löst Magenkrämpfe und funktionelle Magenbeschwerden aus. Auf die Trennung vom Freund, eine Fehlgeburt zu Schwangerschaftsende im Alter von 33 Jahren und den Tod einer Zwillingstochter im Alter von 35 Jahren reagierte sie jeweils mit längeren depressiven Episoden und psychosomatischem Syndrom.

Interaktion und psychischer Befund

Frau F. ist von leptosom-asthenischer (vagotoner) Konstitution. Auffällig sind Blässe und Augenringe. Ihr Bericht ist strukturiert und selbstreflexiv. Sie wirkt angespannt, erschöpft. Im Kontakt erscheint die introvertierte Patientin anfangs emotional kontrolliert, um Verständnis werbend und bedürftig. Im Verlauf des Gespräches gibt sie ihrem Mitteilungsdrang nach und wirkt dabei gelöster. Sie ist allseits orientiert. Die Grundstimmung ist dysthym. Die Affekte schwanken zwischen Trauer, Schuld, Resignation und Hoffnung. Ausgeprägt sind konflikthafte Bedürfnisse der Anlehnung und der Abreaktion angestauter Aggressionen bei ausgeprägten emotionalen Ausdruckshemmungen.

Es fanden sich keine Hinweise auf psychotische oder organische Störungen von Kognition und Affektregulation bzw. akuter Suizidgefährdung. Substanzmissbrauch wurde verneint.

Testbefunde: BDI: klinisch relevante Depressivität;

SCL: Unsicherheit im Sozialkontakt – Depressivität – Ängstlichkeit, bezüglich Symptomanzahl und Intensität klinisch relevant;

DD: Ausschluss bipolarer Störung, anamnestische Hinweise auf rezidivierende depressive Störungen, ausgelöst jeweils reaktiv, im Kontext von Selbstausbeutung aus vermeintlicher moralischer Verpflichtung. Aktuell wurden psychomotorische Verlangsamung und weitere Anzeichen schwerer Depressivität nicht beobachtet.

FA: Depression und Medikamentenabhängigkeit der Mutter und Essstörung der Schwester.

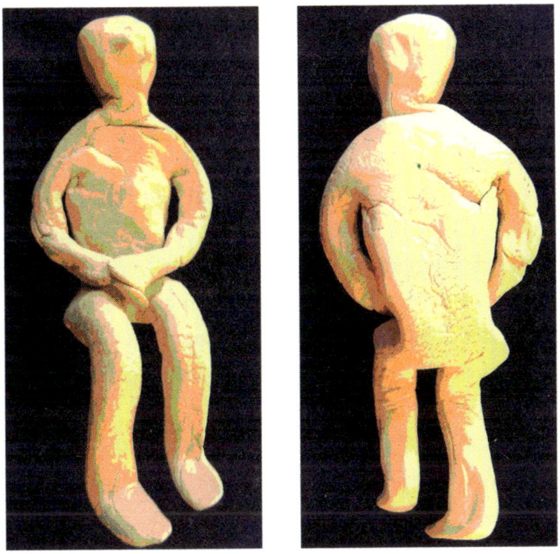

Körperskulptur: Bauch- und Rückenansicht

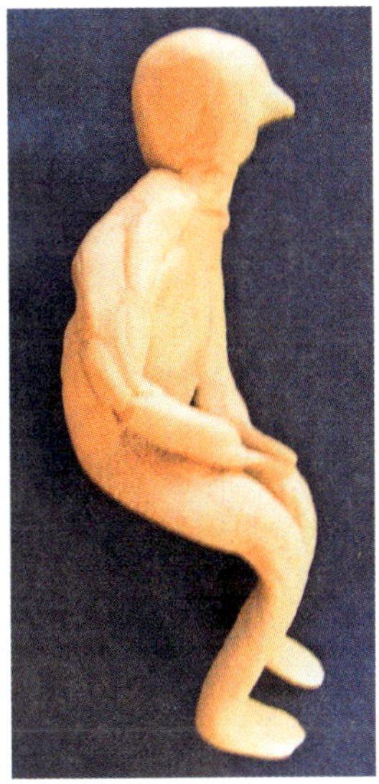

Seitenansicht

Interview

Den ersten Anblick der Figur kommentiert Frau F.: »Eigentlich habe ich meinen Körper geformt, aber die Skulptur sieht meinem Mann ganz ähnlich, sie sitzt wie er und lässt genauso die Schultern hängen, wie er das immer tut.«

Können Sie einen Bezug der Struktur zu sich selbst herstellen?: »Lebensmüdigkeit«

Strukturanalyse

(Spontane Kommentare der Patientin in wörtlicher Rede, Nummerierung der kritischen Items erfolgt jeweils von Kopf bis Fuß absteigend.)

Vorderansicht

1. »Der Spalt in meinem Kopf ist typisch für meine ständigen Zweifel und den inneren Widerstreit zwischen dem, was ich möchte, und dem, was ich tun sollte, um geliebt zu werden.
2. Fissur, Halsbereich, rechts: Auswirkungen eines Schleudertraumas, erlitten vor sechs Jahren, Taubheitsgefühl und Paraästhesien strahlen über die Schultern in den rechten Arm.
3. Schultern: »Diese hängenden Schultern sind das Markenzeichen meines Ehemannes. Sie verkörpern für mich, was mich an unserer Beziehung stört, dessen Harmoniesucht und Passivität.«
4. Handhaltung: »Ich beschütze meinen Unterbauch mit den Händen. Als junge Frau hatte ich oft Krämpfe im Unterleib, wie sie meine Mutter hatte, bis zu ihrer Hysterektomie.«
5. Vertiefung, vom Unterarm verdeckt: »Das Loch in meiner linken Seite erinnert mich an den Tod von A. (Zwillingstochter).« Diese verstarb fünf Wochen vor der Geburt der überlebenden Tochter.

Rückenansicht

1. Auswirkungen eines HWS-Beschleunigungstraumas
2. Rückenschmerz, aufsteigend von der LWS
3. »Das Loch, das A. in mir hinterlassen hat« (unterhalb des linken Armes)
4. »Das ist etwas Symbolisches: Die Narbe vom Stoß in den Rücken!«
5. Rückenschmerzen im Lendenbereich
6. Das rechte Bein ist das dominante Bein. Der Schmerz strahlt vom Lendenbereich bis in die Zehen.

Seitenansicht

1. »So sitzt mein Ehemann.«
2. »Ich halte meinen Schoß bedeckt, denn es lohnt sich nicht, wieder für ihn die Beine breit zu machen!«

Kommentar des Therapeuten
In dieser Skulpturbetrachtung dominieren Introjektionen in ungewöhnlich starkem Maße. Sie bezeichnet viel mehr, von nahen Bezugspersonen »besetzte«, Körperzonen als eigene beziehungsweise authentische. Es scheint, als habe die Patientin ihren Körper mental verlassen.

Diese Metapher bestätigt die Patientin spontan: »Ja, genau so ist es, ich kann nicht gehen, aber auch nicht richtig hierbleiben. Das Leben, das mir geblieben ist, ist nicht mehr lebenswert. Ich bleibe nur noch auf der Welt, weil ich für meine Tochter notwendig bin. Mein Unglück (Tod der anderen Tochter) ist die Strafe, *weil ich mich von meinem Mann zu der künstlichen Befruchtung drängen ließ!* Ich hätte stattdessen auf meinen Körper hören und meine Unfruchtbarkeit *in dieser Partnerschaft* als den Trennungsgrund akzeptieren sollen.«

Interne Überlegungen
Mit den inrojektiv »besetzten« Regionen und den »Besetzern« ihres Körpers assoziiert Frau E. Beziehungsverrat, Enttäuschung, Verlassenwerden, Schmerz und Hilflosigkeit bzw. Passivität. Diese Erfahrungen prägten ihre Beziehung zur Mutter. Zusätzlich zu den somatisch gegen sich selbst gewandten und so (»zur Erhaltung der Harmonie«) zurückgenommenen Vorwürfen gegen den Ehemann und die überlebende Tochter (die den intrauterinen Überlebenskampf gewann, die Mutter nun in ihre Rolle zwingt und sie an der *ersehnten* Flucht aus dem Leben hindert) empfindet die Patientin, auf einer reflektierten Ebene, Schuld am Tod einer Tochter. Ihr Empfinden, ihr Leben »verdorben« zu haben, erscheint daher als magische Bestrafung.

Damit wiederholt sie in ihrer Ehe die, in der Beziehung zur Mutter vorherrschenden, Emotionsmuster ihrer Kindheit:

Frau F. ist in einem Teufelskreis von unvereinbaren Motiven: Schuld – Selbstbestrafung und -sabotage, gefangen. Solange die Patientin in ihren emotionalen Präferenzen instabil ist und ihre physische Vitalität infolge übertragener Gefühle blockiert, müssen scheinbar nahe liegende Ansatzpunkte, wie Verbesserungen der Beziehungen zu Partner und Tochter, scheitern.

Die vorrangigen Interventionsziele richten sich daher zunächst auf Revitalisierung und körperliche Identität.

Um körperliche Ressourcen, die von Introjektionen unbeeinträchtigt sind, zu finden, eignet sich die Körperfarben-Übung (4.2; 5.3). Als Arbeitsgrundlage ist jedoch hierzu die bisher betrachtete Skulptur wegen der zahlreichen projektiven Symbole ungeeignet. Eine Alternative bestünde darin, in einem Kontext vitalisierender Assoziationen das Formen einer neuen Körperskulptur vorzuschlagen. Frau F. könnte dies jedoch als mangelnde Wertschätzung ihrer ersten Skulptur interpretieren oder als Aufforderung, statt sachlicher Untersuchung mutmaßliche Wunschvorstellungen des Therapeuten zu bedienen. Um dem vorzubeugen, wurden neutrale Umrisszeichnungen eines Frauenkörpers in Brust und Rückenlage eingesetzt.

Körperfarben (Modul 5)

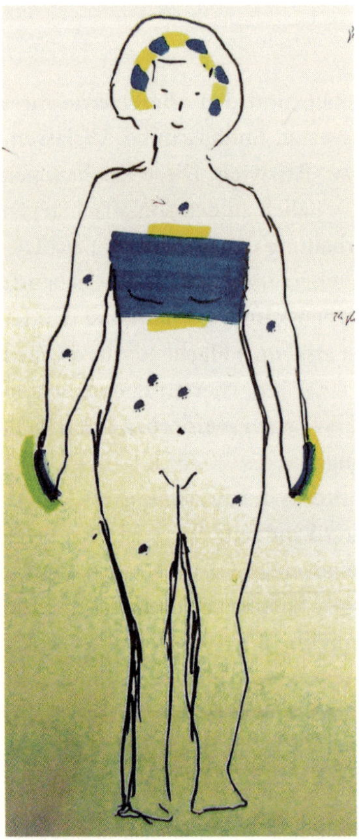

Bauchseite

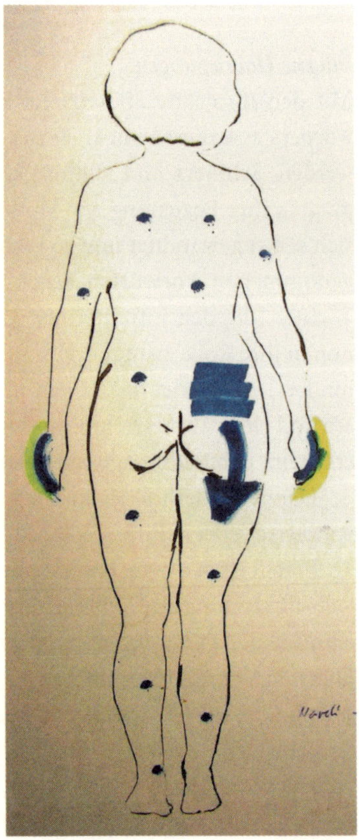

Rückenseite

Vorderansicht

Kopf: »Klare Gedanken und Wohlbefinden, wenn bei Tennis oder Aerobic präsent.«
Kopfdruck: »Wenn ich über mein Leben nachdenke.«

Brust: »Seit dem Abstillen bin ich mit meiner Brustform unzufrieden. Seit der Entbindung darf mein Ehemann die Brust nicht mehr berühren.«
»Unter dem Brustbein spürte ich in meinen guten Zeiten besonders meine Kraft und Energie.«

Hände: »Früher musste ich meine abgekauten Fingernägel verstecken.«
»Seit Beginn des Jobs behandle ich die Nägel mit Lack und Gel.
Jetzt habe ich Freude an meinen Händen.«

Hautfläche: Punktförmige Narben nach Melanomentfernung und Pigmentierungsflecken (in laufender hautärztlicher Beobachtung)

Rückenansicht

LWS, links, Schmerz bei statischen Belastungen; Narben wie Vorderseite

Schlussfolgerungen

Aus den Testbefunden und den verbalen Äußerungen war das erhebliche Potential von Tendenzen zur *Lebensverweigerung und Selbstauslöschung*, wie sie durch die modulare Techniken aufgedeckt wurden, nicht erkennbar. Dieser Befund begründet für den ersten Abschnitt der Behandlung eine körpertherapeutisch orientierte Strategie zur Schaffung einer vitalen Grundlage für die mittelfristig geplanten Behandlungsziele in den Bereichen Selbstkonzept, Handlungsfähigkeit, Nähe-Distanz-Regulation, Klärung von Zielen und Werten.

Bezüglich der Erprobung und Nutzung vorhandener Ressourcen ergibt sich der Hinweis, das Körpergedächtnis vor der Schwangerschaft zu aktivieren, z. B. auf den impliziten Kraftquell-Imaginationen im Bereich des Sternum aufzubauen, Achtsamkeitsübungen zum Training der Präsenz anzubieten und »sportliche Aktivitäten« zu verschreiben, die sich in der Vorgeschichte als vitalisierend sowie stimmungsaufhellend bewährten.

Modul 5 – die Bewertung von Körperzonen – ergänzte die seit Jahren anhaltende Angst der Patientin vor malignen Melanomen als Quelle einer bedrohlichen Selbstaufmerksamkeit sowie körperdysmorpher Ideen in Zusammenhang mit Geburt und Stillen. Diese werden noch zu geeigneten Zeitpunkten aufgegriffen bzw. überprüft. Hierzu leiten sich diese Fragen ab: Weshalb erscheint der empfundene Verlust an Schönheit bzw. Attraktivität nicht als akzeptabler Preis der Mutterschaft? Unter welchen Bedingungen wäre ein Ausgleich möglich? Wird die Verweigerung von Sexualität als Bestrafung des Partners eingesetzt?

Gibt es Zusammenhänge zwischen den Auslöschungsfantasien und den körperlichen Orten der Bedrohung (Melanome).

Regression: Die Frau mit den zwei Kindheiten

Fallbeispiel Frau G., 43 Jahre

Behandlungsanlass

Frau G. leistet die Arbeitsorganisation des von den Schwiegereltern übernommenen Bauernhofes und führt den Haushalt, zu dem der psychisch kranke Ehemann und die beiden jüngeren Söhne, 18 und 12 Jahre alt, gehören. Der Älteste hat »als von seinem Vater erklärter Hoferbe« den Führungsanspruch inne. Die erstgeborene Tochter (22 Jahre) führt ihren eigenen Haushalt. Seit Langem wolle sich Frau G. aus der zerrütteten Ehe lösen, jedoch habe sie Angst vor dem Alleinsein, zumal ihr die Erfahrung selbstständigen Lebens bisher fehlt. Durch eine stationäre Therapie sei ihr die Notwendigkeit einer Trennung klar geworden. Sie fühle sich »aufgearbeitet wie ein Stück Material«. Das habe unmittelbar vor Beginn der anschließenden ambulanten Behandlung auch »die niederschmetternde Diagnose der Verschleißerscheinungen ihrer Wirbelsäule bekräftigt, die der einer 70-Jährigen« entspreche.

Anamnestische Aspekte

Die Patientin entstammt einfachen Verhältnissen. Ihre Mutter wird beschrieben als »putzsüchtig, zur Dressur ihrer Kinder neigend und herrschsüchtig«. Die beiden Geschwister (Zwillingsschwestern) sind sieben Jahre älter. Als die Patientin sechs Jahre alt war und infolge einer Hirnhautentzündung behindert schien, ließen die Eltern sich scheiden. Der Vater nahm die Tochter in seinem Haushalt auf und übergab sie der

Obhut seiner Eltern. Er habe sie moralisch erniedrigt und an ihr stellvertretend den Ehebruch der Mutter gerächt. Als sie neun Jahre alt war, sei plötzlich die Mutter mit dem späteren Stiefvater erschienen, um ihre Tochter wieder in den gemeinsamen Haushalt aufzunehmen. Die gemeinsame Tochter des Paares, die im Jahr der »Rückholung« geboren wurde, sei von beiden besonders bevorzugt worden.

Die Patientin fühlte sich von Gleichaltrigen ausgegrenzt. Sie absolvierte die Schule mit Angst.

Nach dem Qualifizierten Abschluss der Hauptschule erlernte sie einen Beruf der Hotelbranche, »um von zu Hause wegzukommen«. In dieser, bisher einzigen glücklichen Phase ihres Lebens lernte sie ihren heutigen Ehemann kennen. Ihre Heirat mit 20 Jahren erscheint ihr als Flucht vor der Einsamkeit. Die Ehe sei ihr bald zum Versorgungsverhältnis und ihr Leben zur tristen Pflichterfüllung geworden. Der Schwiegervater habe sowohl seinen Sohn als auch sie drangsaliert. Sie habe »die Kinder aufgezogen, den Mann in dessen Krankheitsphasen betreut, den Bauernhof und den Haushalt geführt und schließlich die Schwiegereltern bis zu deren Tod gepflegt«.

FA: Der Ehemann sei seit dem 16. Lebensjahr manisch-depressiv und seither medikamentös eingestellt.

EA: somatisch: Frühgeburt, Kaiserschnittentbindung, mit sechs Jahren Meningitis (jahrelang Sprachstörungen, vollständige Amnesie und rechtsseitige Lähmung), Adipositas, retardierte körperliche Entwicklung, Menarche mit 17 Jahren; drei Geburten; bei der Sterilisation vor 12 Jahren wurde ein Tumor festgestellt, der mit Eierstöcken und Gebärmutter entfernt wurde; *psychisch:* als Kind und Jugendliche soziale Ängste, Scham- und Unzulänglichkeitsgefühle, insgesamt sieben »Nervenzusammenbrüche«, wiederholt depressive Episoden mit Suizidfantasien und -appellen.

Modul 1 – Schätzversuch

Die Körperhöhe wurde korrekt geschätzt.

Auffällig waren relativ homogene Abweichungen der Breiten- und Tiefenmaße in Höhe der Hüfte um +25 bzw. +28 cm.

Anmerkung: Die Patientin reduzierte vor zwei Jahren ihr Körpergewicht von 100 auf 75 kg.

Modul 2 – Die Skulptur

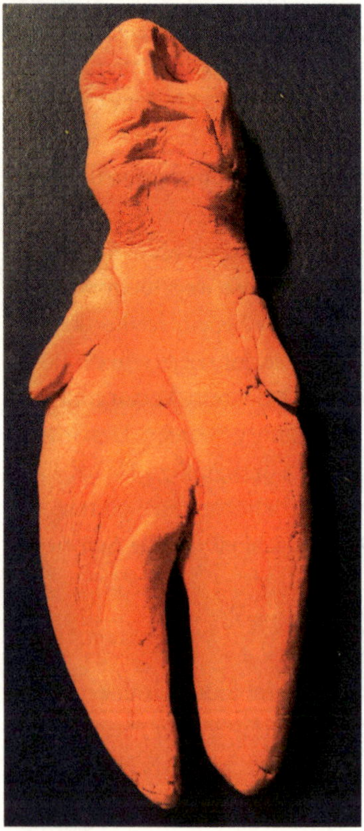

Bauchseite

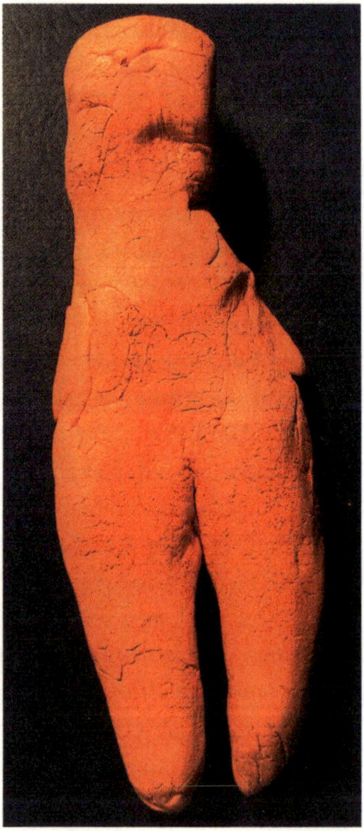

Rückenseite

Modul 3 – Das Interview

»Vor Beginn der Übung waren meine ersten Gedanken: ›Du bist sowieso zu blöd. Du kannst keine Figur formen. Du blamierst dich!‹ Dann dachte ich an die Hautlappen, die durch die Gewichtsabnahme entstanden sind. Vor meinem inneren Auge sah ich eine hässliche, widerlich fette Weibsperson mit Riesenschenkeln. Ich musste mich überwinden, um mit dem Kneten (der Skulptur) anzufangen. Seltsamerweise fühlte ich mich wohl, nachdem ich mich eine Weile auf das Formen konzentrierte. An Gedanken und Gefühle kann ich mich gar nicht im Einzelnen erinnern.

Das Material war einfach angenehm. Aber dann war für einen Moment etwas ganz merkwürdiges Chaotisches in mir, und dann habe ich einen Augenblick lang so etwas Ähnliches wie *Kacheln* vor Augen gesehen.

Als ich die Augen öffnete, war ich ganz erstaunt, dass die Figur fast keine Arme hat. Ich habe ja tatsächlich kurze Arme. Das hier (zeigt auf die angedeuteten Arme der Skulptur) ist aber übertrieben. Ich glaubte, ich hätte mich so geformt, *wie ich in meinen Zwanzigerjahren war*.

Aber eigentlich sieht die Figur aus wie ein ganz kleines Kind. Vielleicht bin ich das in meinem sechsten Lebensjahr.«

Wie kommen Sie gerade auf das sechste Lebensjahr?

»In diesem Alter hatte ich doch die *Hirnhautentzündung*. Wie meine Mutter mir sagte, musste ich wegen eines besonders ansteckenden Virus zwei bis drei Monate auf der Isolierstation liegen. Das Einzige, an das ich mich erinnere, sind die Kacheln. Ich habe stundenlang diese Fliesen an der Wand betrachtet.«

Kommentar

Nach dem Schätzversuch wäre eine Skulptur mit betonter Tiefe und Breite zu erwarten. Das würde dem reflektierten Körperbild der Patienten als adipöser Frau entsprechen. Tatsächlich entstand eine archaische, besonders flache Gestalt.

Dieser Unterschied zwischen aktueller Schätzung und Formergebnis ist typisch für jene Fälle, bei denen während des Formprozesses eine Altersregression auftritt. Gewöhnlich liegt eine Regression auf ein prägendes Körperschema der frühen Kindheit vor. Diese Anmutung ruft auch der große Kopf hervor.

Frau G. bestätigte ihr Regressionserleben auf die entsprechende Interview-Frage. Eine überraschende Abweichung vom Formtyp der lerngeschichtlich früh erworbenen Störungen des Körperbildes bildet in unserem Beispiel jedoch die relative Differenziertheit des Gesichtes. Solche Merkmale finden wir frühestens bei Bezügen zum Vorschulalter.

Abgesehen von dieser Einzelheit, die sich bei der Merkmalsanalyse aufklären sollte, entspricht die Skulptur den Kriterien der Rumpfbetonung, Flachheit und geringer Differenzierung, wie sie für lerngeschichtlich früh erworbene Störungen typisch ist (s. Rumpftyp 2.4).

Die Besonderheit der Geschichte von Frau G. besteht darin, dass sie gewissermaßen zwei Kindheiten erlebte, da sie nach der Erkrankung alle motorischen und sprachlichen Programme wieder neu erlernen musste.

Modul 4 – Skizzen der Oberflächenmerkmale

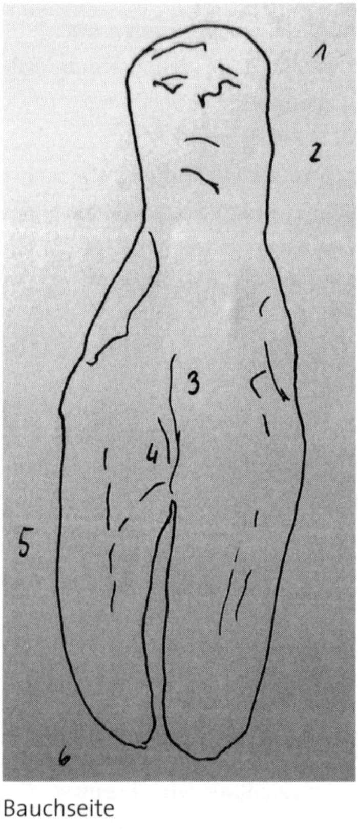

Bauchseite

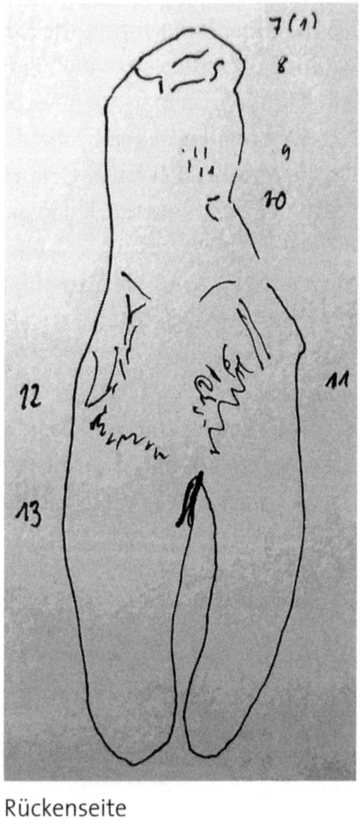

Rückenseite

Analyse der Oberflächenmerkmale
– Bauchansicht –
(1) Beim Anblick des flachen Kopfes assoziiert die Patientin die verinnerlichte Einschärfung ›du bist dumm‹. Die Mutter erzählte ihr: »Du warst das hässlichste und gierigste Baby weit und breit, du plärrtest und nervtest mich nur.«

(2) Aus den Erzählungen der Mutter ist überliefert, dass Frau G. im 13. und 14. Lebensmonat wegen einer Schwellung im Mundraum durch einen Strohhalm ernährt worden sei.

Für den Zeitraum der ersten sechs Jahre besteht vollständige Amnesie. Die erste aktive Erinnerung bezieht sich auf einen Unfall beim Wiedererlernen des Laufens nach der Hirnhautentzündung: »Ich schlug mit dem Gesicht auf eine Treppenkante und war nur überrascht. Als sich plötzlich Blut auf meine Brust ergoss, bemerkte ich den Schmerz und schrie aus Todesangst. – Besonders meine Mutter schlug mir oft ins Gesicht, beispielsweise wenn ich ›aufmüpfig‹ schaute.«

(3) Das Einsetzen der Menarche etwa in der Mitte des 17. Lebensjahres war für die völlig unvorbereitete Patientin ein Schock. »Ich hielt das Blut für das Zeichen einer schweren Krankheit und war dauernd beschäftigt, mir vorzustellen, wie meine Mutter reagieren würde.« Seither litt Frau G. unter sehr intensiven Menstruationsbeschwerden.

(4) Nach der Geburt des jüngeren Sohnes ließ sich die Patientin sterilisieren. Bei dem Eingriff wurde ein Tumor festgestellt. Die folgende Total-OP bedeutete den Eintritt der Menopause:

»Ich fühlte mich von einem Tag zum anderen als Frau wertlos und kam mir vor wie uralt.«

(5) »Motorisch bin ich sehr ungeschickt und hatte mehrere Unfälle mit Knochenbrüchen. Am schlimmsten war der Unfall beim Rollerfahren. Ich rammte mir den Lenker in den Unterbauch bis zum Blinddarm und musste sofort operiert werden.«

(6) Gefühlte Beinlängen-Unterschiede: Frau G. hat Schwierigkeiten, das Gleichgewicht zu halten, und ist nicht trittfest. Bis heute empfindet sie ihr rechtes Bein kürzer, schlaffer und schwächer als ihr linkes.

– Rückenansicht –

(7) Beim Befühlen dieser Furchen assoziierte Frau G. das Thema Hirnhautentzündung.

(8) Etwa mit acht Jahren wurde sie an dieser Stelle von einem Stein getroffen und war der Überzeugung, »jetzt sterben zu müssen«.

(9) Frau G. meint, dass von dieser Stelle ausgehend ihre Migräneattacken beginnen.

(10) Orthopädisch diagnostizierte Bandscheibendegeneration der HWS.

(11) Bandscheibenvorfall LWS, vor fünf Jahren konventionell versorgt.

(12) Doppelniere

(13) Frühe Sauberkeitsdressur: »Die Mutter berichtete wiederholt stolz, dass es ihr gelungen sei, mich bereits mit sechs Monaten ›zur völligen Sauberkeit‹ zu erziehen. Sie habe mich einfach etwa ein bis zwei Stunden auf den Topf gesetzt und gelobt, wenn etwas darin gewesen sei.«

Modul 5 – Zeichnungen der topischen Körperbewertung in Farben

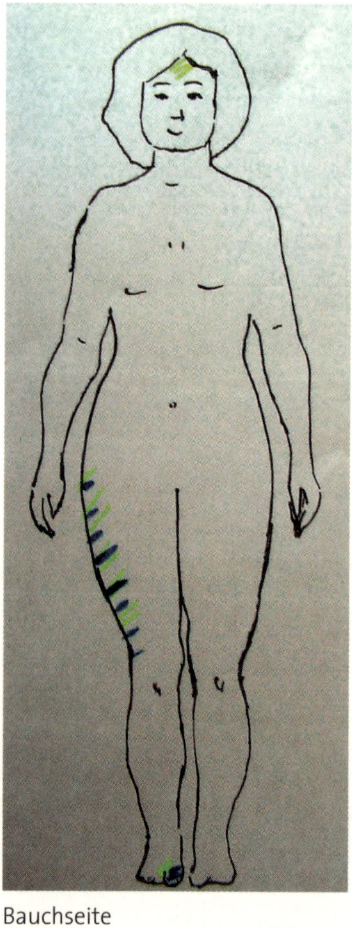

Bauchseite

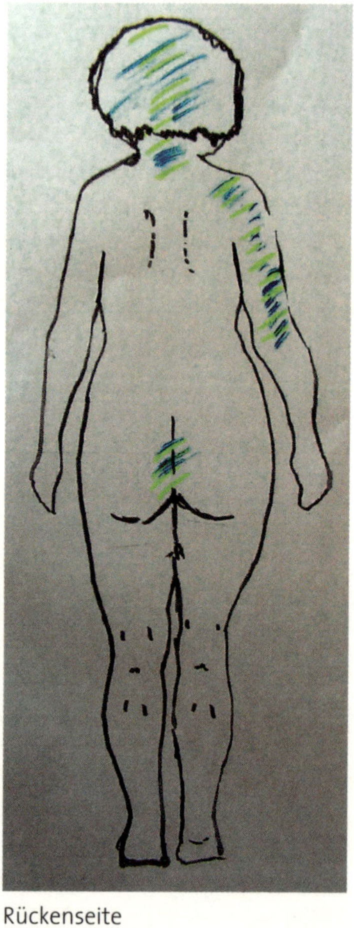

Rückenseite

Methodisch wurde ein weibliches Figurschema vorgegeben, um einen Überblick über die gegenwärtige Körperwahrnehmung zu erlangen, denn Anblick bzw. Umzeichnen der originalen Skulptur könnten regressionsfördernd wirken.

Auffällig ist dabei, dass der Schmerz nur in Zusammenhang mit den Bandscheibenläsionen beschrieben wird. Wohlgefühl wird subjektiv definiert als eine Phase relativer Schmerzfreiheit. Eine hoffnungsvolle Ausnahme ist der Stirnbereich. Frau G. kommentiert: »Wenn ich mir mal keine Sorgen machen muss, fühle ich mich wohl und frei.«

Die Vermutungen von der Dissimulation und repressiver Schmerzverarbeitung bestätigt sie: »Für meinen Vater gab es keine Krankheit. Er hat mich bestraft, wenn ich nicht funktionierte. Dasselbe Prinzip galt für meinen Schwiegervater und meinen Mann. Ich habe in meinem ganzen Berufsleben nur wegen des Bandscheibenvorfalls ein paar Tage im Bett verbracht, sonst wurde auch mit Fieber gearbeitet. Bei der Kur war ich erstaunt, was die anderen alles beim autogenen Training so spüren. Da ist mir die Idee gekommen, *dass auch ich lernen könnte, mich auf eine interessante Weise zu spüren*. Bisher habe ich meinen Körper nur gehabt, um zu funktionieren. Ich habe ihn gehasst, wenn er nicht hart genug war, und ihn bisher als hässlich verachtet.«

3.4 Körperbild und Sexualität

Der folgende Abschnitt belegt die besondere Eignung der Körperskulptur-Methode zur vertieften Exploration der sexuellen Entwicklung und ihrer Störungen. Wird eine differenzierte Bedingungsanalyse angestrebt, ist die Anwendung aller Module angezeigt.

3.4.1 Anregung der Selbst-Exploration intimer Themen

Zur Überwindung selbst ausgeprägter Hemmungen, sich mitzuteilen, reicht oft der Wechsel aus der Betroffenheit in die Beobachterperspektive. Dies ermöglicht bereits das Herstellen und Kommentieren der Körperskulptur. Den Berichtenden wird bald deutlich, dass sexuelle

Hemmungen unlösbar mit Beeinträchtigungen und parallelen Beziehungsepisoden in anderen Lebensbereichen zusammenhängen.

Zwischen Scham und lustvoller Exposition

Fallbeispiel Frau H.
Die 31-jährige Dolmetscherin sucht die Behandlung, weil sie auf den Heiratsantrag ihres Freundes, mit dem sie seit fünf Jahren einen gemeinsamen Haushalt führt, mit Schlafstörungen, Erschöpfung und Flucht in zwanghafte berufliche Tätigkeiten reagiert.

Die Skulptur

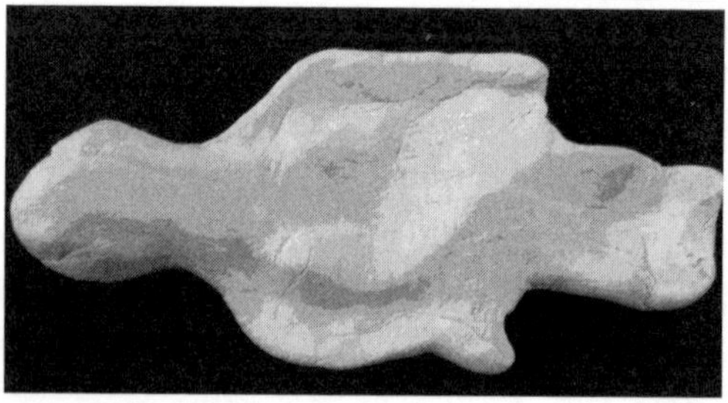

Der Kommentar von Frau H.
»Der vorbereitende Schätzversuch war unangenehm: Ich fühlte mich schutzlos. Auf Situationen, in denen ich mich vorzeigen muss, reagiere ich schon immer mit Beklemmung. Ich will möglichst unauffällig sein und in der Masse verschwinden. Ich wähle unauffällige Farben und verhüllende Bekleidung. Überhaupt habe ich einen Horror davor, bemerkt zu werden.

Vor dem Formen (der Skulptur) stieg in mir eine gewisse Angst auf, da ich Nacktheit und Scham assoziierte. In meinen geheimen Fantasien hingegen sehne ich mich nach Beachtung und suche solche Situationen, in denen ich mich zeigen muss. *(Nachfrage: Fällt Ihnen ein Beispiel ein?)*

Da sind die erregenden, ganz geheimen Arztfantasien: Ich sitze im Zahnarztstuhl und muss den Zahnarzt immerzu in die Augen sehen. Zwischen meinem 16. bis etwa 18. Lebensjahr fantasierte ich immer wieder mit lustvoller Peinlichkeit, wie ich mich vor dem Arzt ausziehen muss.

Oder ich lande in einem Raum, in dem Männer sind, die auch so schüchtern sind wie ich. Von denen muss jeder ein Mädchen ausprobieren. Ich bin dabei wie eine Puppe und beobachte. Die anderen müssen die Verantwortung tragen.

Mit dem Material umzugehen war interessant. Ich fand es weich und sanft. Dabei kam mir die Fantasie, mit Wasser zu panschen. Ich war einen Moment weg von meinen sonstigen Perfektionsansprüchen: gelöst und spielerisch frei. Der Moment hielt nicht lange an, dann musste ich wieder überlegen: Wie mache ich die Proportionen besser? Hoffentlich wird der Kopf nicht zu groß!

Als ich die Augen öffnete, fand ich die Figur besser gelungen, als ich befürchtet hatte.

Das ist auch typisch für mich. Zum Beispiel musste ich neulich simultan übersetzen. Am liebsten wäre ich von der Bildfläche verschwunden, weil ich dachte, ›du blamierst dich‹. Es lief jedoch alles bestens.

Ich überlege, woher es kommt, dass ich mich mit all den körperlichen Dingen so schwertue.

Als Älteste (von drei Töchtern der Ursprungsfamilie) habe ich neidisch beobachtet, wie viel Beachtung ›die goldigen Kleinen‹ bekamen. Auf diese Weise glaube ich, entstand meine Überzeugung, nicht so schön zu sein. Außerdem mussten wir geschenkte, abgelegte Kleider auftragen. In der Klasse hatte ich das Gefühl, mit den anderen nicht mithalten zu können.

Zweimal habe ich versucht aufzufallen und beide Male ein Fiasko erlitten. Einmal habe ich die älteren Spielgefährten mit einer Wasserpistole bespritzt. Da wurde ich ausgeschlossen, durfte nicht mehr mitspielen. Bei der anderen Gelegenheit meldete ich mich im Auftrag meiner Lehrerin, dem Direktor einen Zettel zu überbringen. Der fühlte sich beim Unterrichten gestört und brüllte mich vor allen an, dass ich am liebsten in den Boden versunken wäre.

Irgendwie habe ich danach definitiv beschlossen, *dass es wichtig ist, sich nicht zu zeigen,* und mich danach gesehnt, als kleines niedliches Kind von allen einfach so gemocht zu sein. Daher wollte ich eigentlich immer ein *Mädchen bleiben.*

Frau zu werden bedeutet den *Verzicht* auf die kindliche Versorgung, den Verzicht auf die *bedingungslose* Liebe. Außerdem trat meine Mutter auch nie als Frau in Erscheinung.

Deshalb waren mir die Veränderungen der Pubertät ein Gräuel. Einen BH kaufen war etwas ganz Schlimmes, aber es musste sein, weil ich gern Sport machte. Mit meiner Mutter konnte ich darüber nicht reden. Sie war froh, dass uns die Schule aufgeklärt hatte. Seltsamerweise konnte ich mich auch meiner Freundin nicht anvertrauen, obwohl diese mir ihre Geheimnisse erzählte.«

»Das Baby ohne Unterleib«

Fallbeispiel Frau I.

Die Patientin ist 50 Jahre alt, leitende Angestellte.

Ihre Skulptur nannte sie »Das Baby ohne Unterleib«:

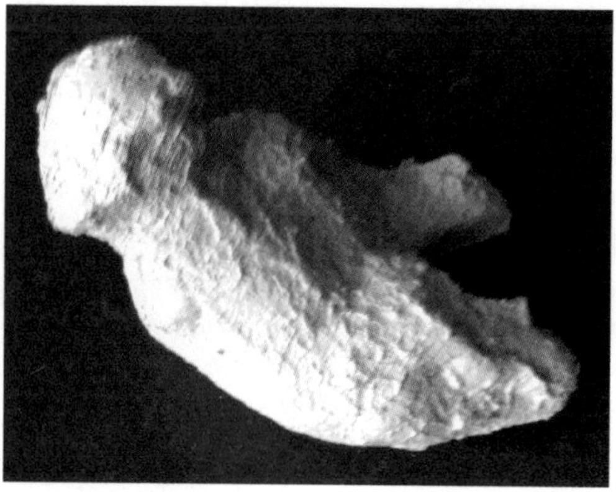

Sie kommentiert:

»Beim Vorschlag, die Körperskulptur zu formen, empfand ich einen leichten Schwindel, ein nicht greifbares Unbehagen. Ich konnte meinen Widerstand rational nicht fassen.

In der Klinik hatten wir Gestaltungstherapie. (Der ambulanten Therapie ging ein stationäres Heilverfahren voraus wegen rezidivierender depressiver Episoden mit somatischem Syndrom und Panikattacken – der Autor.) Da war das zunächst auch so. Aber dann habe ich gestaunt, wie ich mich hineingeben konnte, nachdem ich sicher sein konnte, dass Mitpatienten und Therapeuten sehr respektvoll mit allen und allem umgehen.

Schon vor dem Anfassen des Tones hatte ich ein inneres Bild von einem Berg. Ich sah etwas wie einen Stein, vielleicht mit einem Kopf.

Während des Formens hatte ich für Momente ein angenehmes Gefühl, aber dann fiel mir ein, dass ich doch endlich *bald fertig* sein müsste. Übrigens ging es mir an diesem Wochenende so. Mein Mann und ich wanderten bei dem schönen Herbstwetter auf einem Höhenweg. Manchmal genoss ich das prächtige Panorama, dann wieder trieb ich mich an, schneller zu gehen, als ob es darauf ankäme, *möglichst bald* auf dem Gipfel zu sein.

Beim ersten Anblick der Figur war ich erstaunt, dass die Figur viel feiner geworden ist, als ich sie mir vorgestellt hatte. Ich mag die Figur. Ich meine das in dem Sinne, dass es mir gefällt, genau das ausgedrückt zu haben, was mir wichtig ist:

Ich fühle mich so wie die Skulptur. Ich bin ebenso in mich gestülpt. Irgendwann habe ich beim Formen intuitiv beschlossen, ich weiß auch nicht warum, ich mache keine Arme!

In meiner Familie habe ich immer für die anderen gehandelt. Eigentlich möchte ich mich fallen lassen. Es soll doch einmal jemand anderes etwas für mich in die Hand nehmen!

Meine Figur ist ein *Gegenstück* zu den Nanas von *Niki de Saint Phalle:* dicke, bunte Figuren, Symbole der weiblichen Fruchtbarkeit.

Weiblichkeit zu betonen war für meine Mutter, die viel Wert darauf legte, bieder und korrekt auszuschauen, ein Sakrileg.

Meine Mutter fühlte wahrscheinlich Abscheu vor ihrem Körper. Als bettlägeriger Pflegefall war es ihr, die sich zuvor um keinen Preis nackt gezeigt hätte, plötzlich völlig egal, wenn sie entblößt auf dem Bett lag, selbst wenn ein Mann das Zimmer betrat. Es war ihr nicht mehr wichtig, ihre Intimität zu schützen, als hätte sie geistig bereits ihren Körper verlassen. Nacktsein ist noch heute schlimm für mich.

In Bezug auf meine Vorstellungen von meiner Attraktivität fällt mir eine Schlüsselepisode ein: Ich war noch klein und saß bei meinem Vater auf dem Schoß. Der kämmte mich und sagte: ›Du bist meine Hübsche.‹ Die Mutter kommentierte barsch: ›Nein, hübsch wird sie nicht, aber adrett.‹ Damals habe ich das Wort nicht verstanden, aber mir war klar, dass ich niemals schön werden kann.

Ich war immer größer als die anderen Mädchen in der Klasse. Wenn mich beim Tanzstundenball ein Junge aufforderte und ich mich vom Sitzen aufrichtete, dann dachte ich: ›Jetzt bereut er seine Wahl, denn ich bin viel zu groß und zu breit für ein Mädchen.‹

Oft stand ich vorm Spiegel und kritisierte mich. Warum konnte ich denn nicht zierlicher ausschauen? Ich fühlte mich weder als Mann noch als Frau. Männer wollen etwas Kleines, Zierliches und nicht so ein Mann-Weib wie mich.

Ich glaube, daraus resultieren bis heute meine Hemmungen hinsichtlich sexueller Initiative. In der Ablehnung empfinde ich meinen Körper am intensivsten.«

3.4.2 Ahedonie und Anaphrodisie

Fallbeispiel Frau E.
Behandlungsanlass: Die 26-jährige wissenschaftliche Mitarbeiterin sucht Therapie auf Bitten ihres Partners, der an der gemeinsam geplanten Hochzeit zweifelt, weil sie sich in den letzten Wochen völlig abschottete und in ihrer ohnehin knappen Freizeit nur noch vom Fernsehen berieseln lasse. Sie bestätigt dies und ergänzt: »Eigentlich bin ich arbeitssüchtig, weil ich nichts genießen kann, auch den Sex mit meinem Partner nicht. Ich bin ständig unter Dampf. Vor einigen Wochen kam eine Neue in unsere Arbeitsgruppe, die mit mir auf eine niederträchtige Weise konkurriert. Ich fühle mich an die Wand gedrückt und kann mich nicht wehren.«

Lebensgeschichtliche Aspekte
Die Mutter, Hausfrau, vereinige »in sich zwei Personen: eine ängstlich, leidend und anklammernd, die andere fordernd, verurteilend und beherrschend«. Der Vater, Mathematiker, sei »still und flüchte sich vor familiären Angelegenheiten in seine Arbeit«. Die Beziehung zum älteren Bruder war »wie zwischen Hund und Katze.«. Unter Gleichaltrigen erlebte sich die hochbegabte Patientin als Einzelgängerin. Zwar strebte sie enge Freundschaften an, fühlte sich jedoch wiederholt verraten. Auch in der Pubertät sei sie von Freundinnen ausgenutzt und allein gelassen worden.

Ohne besondere Anstrengungen übertrafen ihre Schulleistungen die der Mitschüler. Die 10. Klasse des Gymnasiums übersprang sie. Nach dem ausgezeichneten Abitur und dem Hochschuldiplom promoviert sie im Rahmen eines Forschungsstipendiums.

Krankheitsanamnese: *EA:* Frau E. war während ihrer ersten drei Lebensjahre ein Schreikind. Die forcierte Sauberkeitserziehung der Mutter sei bereits mit zwei Jahren erfolgreich gewesen.

Körperlich verlief die Entwicklung altersgemäß, unbeeinträchtigt durch Krankheiten. Frau E. habe von Kindheit an zur Fülle geneigt. Seit dem 12. Lebensjahr bestehen Schamgefühle wegen früher weiblicher Entwicklung (Brustgröße E), Verspannungen im Schulterbereich und soziophobisches Vermeiden von Sport bzw. sozialer Exposition. Als Frau E. 15 Jahre alt wurde, verstarb der geliebte Großvater. Sein Tod löste eine depressive Reaktion mit der Entwicklung von *Anorexie* aus. Seit dem 17. Lebensjahr, ausgelöst durch die unglückliche erste Verliebtheit, treten bis heute nach erheblichen Frustrationen impulsive *Selbstverletzungen* auf. Mit 20 Jahren reduzierte die Patientin ihr Gewicht durch exzessives Fasten und Sport. Anschließend sammelte sie ihre ersten intimen Erfahrungen mit ihrem heutigen Lebenspartner.

FA: Keine Hinweise auf erbliche Belastungen psychischer Entwicklung. Beide Eltern (Mutter 59 J., Vater 60 J.) seien altersentsprechend gesund. Die *Mutter* hatte vor der Geburt der Patientin zwei Todgeburten. Der Bruder habe im Kindesalter an Muskelschwäche gelitten. Er habe autistische Züge entwickelt und sich nicht von der Mutter ablösen können. (Noch heute lebt der 30-jährige promovierte Chemiker im Elternhaus.)

Modul 2 – Die Körperskulptur

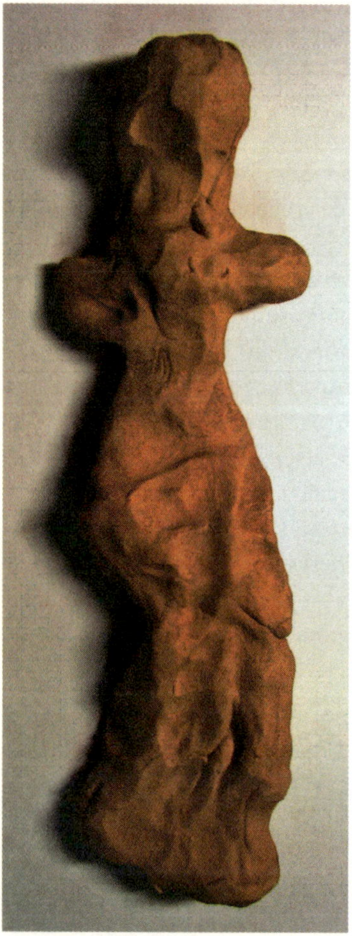

Bauchansicht

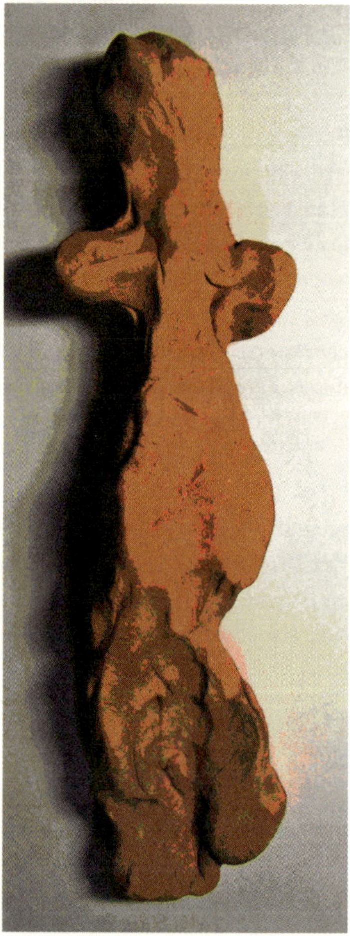

Rückenansicht

Modul 4 – Oberflächenmerkmale und
Modul 5 – Bewertung von Körperzonen

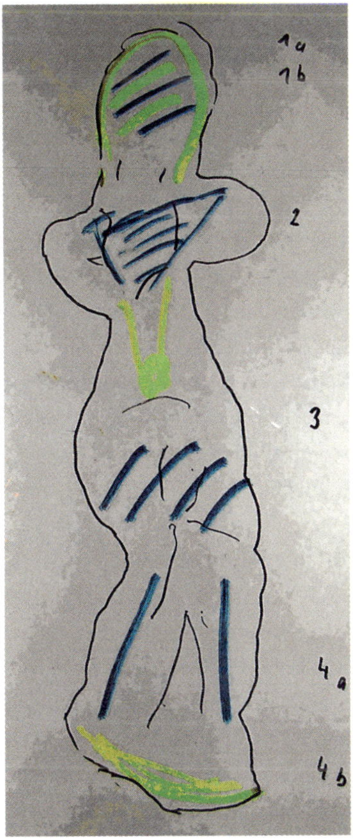

Bauchseite:

(1a) Wohlgefühl bis Bauch-Mitte bei geistiger Konzentration
(1b) Zwangsgedanken
(2) Brust ›unanständig‹
(3) Hüfte ›viel zu fett‹
(4a) Beine plump, Balance selten
(4b) ›Wenn gut drauf, dann gut balanciert‹

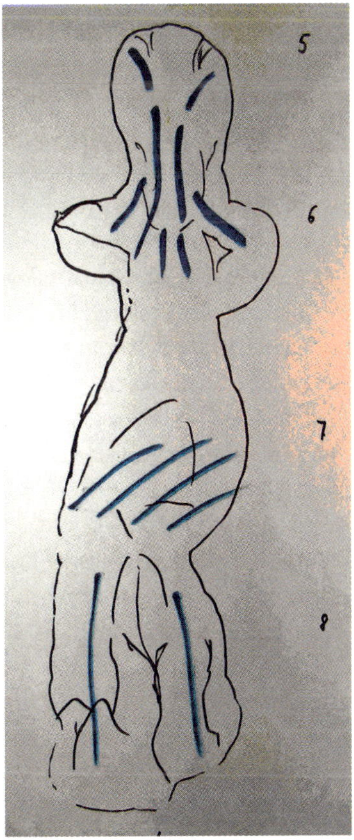

Rückenseite:

(5) Kopfschmerz
(6) Schulter überfordert als Gegengewicht immer verspannt
(7) Gesäß: DIE Problemzone!
(8) ›Unsicherheit‹

Modul 3 – Das Interview

»Beim Schätzen der Körpergröße habe ich mich kleiner und in der Hüfte deutlich breiter vorgestellt, als ich bin (Anmerkung: 168 cm, 64 kg). Deshalb erstaunt mich jetzt, wie schlank meine Figur geworden ist. (Mit einem Anflug von Ironie:) Das ist ja die Venus von Milet! Das ist genau meine ›Traum-Figur‹, die ich gerne hätte, wenn auch das Becken noch viel zu breit geraten ist.

Die Venus hat aber nicht so einen großen Kopf. Der Kopf ist mein edelster Teil, obwohl er meiner Mutter von Beginn an nicht gefallen hat, sie fand meinen Kopf verdrückt und hässlich. Da fällt mir die alte Geschichte von meiner dramatischen Geburt ein. *Es soll 20 Stunden gedauert haben, bis ich mich endlich der Welt gezeigt haben soll. Zwischendurch hat meine Mutter schon aufgeben wollen, schon Sterbe-Sakramente und Not-Taufe bestellt. Wenn ich denn, nach dem Stress mit dem autistischen Erstgeborenen, unbedingt habe sein müssen, dann wenigstens als Knabe. Das ist ein altes Problem meiner Mutter, die selbst lieber ein Junge gewesen wäre. Daher war bei meiner Ankunft nicht gleich ein Mädchenname parat.*

Was ich mit geschlossenen Augen auch gut hinbekommen habe, ist meine massige Brust. Ich habe so ziemlich als Erste in der Klasse Brüste entwickelt und hatte rasch die größte Körbchengröße und dazu noch einen ziemlichen Bauchansatz in meiner Pubertät. Sport war eine Tortur, stets wurde ich von den Jungen angestarrt. Auch war's einfach schmerzhaft und verdammt unbequem, wenn man sich nicht einfach mal auf den Bauch legen kann. Hinzu kamen noch der Neid der ›brustarmen‹ Mädchen und die absurde Geschichte, dass ausgerechnet mein erster »Schwarm« meine Freundin mit ihren kleinen Brüsten bevorzugte.

Mutter, Großmutter und Tante fanden bald heraus, dass sie mich am besten provozieren konnten, wenn sie große Ausschnitte trugen und Vergleiche anstellten und sich über ihre Anspielungen auf meine Kosten belustigten. Mein Bruder eröffnete eine ›zweite Front‹, indem er meinen angeblich ›schwabbelnden, fetten Hintern‹ tätschelte, um sich demonstrativ zu ekeln. Danach konnte ich nicht mehr auf natürliche Weise gehen, weil ich die Bewegungen aus der Hüfte minimieren wollte, um weniger aufzufallen. Spätestens dadurch wurde mir *mein Körper so verhasst,* sodass ich ganz aufs Geistige ausgewichen bin und eben auf dem Gebiet meine Erfolge hatte. Als Kopfarbeiterin habe ich mich immer über belastende Gefühle und Einsamkeit hinweggetröstet. Schon als kleines Mädchen soll ich so vernünftig geredet haben wie eine Erwachsene. Als mein lieber Opa, der einzige warmherzige Mensch in unserer ach so rationalen Familie, starb, verging mir der Appetit. Durch das Abnehmen fühlte ich mich besser und hatte auch die Vorstellungen, meine Brüste ›loszuwerden‹, dann wurde das Fasten zum Leistungssport. Aber ich kann mich immer nur auf eines konzentrieren. Im Endspurt um das Abi habe ich dann das Fasten vergessen. Und als ich mich drei Jahre später in den Kommilitonen verliebte, der jetzt mein Partner ist, wollte ich immer mit Sport imponieren und schaffte in zwei Monaten, 10 Kilo abzunehmen. Inzwischen bin ich wieder genauso unsportlich wie vorher. Seine Heiratspläne lösten bei mir auch eine gewisse Beklommenheit aus, wegen der ›ehelichen Pflichten und wegen Kindern‹. Beides ist nicht meine Sache. Aber ich kann nicht mehr länger den Kopf in den Sand stecken. Es fällt mir auch jetzt schwer, über Sex zu sprechen. Ich glaube, ich bin bedürfnislos. Andernfalls hätte ich Masturbation ausprobiert, aber Fernsehen, faszinierende Denkaufgaben und ein gutes Essen sind mir allemal wichtiger. Aber für so eine Ehe muss ich wohl in dem Punkt kompromissbereit sein. Doch das Müssen ist genau das, was der Sache am wenigsten dienlich ist.«

Auswertung der Patientin zum **Modul 5 »Körperfarben«**
Weshalb ich keine Wohlfühlzonen auf dem Rücken einzeichnete? Das ist eine witzige Frage, den Rücken kann ich doch *nicht sehen*! Aber ich kann ihn spüren, wenn er ›protestiert‹, weil ich zu lange im Labor gestanden bin. Das hat natürlich außer dem Gewichtsausgleich für die Brust auch etwas mit der *Standunsicherheit* meiner Füße zu tun. Ich kippe oft um, verliere schnell die Bodenhaftung und habe auch ein schlechtes Gleichgewichtsempfinden.

»Was ich sonst nicht mehr so direkt wie in meiner Pubertät empfinde, kommt mir durch die Zeichnungen wieder in aller Deutlichkeit zu Bewusstsein: Ich lehne meinen Körper, vor allem unterhalb der Gürtellinie, ab. Was die Brustgröße betrifft, stoße ich auf ein neues Problem. Eigentlich habe ich gedacht, ich habe mich damit arrangiert, denn sonst hätte ich mir, sogar auf Kassenkosten, die Brust verkleinern lassen. Bisher habe ich mir immer eingeredet, dass es furchtbar ist, an sich herumschneiden zu lassen, und das Problem auf die zu erwartenden Narben verschoben. Warum habe ich aber dann die Brüste trotzdem spontan blau (als Problemzone) eingezeichnet? Jetzt kommt mir der Gedanke, dass ich meinem ganzen Körper schon so gleichgültig gegenüberstehe, dass er mir egal ist. Aber meinem Partner bin ich nicht egal, er findet meinen Körper schön. Manchmal habe ich bei mir gedacht, dass er mich hauptsächlich *wegen meiner Brüste* mag, dann wäre es ein Fehler, daran etwas zu verändern. Jetzt bin ich schon wieder bei den Kompromissen, die sich *nicht gut* anfühlen, *wie alles, was mit meinem Körper zusammenhängt.* Was das mit den Farben soll, wird mir jetzt auch klar: Ich müsste mir angewöhnen, mich täglich etwas sehr Ungewöhnliches zu fragen: Welche der schönen Dinge, die ich vorfinde, könnte ich mit meinem Körper verbinden?

(Frage: Welche Erfahrungen haben Sie mit Zärtlichkeiten?) Wie wichtig Zärtlichkeiten sind, habe ich durch meinen Partner erfahren. Ihm ist es noch wichtiger als Sex, sonst hätte er es nicht so lange mit mir ausgehalten. Welcher Mann sonst wäre zufrieden, wenn es im günstigsten Falle alle Monate mal zum Verkehr kommt. Nein, für ihn ist das Höchste, an meinem Busen zu liegen und sich streicheln zu lassen. Das ist auch für mich ein guter Kompromiss. Ich selbst brauche keine Zärtlichkeiten, das bin ich von Kindheit an so gewohnt *(auf Zwischenfrage).* Ja, natürlich hatte ich niedliche Stofftiere, doch ich fand es albern, sie in mein Bett mitzunehmen. Mein Opa hat mir manchmal über den Kopf gestreichelt. Was ich von nahen Menschen brauche, ist, dass jemand mit mir im Raum anwesend ist. Das gibt mir Ruhe und Geborgenheit. Deshalb musste ich als Studentin noch unbedingt in einer WG wohnen und mich beim Ankommen jedes Mal versichern, dass ich nicht allein sein muss.«

Kommentar

Zwei Wochen nach der Besprechung der Körperskulptur-Module folgte die nächste Sitzung. In dieser teilte Frau E. ihren Entschluss mit, die nach den Probesitzungen geplante Therapie nicht in Anspruch zu nehmen. Sie begründete dies damit, dass inzwischen die schwierige Mitarbeiterin zu einer anderen Arbeitsgruppe gewechselt habe und daher die aktuelle Arbeitssituation wieder befriedigend sei. Davon ermutigt, dass sie so unbefangen über ihre intimen körperlichen Probleme sprechen konnte, habe sie sich mit ihrem Partner ausgesprochen. Sie sei sehr erleichtert, dass sie als Paar kein sexuelles Problem haben. Vielmehr ginge es darum, mehr miteinander zu kommunizieren, statt nebeneinanderher zu leben. Der Partner hat kürzlich beschlossen, eine eigene Firma zu gründen. Bei diesem Projekt ergeben sich so viel Gemeinsamkeit und Gesprächsstoff, sodass sich alles wieder bestens entwickle wie in der Zeit der ersten Verliebtheit. Unter diesen Umständen lohne es sich nicht, den Aufwand einer Therapie zu betreiben. Aber das Wissen, dass es im erneuten Krisenfall einen solchen Rückhalt gibt, sei für sie beruhigend.

Zur Körperskulptur

Besonders eindrucksvoll zeigt die Skulptur (im Vergleich zu 3.6.7 f.), dass psychische Misshandlungen auf der Grundlage früher Vernachlässigung durch lerngeschichtlich spätere Einwirkungen (zum Beispiel die »Sticheleien« der Mutter und die Bemerkungen des Bruders) ebenso verkörperlicht werden wie massive körperliche Gewalt.

Die Körperskulptur von Frau E. weist Merkmale von Menschen auf, denen als Kleinkindern emotionale Grundbedürfnisse nach Willkommensein, Geborgenheit und körperliche Nähe nicht erfüllt werden konnten. Die Skulptur gehört zum flächigen, rumpfbetonten, undifferenzierten Gestalttyp (s. 2.4), zudem symbolisiert sie das Charakteristikum des fehlenden Bodenkontaktes. Die Entsprechungen in ihrer Biografie bestätigte Frau E. mit ihrem assoziativen Bericht der überlieferten Geburtsumstände und ihrer Schilderung des Mangels an körperlicher Zärtlichkeit in der Familie. Auf dieser Grundlage wurde die in der Pubertät bewusst durch kognitive Bewertung ›vorgenommene‹ Abspaltung des Körpers vom Kopf (wie sie in den Skulpturen schwer traumatisierter Menschen immer wieder ihren Ausdruck findet) sehr wahrscheinlich schon in früherer Kindheit ausgeprägt. Für diese Vermutung sprechen nicht nur die Schilderungen der Anerkennung als kindliche Erwachsene, sondern auch das Phänomen, dass angenehme Körperwahrnehmung visueller Kontrolle bedürfe und daher zwangsläufig »Kopfarbeit« sein müsse.

Für das kindliche Empfinden ist die Tatsache, dass ein autistisches Kind mehr Aufmerksamkeit absorbiert, nicht von Belang. Die Ablehnung als Mädchen durch die Mutter und deren Bevorzugung des Bruders führen erfahrungsgemäß bei Mädchen dieser Geschwisterkonstellation zu Ablehnung eigener Weiblichkeit. Das Spektrum kann sich in diesen Fällen bis zur Transsexualität erstrecken. Erstaunlich ist immer wieder die Vielfalt der unter vergleichbaren Ausgangsbedingungen möglichen Entwicklungsalternativen. Welche Wahl getroffen wird, entscheiden unter vergleichbaren Situationsbedingungen offenbar die jeweils vorhandenen Ressourcen beziehungsweise effektiven Kompensationsmöglichkeiten.

So erinnere ich mich eines, bezüglich der Bedingungen in der Ursprungsfamilie und der emotionalen Defizite, sehr ähnlichen Falles. Bei diesem kompensierte das betroffene Mädchen mittels Autostimulation und lernte, sehr früh und intensiv, sexuelle Lust zur Kontaktnahme, Ablenkung und Entspannung einzusetzen, was später zu gegenteiligen (bezüglich der von Frau E. geschilderten Probleme) Schwierigkeiten führte. Die Gemeinsamkeit der durch Bindungsstörungen geprägten Optionen bestehen jeweils in ihren emotionalen Auswirkungen, in Befürchtungen, den eigenen Wert durch die Abwendung bedeutsamer Bezugspersonen zu verlieren. Scham und Angstvermeidung als zentrale Motive blockieren Strategien effektiver Bedürfnisbefriedigung (z. B. die Selbstbehauptung gegenüber der Mitarbeiterin oder das direkte Gespräch mit dem Partner), und stattdessen ritualisieren sich zirkulär verstärkende, generalisierende und reproduzierende, funktional defensive Verhaltensmuster. Bei Frau E. etwa: »Vermeide Trennungen durch Kompromisse – vermeide intensive Emotionen – emotionale Nähe – Sport (sofern dieser nicht Mittel zu einem kurzfristig erreichbaren Ziel ist) und Körperkontakt als Quellen schmerzlicher beziehungsweise verunsichernder Erfahrung und behalte die Situationen versachlichend unter Kontrolle.« Wenn das Selbst »seinen« Körper derart auf Instrumentalität reduzieren muss, entsteht ein Dilemma zwischen Selbst- und Fremdbestimmung, welches Hingabe und Genussfähigkeit verhindert. Wenn ich sexuelle Resonanz bieten MUSS, um den Partner (die Partnerin) »bei der Stange zu halten«, also Verlassensein zu verhindern, dann liefere ich mich schlimmen Misserfolgsängsten aus und bestätige zudem, dass ich ohne meine Dienstleistung unwert bin.

Die Körperfarben drücken die Ablehnung von Brust und Unterleib aus. Durch die Bestätigung des Partners, für den die üppigen Brüste wichtig sind, beginnt offenbar bereits eine Akzeptanz des Brustbereiches, wenn auch in Konflikt mit den Bedürfnissen nach Entlastung und Bewegung. Die Patientin entschied sich im Rahmen der beschriebenen Entwicklung für diesen Kompromiss: »Lass uns über Sex reden, um festzustellen, dass wir ihn weglassen können, ohne eine Bedrohung unserer Beziehung zu riskieren.« Damit wählt sie (zunächst) eine asexuelle Übereinkunft. Anaphrodisie ist keine Indikation für eine Psychotherapie. Bei Störungen der sexuellen Appetenz, die mit Leidensdruck verbunden sind, besteht jedoch eine Behandlungsmotivation.

Patientinnen, bei denen zunächst die allgemeine körperliche Genussfähigkeit beeinträchtigt ist, wird ein genital fokussierendes Sensibilisierungstraining mit schrittweisem Einbezug des Partners überfordern, selbst wenn dieses sich in der Sexualtherapie allgemein bewährt hat.

Die Körperbildskulptur-Module können beitragen, solche Fälle, bei denen die Dissoziation oder Ablehnung wichtiger erogener Körperbereiche die Aufrechterhaltung der Störung mitbedingt, zu differenzieren, damit Therapieindikationen ausgeschlossen bzw. für eine nachfolgende Behandlung effektive Behandlungsschritte eingeleitet werden können.

3.4.3 Geschlechtsidentität

Wenn ich ein Mädchen wär

Fallbeispiel Herr K.
Er ist zu Behandlungsbeginn 20 Jahre alt, wie er scherzt »von Beruf Enkel & Sohn«, im Haushalt der Mutter lebend.

Behandlungsanlass: Herr K. sucht die Therapie im Anschluss an eine stationäre Behandlung mit dem Ziel, sich zu stabilisieren, um nach »verspielten« Jahren als Sozialhilfe-Empfänger eine Berufsausbildung zu beginnen. An Symptomen schildert er allgemeine Erschöpfung, Zittern, Blähungen, Schwindelgefühle, Angstzustände in sozialen Situationen, insbesondere in Gruppen oder, wenn eine dialogische Situation durch Hinzukommen von Personen erweitert wird. Er kommentiert: »Ich fürchte mich vor Gruppensituationen. Ich kann meine Meinung vor anderen nicht vertreten und mache mir viel zu lange völlig überflüssige Gedanken über das Bild, das andere von mir haben könnten.«

Biografische Zusammenhänge
Der Patient wuchs ohne Vater auf. Er empfand bis zur Pubertät seine Großmutter als mütterliche Bezugsperson, während ihm die leibliche Mutter, die bei seiner Geburt 19 Jahre alt wurde, »wie meine ältere Schwester« vorkam. Sie nahm wiederholt Männer in den Haushalt auf. Die Trennung von einem der »Lebensabschnittsgefährten« nach vier Jahren, welcher Herrn K. als väterlicher Freund gefördert hatte, war für ihn schmerzlich. Die Großmutter blieb die beständige Bezugsperson. Sie verwöhnte und parentifizierte den Patienten. Zudem belastete ihn eine Pendelerziehung: »Wenn die Mutter den Job verloren hatte oder eine ihrer chaotischen Beziehungen zu Bruch gegangen war, stürzte sie sich vehement auf meine Erziehung. Auf diese Weise hatte ihr Leben wieder Sinn, aber ich wurde zum Mittel ihrer Auseinandersetzung mit meiner Großmutter.«

Seine Probleme, Anschluss an Gleichaltrige zu finden, wurden ignoriert. Stattdessen wurden Größenideen durch Abwertung anderer vermittelt, zugleich auch die Bedrohlichkeit von Menschen außerhalb der Familie dramatisiert und suggeriert: »Nur zu Hause bist du geborgen, denn allein in der feindlichen Welt bist du zu schwach.« Der Patient lernte, seinen Kummer über körperliche Beschwerden oder Angstfantasien auszudrücken. Das versicherte ihm die Aufmerksamkeit seiner »beiden Erzieherinnen« und harmonisierte deren Spannungen untereinander. Das Gymnasium musste der begabte, aber nicht zielstrebige, Junge mit dem Abschluss der 10. Klasse verlassen. Er schloss sich einer Clique von Jugendlichen an, die ihre Zeit mit Spielen und Rauschmitteln verbrachten.

Krankheitsanamnese: *FA:* Familienanamnestisch sind erbliche Dispositionen zu psychischen Erkrankungen nicht bekannt. Die Mutter leidet an Rückenbeschwerden und häufigen Gastritiden. Sie wird als »unreif und in allen Entscheidungen abhängig von ihrer Mutter« (der Großmutter des Patienten) geschildert.

EA: Schwieriger und langwieriger Geburtsverlauf, Kaiserschnittentbindung; der Patient überragte Gleichaltrige meist um zwei Haupteslängen. Skoliose, Morbus Scheuermann; an *kinderneurotischen Symptomen* werden Nägelbeißen, Ängste vor Fantasiegestalten und Albträume geschildert. Seit dem Kindergarten bestehen soziale Ängste mit Erröten und Schwindelgefühlen, später Blähungen.

Der Wechsel aufs Gymnasium löste eine Phase depressiver Verstimmung aus. Seit der 10. Klasse leidet der Patient an der Zwangsvorstellung, andere durch seine Leibgeräusche zu provozieren. Das rechtfertigte den Abgang vom Gymnasium. Bis zum Behandlungsbeginn pflegte er weitgehenden sozialen Rückzug, häufigen Alkoholmissbrauch und süchtiges Computer-Spielen sowie Fernsehen.

Schätzübung
Herr K. (195 cm, 82 kg) schätzt sich 30 cm kleiner, seine Schulterbreite erscheint ihm kleiner als die Hüftbreite, letztere überschätzt er um 25 cm. Die Tiefendimension in Bauchhöhe wird um 15 cm überschätzt.

Die Körperskulptur (Bauchseite)

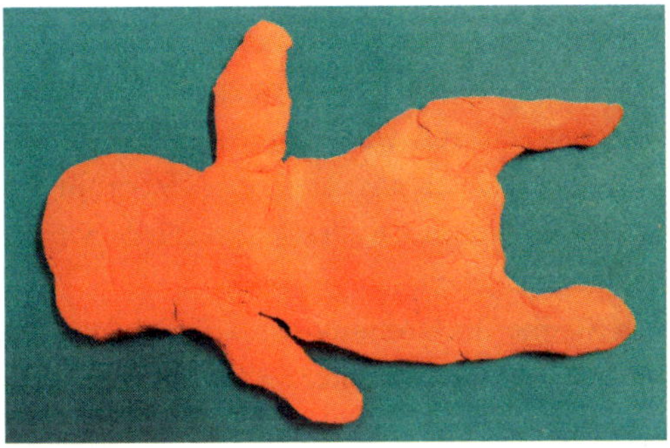

Interview
»Das Material war zu trocknen und deshalb schwer zu kneten. Ich hatte vorher (vor Beginn des Formens) weder eine Vorstellung von meinem Körper im Kopf noch beim Kneten eine besondere Körperempfindung verspürt. Die einzigen Gedanken, an die ich mich erinnere, sind: ›Das kannst du nicht! Du wirst dich blamieren!‹ Aber nach einer Weile kam ich in so eine Art Trance und sah mich als Fünfjährigen beim Opa im Schlafzimmer stehen. Das Bild entwickelte sich nicht weiter.

Wenn ich mein Gebilde mit offenen Augen betrachte, muss ich zugeben, dass es mir besser gelang, als ich das vorhin für möglich gehalten habe. Es ist mir schon irgendwie vertraut. Der Kopf ist so groß. Es sieht aus wie ein Strichmännchen von einem Kind. Als Titel passt: ›Mädchen im Kindergartenalter‹. Das liegt so flach mit offenen Armen da, irgendwie hilflos. Diese Hilflosigkeit kenne ich nur zu gut. Auch ist der geblähte Bauch klar zu erkennen, das ist doch mein Hauptproblem.

Noch bis zur Grundschulzeit, aber besonders als Kindergartenkind, war ich immer neidisch auf die Mädchen. Die waren ruhiger, artiger, sauberer und viel schöner angezogen als die Buben. Eigentlich war mein Wunsch, so ein Mädchen zu werden, wie es meine Großmutter gern gehabt hätte. Die Großmutter schien das Männliche zu verachten, zum Beispiel raufende Jungen, die Freunde meiner Mutter und am meisten meinen Opa. Ihm, den ungebildeten Waldarbeiter, hatte sie immerhin zugestanden, dass er ihr Haus bewohnen und sogar in ihrer Küche ›schlabbern‹ durfte. Leider waren in der Nachbarschaft der Oma keine Kinder, also auch keine Mädchen, mit denen ich hätte spielen können. So spielte ich mit mir selbst ›Mädchen‹, was die Großmutter entzückte und die Mutti amüsierte. Da die Großmutter mit der Mutter oft besprach, wie schwer doch das Erwerbsleben in der heutigen Zeit ist, erschien mir ›Mädchen‹ als eine gute Zukunftsgestaltung, als so eine Art ›Berufsidee‹. Wie ich das damals verstand, war es als ›Mädchen‹ einfach märchenhaft: ›schön sein und sich einen angemessenen Herrn für ein standesgemäßes Leben erwählen‹. Wenn ich alles so tun würde wie ein Mädchen, könnte also nichts schiefgehen.

Auf die Idee, dass auch Männer in Ordnung sein können, kam ich erst durch den Lebenspartner der Mutter. Unter seinem Einfluss verblasste auch der Neid auf die Mädchen.«

Kommentar

Diese Körperskulptur ist ein Beispiel eines Körperbildes, welches auf ein früheres Entwicklungsstadium hinweist. Oft, wie auch in diesem Fall, ist es dem Patienten sogar möglich, in der Auswertungsphase den Altersbereich der Regression einzuordnen und den Bezug auf die in der jeweiligen Entwicklungsperiode vorherrschende Kognitionsweise, hier das magische Denken, herzustellen.

Die Skulptur stimmt proportional mit den Abweichungen von der im Gegenwartsbezug durchgeführten Schätzübung überein. Das weist auf ein habituelles Entwicklungsdefizit (flacher Rumpftyp, s. 2.4) hin. Wirkt eine Skulptur nach unauffälliger Schätzübung »archaisch«, ist es hingegen wahrscheinlich, dass der Regressionsprozess während des Formens auftrat.

Trotz aller in der vorangegangenen stationären Therapie erreichten Fortschritte und der aktuellen ironischen Distanzierung vom ›Mädchen-Mythos‹ und dem verbalen Bericht seiner Überwindung zeigt sich bei Herrn K., dass sein Körpererleben noch nicht seinen physischen Realitäten entspricht. Er reflektiert zwar jetzt, dass er sich als Kind wie ein Mädchen fühlte und jetzt ein hochgewachsener junger Mann ist, aber es ist ihm nicht bewusst, dass sein aktuelles Körperschema noch von kindlichen Mädchen-Imago beeinflusst ist. (Dies gilt zum Zeitpunkt des Formens der dargestellten Skulptur. Leser, die sich für die Entwicklung des Falles im Therapieverlauf interessieren, werden auf die Prä-Post-Studie, s. 4.4.1, verwiesen.)

Dieser Differenz von Körpererleben und realer physischer Erscheinung kommt eine erhebliche Bedeutung für die Aufrechterhaltung seines Falschen Selbst (*Winnicott*, 1965) und der Somatisierung seiner Schamgefühle zu.

Das Fallbeispiel belegt, welchen erheblichen Einfluss die Bezugspersonen der Ursprungsfamilie auf die Entwicklung der Geschlechtsidentität haben. Wie wäre seine Entwicklung verlaufen, hätte nicht innerhalb des Zeitfensters für prägende Sozialisationswirkungen ein Förderer auf seine männliche Identifikation Einfluss genommen? Würde Herr K. jetzt auf einer der Antragslisten für das Begehren einer Geschlechtsumwandlung stehen? Abgesehen von Operationsrisiken und Belastungen für die Betroffenen kostet jede chirurgische Geschlechtsumwandlung auch die Beitragszahler der Krankenkassen mehrere Hunderttausende Euro.

Nicht nur in dieser Hinsicht, sondern auch zur Früherkennung von Entwicklungsstörungen wäre der Einbezug der Körperskulptur-Module, zumindest in die abschließende pädiatrische Vorsorgeuntersuchung, empfehlenswert.

Aus diesen Überlegungen leiten sich nicht nur Schlussfolgerungen für die Therapieplanung, sondern auch für die Anwendungen der auf das Formen folgenden Körperskulptur-Module ab, das topische und das körperfarbliche.

Zur Förderung des realen Referenzmodells sollte einer Exploration psychosomatischer Zusammenhänge des Körperbildes nicht mit dem Mädchen-Schema weitergeführt werden, sondern mit einem Schema der Körpergrenzen eines Mannes. Für Herrn K. wäre zunächst seine männliche Identität durch entsprechende Körperwahrnehmungsübungen zu realisieren und, in introzeptiv-plastische Vorstellungsbilder »übersetzt«, emotional und topisch zu verankern, um auf dieser Grundlage seine Skulptur als Mann zu formen und diese dann den Umrisszeichnungen zugrunde zu legen. Im Falle von Herrn K. wäre für ein solches Vorgehen jedoch genügend zeitlicher Abstand zum Formen der abgebildeten Mädchen-Form einzuräumen. Andernfalls wäre das belastende Missverständnis einer Entwertung seiner Skulptur vorprogrammiert. Soll in zeitlicher Nähe zum Formen der Skulptur die Verbindung zur Somatisierung hergestellt werden, wären standardisierte Umriss-Schemata für die männliche Gestalt, wie sie in Zeichenkursen verwendet werden, hilfreich.

Der Mann in mir

Fallbericht: Frau L. ist 38 Jahre alt, Landschaftsarchitektin, alleinerziehende Mutter eines vier Jahre alten Sohnes.

Behandlungsanlass sind Auseinandersetzungen mit dem Sohn, bei denen die Patientin zuweilen »die Nerven verliert, einfach durchdreht« und sich anschließend schuldig fühlt.

Symptomatik: Frau L. leidet an erhöhtem Schlafbedürfnis, Ein- und Durchschlafstörungen, innerer Unruhe und Erschöpfung. An körperlichen Symptomen schildert sie Schwankschwindel, Rückenschmerz, Verspannungen im Schulter- und Nackenbereich sowie Kopfschmerz.

Biografische Aspekte der Anamnese

Die Mutter (zum Zeitpunkt der Geburt 22 Jahre alt) war als Erzieherin tätig und habe sie in den Kindergarten gegeben, um ihre leitende Position zu sichern. Sie wird geschildert als »Disziplinmensch, schüchtern wie emotionslos, fleißig«. Der Vater, Altersgefährte der Mutter, habe als Abteilungsleiter für den Beruf gelebt und sei wenig präsent gewesen. Geschildert wird er als »fordernd, jähzornig, depressiv, freudlos, einsam, sportlich«. Unter Gleichaltrigen fühlte sich die Patientin als »Mitläuferin«, Erwachsenen und Lehrern gegenüber verhielt sie sich unterwürfig. Die Schule besuchte sie zumeist lustlos. Naturwissenschaftlich befähigt, erreichte sie ohne besondere Anstrengungen gute Noten. Nach dem Abitur studierte sie. In ihrem Beruf war sie bis zur Geburt des

Sohnes tätig, wechselte aber aus »betriebsklimatischen Gründen« vier Mal die Arbeitsstelle. Partnerschaftsbeziehungen scheiterten bisher, »sobald es zum Alltag überging«. Der Vater des Sohnes habe sich abgewandt, »weil er keine Verantwortung tragen wollte«.

Hinweise auf Bindungsstörungen
Frau L. schildert, dass sie bis heute mit ihrer Mutter weder emotional noch körperlich in Kontakt komme. Sie und ihre beiden jüngeren Brüder seien der Großmutter in Obhut gegeben worden, die sie versorgte und beschäftigte (exzessiver Fernsehkonsum).

Fehlende Förderung und dysfunktionale elterliche Verhaltens- und Beziehungsmodelle
Beide Eltern leben sozial zurückgezogen. Die Ehe wird als »stumm-vorwurfsvolles Nebeneinanderher« geschildert. Beide vermittelten, dass Arbeit und Leistung das Wichtigste im Leben seien, ohne Motive oder Sinnbezüge zu entwickeln. Der Vater habe sich am ehesten um die Kinder gekümmert, dabei sei es jedoch immer um sportliche oder schulische Leistungen gegangen. Der Vater habe eine misstrauische, pessimistische Weltsicht und habe wiederholt gedroht, sich umzubringen.

KA: *körperlich:* mit 7 Jahren wegen komplizierten Armbruches 6 Wochen stationär: Streckverband und Fixierung; Kaiserschnitt-Entbindung; *psychisch:* keine Erinnerungen an die Kindheit bis zur Einschulung; nach Bericht der Mutter schwere Eingewöhnung in den Kindergarten; seit Kindheit: Nägelkauen, Albträume; Angst vor sozialer Exposition; seit Pubertät: Suizidfantasien; rezidivierende depressive Episoden mit somatischem Syndrom (Bauchschmerz, Schwindel): bei Eintritt ins Berufsleben und in Zusammenhang mit Trennungen anhaltender Rückenschmerz seit Schwangerschaft.

FA: Die *Mutter* sei freudlos und leide an psychogenen Magenbeschwerden, Luftschlucken, Aufstoßen. Der *Vater* leide an Nieren- und Rückenbeschwerden, sei depressiv und »raste plötzlich, aus nicht nachvollziehbaren Gründen aus«.

Der Sohn der Patientin war bis zum dritten Lebensjahr Schreikind gewesen. Seine Kindergärtnerin habe eine Tendenz zur Hyperaktivität festgestellt.

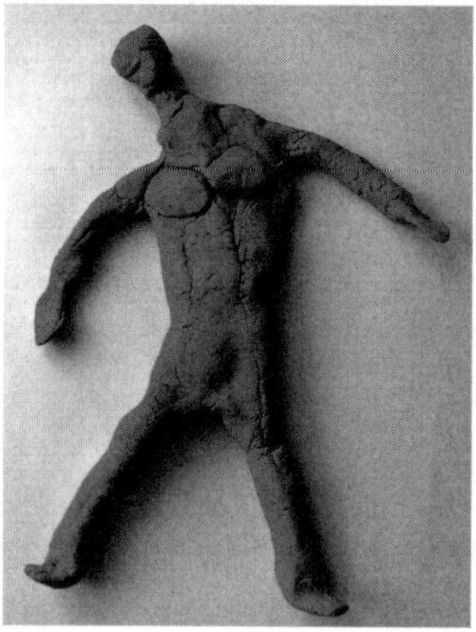

Bauchseite

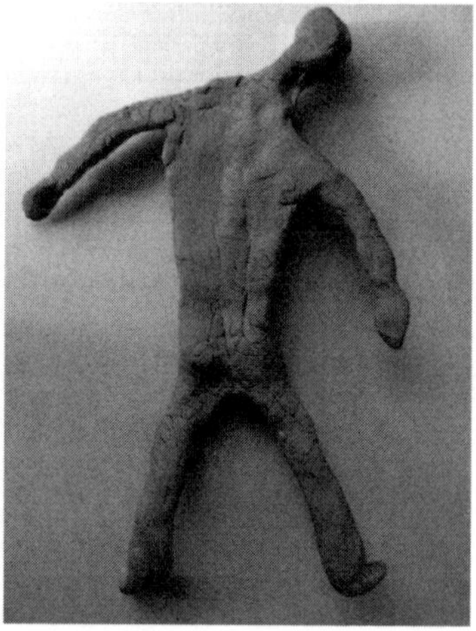

Rückenseite

Schätzung der Körpermaße: Schulterbreite +25 cm.

Das Interview

»Vor Beginn des Formens hatte ich keinerlei Vorstellungen, die Gestalt entwickelte sich. Das Material zu kneten war mir angenehm, entspannte mich und brachte mich in einen gedankenleeren Zustand. Ich bin auch gern handwerklich tätig. Wenn ich im Stress bin, muss ich irgendetwas in die Hand nehmen, um daran herumzudrücken. Am Ende des Formens bemerkte ich, dass ich meine Brüste vergessen hatte. Als ich sie dann zuletzt formte und aufklebte, bekam ich feuchte Augen. Ich erinnerte mich, wie peinlich es mir in der Pubertät war, dass mir Brüste wuchsen. Eigentlich fühlte ich mich als Junge. Ich bin unter Jungen aufgewachsen, habe mit ihnen Bäume bestiegen und gerauft. Jetzt ist mir auch klar, warum ich mich mit Beginn der Pubertät so *einsam und im falschen Film* fühlte. Die Jungs hatten sich zurückgezogen, und die Mädchen waren mir fremd. Erst während des Studiums hatte ich zum ersten Mal auch Freundinnen. Doch das Frausein habe ich später durch meine Schwangerschaft (die ich in den ersten vier Monaten nicht bemerkte!) und vor allem durch die Geburt tief empfunden. Das wird mir jetzt erst so richtig klar.

Wenn ich mir das jetzt so überlege, kann ›der Mann in mir‹ sich auch in meinen bisherigen Partnerschaften ausgewirkt haben. Alle meine Beziehungen scheiterten letztlich an Rivalitäten. Vielleicht haben wir das Spiel gespielt, wer der bessere, der stärkere Macho ist.

Meine Figur würde ich ›Die Krumme‹ nennen, die Schultern hochgezogen und den Kopf geschützt – das ist meine körperliche Grundhaltung. Dem entspricht auch meine Lebenseinstellung: ›Pass auf, hab alles im Griff, sei auf der Hut, jeden Moment kann eine Enttäuschung oder ein Zusammenbruch kommen.‹«

Kommentar

Bezüglich der gegengeschlechtlichen Identifizierung wurde dieses Beispiel als weibliche Entsprechung zum vorigen Beispiel ausgewählt. Auch die körperbildlich-topischen Parallelen sind offenkundig: dort der Mann mit der Silhouette einer Frau, hier eine Frau mit männlichen Schultern und Hüften. Herr K. wurde als jenes »Töchterchen« behandelt, das die Männer abwertende Großmutter sich noch gewünscht hätte.

Bei Frau L. bot bei aller Ambivalenz einzig der Vater im Unterschied zur Mutter ein Identifikationsangebot für die Heranwachsende. Allerdings wird hier nicht wie im vorigen Fall ein verallgemeinerter Geschlechtsstereotyp verinnerlicht, sondern eher der konkrete Vater statt einer vagen Abstraktion des Männlichen. Unter diesen Bedingungen ist eine erlernte gegengeschlechtliche Identifikation für die betreffende Person noch schwerer zu reflektieren.

Im Falle von Frau L. erstaunt jedoch, dass dieses Thema in einer vorangegangenen tiefenpsychologischen Therapie nicht bearbeitet wurde. Eine Ursache könnte, völlig unabhängig von Therapieform und Arbeitsbeziehung, auch in der verbalen Ausschließlichkeit der Kommunikation bestehen.

Ähnlich wie bei Herrn K. besteht auch bei Frau L. die Meinung, das Problem sei inzwischen (hier spätestens seit der Geburt des Sohnes) überwunden. Wie die Skulptur zeigt und die emotionale Reaktion bestätigt, besteht im Gegensatz zur bewussten Einschätzung das introjizierte, aktuell nicht mehr angemessene, »falsche Körperselbst« weiter.

Die emotionalen Kontaktschwierigkeiten mit dem Sohn und dessen Verhaltensprobleme sind nicht nur auf Überforderung und Impulsdurchbrüche (dem väterlichen Vorbild folgend) zurückzuführen, sondern auch auf ein »burschikoses« und überforderndes statt emotional einfühlendes Verhalten seiner Mutter.

3.4.4 Erektionsstörungen

Die erektive Potenz ist allgemein für das Körper-Selbst- und damit für das Selbstwert-Erleben eines Mannes von erheblicher Bedeutung. Der Peniskult scheint uns als ein archaisches Grundmuster überkommen und wird wohl noch die nächste, überschaubare Zeit fortbestehen. Allerdings ist dies unserem Zeitgeist zuwider. Dieser, auch von feministischer Aufklärung geprägt, unterdrückt derart »anstößige« Bekenntnisse mit Scham. Was die geistige Zensur gesellschaftlicher Übereinkunft vormals über »Sittsamkeit« an Prüderie gebot, leistet sie heute via »political correctness«. Folglich finden wir den Ausdruck dessen, was ebenso wenig sein sollte wie die Betonung der Potenz, ihre Störung verschlüsselt. Erektionsstörungen werden noch eher in den Körperskulpturen dargestellt als in verbalen Symptomschilderungen, sofern sich der Druck des Leidens noch mit der (in sich paradoxen) sozialen Erwünschtheit die Waage halten kann.

Geschlechtsdarstellung in Körperskulpturen
Zu Beginn der Studie war zunächst zu klären, wie »normalerweise« das Geschlecht eines von psychischen Störungen unbeeinträchtigten Mannes in seinem Körperbild repräsentiert ist.

Dabei war festzustellen, dass beim Formen der Körperskulpturen der Penis allgemein nicht ausgeformt wird. (Auch von Frauen mit unbeeinträchtigter weiblicher Identität wird die Vaginalregion üblicherweise nicht detailliert ausgeformt, jedoch werden die Brüste gestaltet.)

Für dieses Phänomen gibt es zunächst eine technische Erklärung. Das Modellieren setzt motorische Geschicklichkeit voraus (s. 2.3.2), die bei kleinen Objekten an ihre Grenzen stößt. Daher werden selten fingergroße Objekte modelliert.

Auch im Körpergefühl eines Mannes scheint im Allgemeinen der Penis nicht permanent bewusst zu sein. Eine entsprechend zentrierte Aufmerksamkeit ist situationsspezifisch.

Die Abbildung a) auf Seite 149 zeigt beispielhaft eine typische Dar-

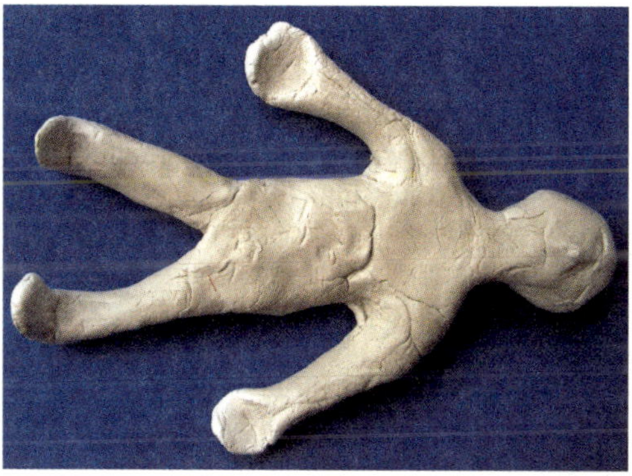

a) Standardfall der Geschlechtsdarstellung eines Mannes

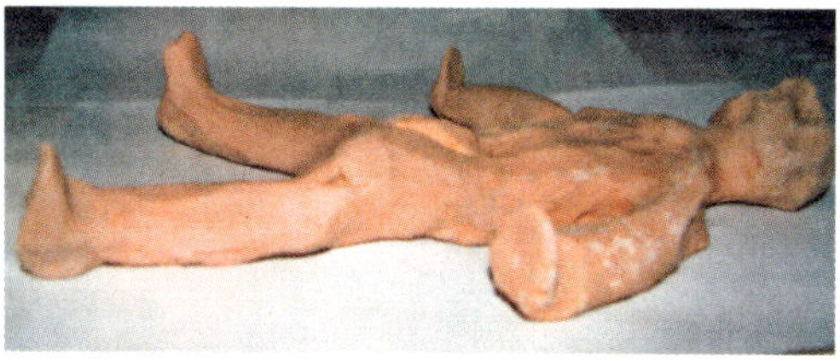

b) Körperskulptur eines »hypersexuell« Fantasierenden

stellungsform des männlichen Geschlechts. Unten angeordnet (Abbildung b) ist zum Vergleich die Darstellung eines Mannes, der sich als »hypersexuell« einschätzt (in dem Sinne, dass er jeden gedanklichen Freiraum damit füllt, sich Szenen seiner sexuellen Aktivität auszumalen).

Darstellungen von Erektionsstörungen

Bei der Arbeit mit den Körper-Modulen wiederholten sich bei Männern, die an funktionellen Erektionsstörungen leiden, diese Beobachtungen:

1. Auch wenn die Betroffenen wegen anderer Symptome die Behandlung begannen und aus Scham ihr Erektionsproblem noch nicht ansprachen beziehungsweise in der Anamnese nicht berichteten, symbolisieren sie es in den Skulpturen. Dies gilt für die skizzierten Beispielfälle und ist repräsentativ. In fast allen, mir in der klinischen Praxis bekannt gewordenen Fällen wird »das Problem«, nachdem es auf diese Weise »objektiviert vorliegt«, mit emotionaler Erleichterung anerkannt und kann dann in die Behandlung einbezogen werden.

2. Sofern das Problem nicht ausnahmsweise seit der Reife besteht, wirken neuerliche Kränkungen der Potenz im weitesten Sinne als Auslöser, typischerweise vor dem Hintergrund früher erlittener genitaler Traumata, schwerer Selbstwertverletzungen oder Schuldgefühle. Hierin finden sich Parallelen zu Angststörungen. Daher ist auch hier, entsprechend dem Retraumatisierungskonzept, die Aktivierung bereits vorhandener Bahnungen im Körpergedächtnis zu vermuten.

Hierzu Beispiele für Erektionsstörungen als Bestandteile des Körperbildes
(a) Körperskulptur-Fragment

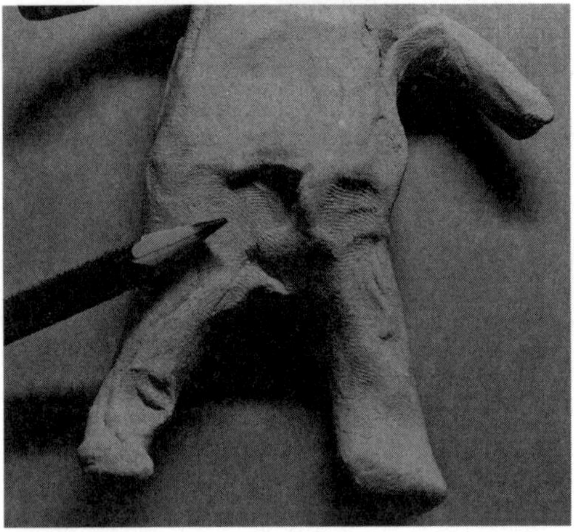

Herr α., 51 Jahre alt, entwickelte in seiner Pubertät wegen einer ausgeprägten Asymmetrie seines Schwellkörpers körperdysmorphe Ideen und resultierende Unsicherheiten in Bezug auf das weibliche Geschlecht. In seiner mehrjährigen Ehe bestanden keine Potenzprobleme.

Als eine bevorstehende berufliche Umstrukturierung seine Position in der Firma gefährdete, trat neben soziophobischen Symptomen eine Potenzstörung auf, die der Patient als Folge seiner kardiovaskulären Symptome interpretierte. Dieses Erklärungsmodell begünstigte die wechselseitige Aufrechterhaltung der Bedingungsfaktoren Angsterregung – Potenzhemmung, zirkulär verstärkt durch Erwartungshaltung und Sensibilisierung.

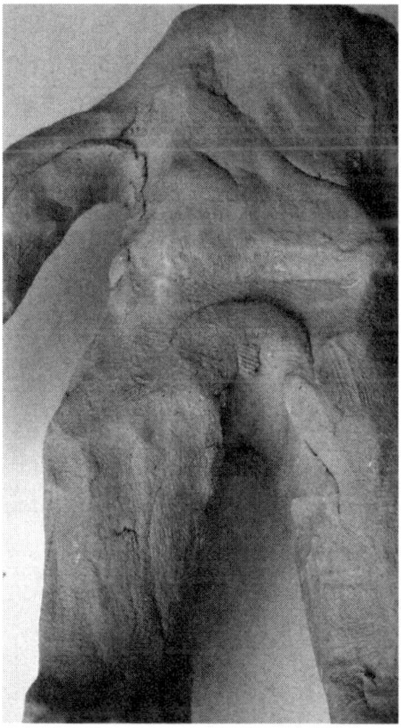

(b) Körperskulptur-Fragment

Herr β., 44 Jahre alt, ist sexuell an Frauen interessiert, konnte bisher jedoch keine Penetration ausführen, obwohl ihm die Masturbation in einsamer Abgeschiedenheit »zuverlässig gelingt«.

Die Störung besteht vor dem Hintergrund einer primären Fehlentwicklung einer ängstlich-vermeidenden Persönlichkeit mit zwanghaften und passiv-aggressiven Verhaltensstrategien.

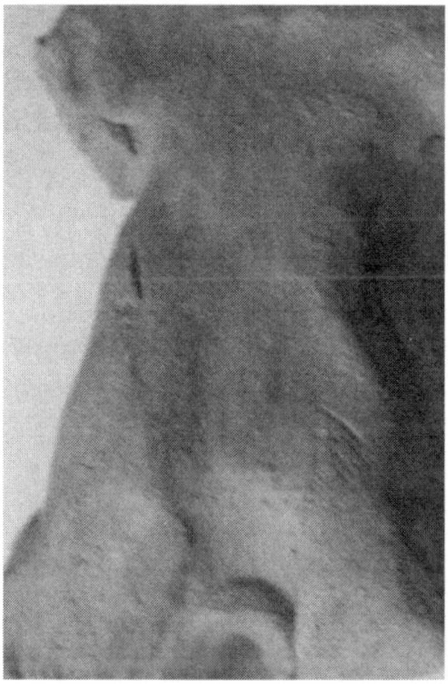

(c) Körperskulptur-Fragment

Herr γ., 28 Jahre alt, »verlor das Erektionsvermögen«, nachdem seine Freundin ihm eine Affäre eingestanden hatte. Seine Potenz war zuvor unbeeinträchtigt, obwohl er seit einigen Wochen die Untreue seiner Partnerin ahnte. Lebensgeschichtlich erlebte der Patient in Konkurrenzsituationen mehrere kränkende Niederlagen.

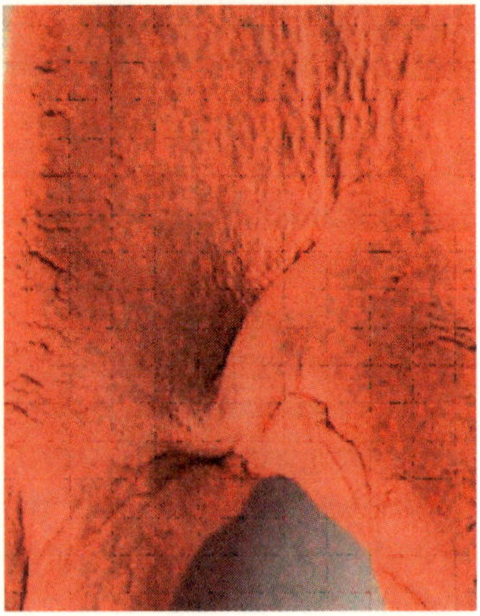

(d) Körperskulptur-Fragment

Herr δ., 39 Jahre alt, entwickelte nach der Aufgabe seines regional bekannten Meistergeschäftes mit einer ängstlich-depressiven Symptomatik erstmals eine Erektionsstörung. Beim Anfertigen der topischen Zeichnung erinnerte er sehr bewegt das prägende Trauma: Im Alter von etwa vier Jahren wurde er »plötzlich zur Beschneidung bei den Nonnen abgegeben«. (Die Phimoseoperation fand in einem katholischen Krankenhaus statt. Seine Eltern wurden damals »zur Vermeidung von Heimweh« instruiert, ihren Jungen ohne Ankündigung des Eingriffes auf der Station zu lassen und bis zu seiner Entlassung auf Kontakte zu verzichten.)

3.4.5 Geburt und Weiblichkeit im Körpergedächtnis

Schwangerschaften und Geburten hinterlassen bleibende Spuren im Körpergedächtnis jeder Frau. Vor diesem Hintergrund werden nachfolgend körperliche Veränderungen und sexuelle Vorgänge dargestellt, welche das Selbstbild und das Selbstwerterleben als Frau ausformen.

Werden natürliche Abläufe gestört, beispielsweise durch Schwangerschaftskomplikationen, oder belastet durch traumatische Erlebnisse wie Fehlgeburten, Eingriffe in den Geburtsverlauf und Schwangerschaftsunterbrechungen, können spätere emotionale Belastungen sich retraumatisierend auswirken. Die Betreffenden fühlen sich in einem Netz traumatischer Verknüpfungen gefangen, in dem alle vergleichbar intensiven Verletzungen ihrer Lebensgeschichte assoziative Knoten bilden.

Von einer äußeren Perspektive betrachtet, können dann unverhältnismäßig erscheinende Einwirkungen, mitunter sogar alltägliche Ereignisse, schwere Krisen auslösen.

Dazu, beschränkt auf die Bedeutung von Geburtsverläufen, das folgende Fallbeispiel:

Die Kaiserschnittentbindung

Häufig fanden wir bei der topischen Auswertung der Körperskulpturen symbolisierte Narben von Kaiserschnitten, denen unabhängig von ihrer medizinischen Indikation, im Gegensatz zu den meisten anderen Operationsnarben, eine erhebliche Bedeutung für das weibliche Selbstverständnis beigemessen wurde.

Als repräsentativ wurde der *Beispielfall Frau M.* ausgewählt:

Behandlungsanlass, Symptomatik

Nach einem Elterngespräch mit der Klassenlehrerin ihrer Tochter reagierte Frau M. mit einer schweren depressiven Verstimmung und anhaltender Symptomatik wie Schlafstörungen, innere Unruhe und Erschöpfung, Herzbeschwerden, Rückenschmerz, Verspannungen im Schulter- und Nackenbereich sowie Kopfschmerz. Das auslösende Gespräch fasste sie als Kritik der Lehrerin an ihrer Kompetenz als Mutter auf. Sie schlussfolgere dies aus einer Bemerkung zu einer unbedeutenden Meinungsverschiedenheit.

Aktuelle Situation

Frau M. ist 38 Jahre alt. Seit der Trennung vom Ehemann vor zwei Jahren fühlt sich die halbtags als Erzieherin berufstätige Mutter zweier Töchter von 5 und 7 Jahren zumeist überfordert. Insbesondere mit ihrer schulpflichtigen Tochter habe sie oft zermürbenden Streit.

Anamnese

Ihr von konservativen Werten geprägtes Elternhaus mit der klassischen Rollenteilung von Mutter und Vater beschreibt die Patientin als »behütend, liebevoll und fördernd«. Infolge ihrer Unsportlichkeit und Ängstlichkeit war sie unter Gleichaltrigen eher Außenseiterin. Bis zum Übertritt auf das Gymnasium lernte sie eifrig und erfolgreich. Wegen Lernproblemen wechselte sie auf die Realschule. Mit dem Abschluss der mittleren Reife wurde sie Erzieherin. Zielstrebig erarbeitete sie sich die Position der Leiterin. Im Jahr ihres Berufsbeginns lernte sie ihren späteren Ehemann und Vater der Kinder als Einwohner einer Mittelmeerinsel kennen. Das Elternpaar trennte sich zwei Jahre vor Behandlungsbeginn und wurde unlängst geschieden. Die Behandlung erfolgte wegen einer rezidivierten depressiven Episode mit somatischem Syndrom zunächst stationär und wurde ambulant fortgesetzt.

KA: Frau M. kam 6 Wochen vor dem errechneten Termin zur Welt. Danach wurde sie wegen ihres Herzfehlers sofort stationär mehrere Wochen stabilisiert. Das Foramen ovale schloss sich bis etwa zum 10. Lebensjahr vollständig. Nach Stabilisierung der Herztätigkeit verlief die körperliche Entwicklung altersgerecht. Psychisch reagierte die Patientin auf den Schulwechsel nach der Grundschule mit einer depressiven Reaktion. Nachhaltige Stressreaktionen traten bei Prüfungen auf. Auf den Kontaktabbruch der engen Freundin ihrer Ausbildungszeit, nachdem diese zu ihrem Freund gezogen war, reagierte Frau M. depressiv. Nachdem die Patientin »nach längeren vergeblichen Anstrengungen« schwanger wurde, trat im Zusammenhang mit Partnerschaftsauseinandersetzungen ein Abortus auf, der die nächste depressive Episode mit somatischem Syndrom auslöste. Die zweite Geburt löste eine schwere Schwangerschaftsdepression aus.

FA: Die Mutter ist übergewichtig und hat Bluthochdruck. Der Vater erlitt drei Herzinfarkte und erhielt koronare Bypässe. Aufgrund des frühen Trennungstraumas ist eine früh prägende Bindungsunsicherheit anzunehmen. Infolge ihrer Krankheit stand die Patientin im Mittelpunkt der elterlichen Besorgnis. Darauf reagierte die Schwester mit Anklammerung an die Mutter und der Patientin gegenüber zurückweisend. Frau M. entwickelte eine innige Beziehung zu ihrem Vater, der diese kaum erwidern konnte, »weil er Gefühle nicht ausdrücken kann«.

Die Überzeugung der Patientin, sich durch Beharrlichkeit Anerkennung und Zuwendung verdienen zu können, wurde durch den schulischen Misserfolg in der Pubertät erschüttert. Sie trug schwer an dem Selbstvorwurf, den Vater als wichtigste Bezugsperson enttäuscht zu haben. Die mangelnde Resonanz bei den Jungs (klein, unsportlich, wenig attraktiv und initiativ) vertiefte die Selbstzweifel.

Sie gestaltete die Beziehung zum Vater ihrer Kinder als Helfende bei der Akkulturation und mütterlich Versorgende. Nach der Geburt der Kinder habe sich der Partner als unfähig erwiesen, seine Vaterrolle auszufüllen, weshalb die Patientin nach erfolglosen Bemühungen, ihn zu bessern, seinem Trennungswunsch zugestimmt habe.

Modul 2 – Die Körperskulptur

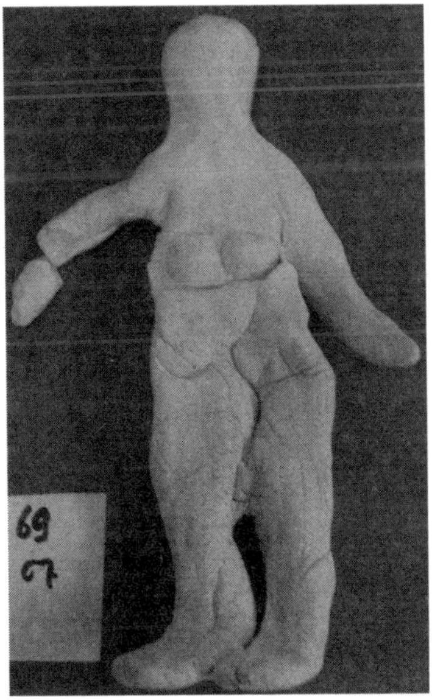

Bauchansicht

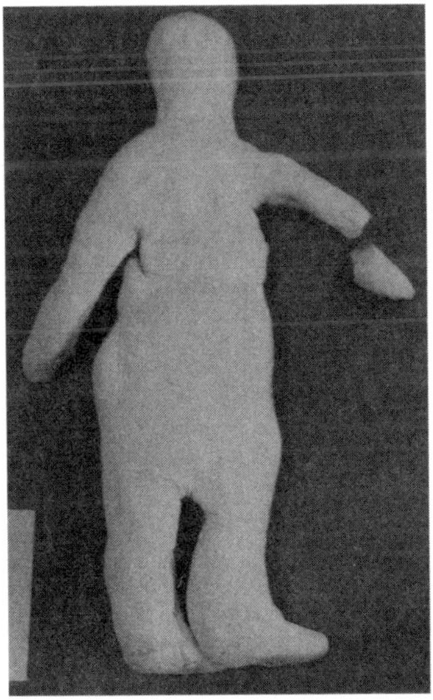

Rückenansicht

Modul 3 – Das Interview

»Als ich die Augen öffnete, fand ich so ziemlich die Figur vor, die ich mir zu Beginn der Übungen vorgestellt hatte. Das Material ist mir vertraut, und das Formen war angenehm. An Gedanken während des Knetens kann ich mich nicht erinnern. Körperlich hatte ich Empfindungen, als würden mein Unterkörper und meine Beine nach unten gezogen, wie eine ›totale Erdung‹. Nein, in keinem Moment kamen mir Erinnerungen an Körperzustände aus Kindheit und Jugend.

Ich nenne die Skulptur ›*Matriarchale Fruchtbarkeitsgöttin*‹. Sie hat zwei Eigenschaften von mir: Sie ist sehr fraulich und sehr eigen.«

Zusammengefasste Darstellungen **der Module 4 und 5, Topi und Körperfarben**

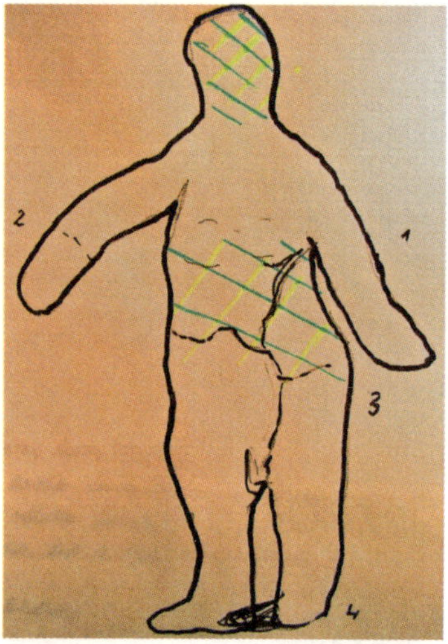

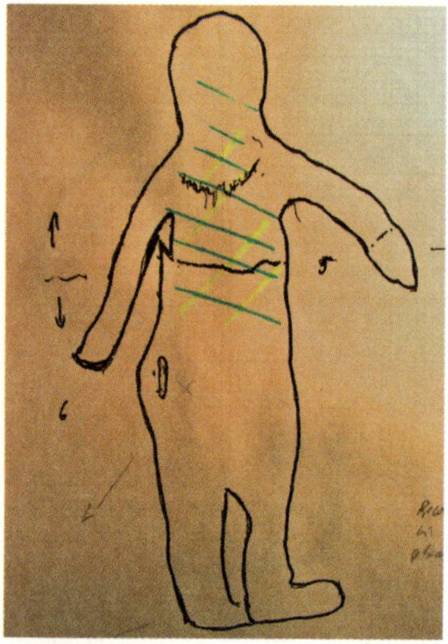

Bauchansicht
Topi (Nr.)
(1) Herzzone bei impulsiver Erregung auch als Ort der Empfindung »innerer Schwere, Zerrissenheit« empfunden
(2) Zwang, mit rechts zu schreiben, obwohl Linkshänderin
(3) Kaiserschnittnarbe, »verlorenes Kind«
(4) »Klötze am Bein«

Rückenansicht
Topi (Nr.)
(5) »Faltstelle, trennt Ober- von Unterkörper«
oberhalb: »Lebendigkeit«
unterhalb: »empfindungsloses Gebiet«, »Das macht mich schwer und zieht mich nach unten«
(6) »Muttermund«
– vgl. 3.1 – Topos (7)

Kommentare und Bilanz der Körperbild-Anamnese

(1) Die *Herzzone* symbolisiert die psychischen und körperlichen Traumata der frühen Lebensgeschichte, die in der prägenden Entwicklungszeit den zentralen Inhalt der Mutter-Tochter-Beziehung bildeten. Die Bemerkung, die vertikale Furche in ihrer Brustregion (eine Operationsnarbe besteht nicht) sei der »*Ort der Empfindungen innerer Zerrissenheit*«, ist doppeldeutig. Zum einen finden sich solche Beschreibungen oft bei Menschen mit frühen Trennungserfahrungen, die rückwirkend

den unsäglichen Zustand traumatischen Stresses im Widerstreit zwischen Hoffnung und Resignation, zwischen Lebens- und Todeskampf metaphorisch »übersetzt« so oder ähnlich ausdrücken. Andererseits bezeichnet sie auch das bewusste Erleben von dauernder Anspannung im Wechsel von Hoffnung und Enttäuschung hinsichtlich der jeweils als existenziell bedeutsam erlebten Beziehungen ihrer Biografie.

(2) Frau M. wurde entgegen ihrer genetischen Hemisphärendominanz bezüglich der feinmotorischen Koordination »umerzogen«. Dieses Thema findet sich oft im Zusammenhang mit Leistungsproblemen nach der Einschulung und kognitiven Folgeproblemen. In unserem Beispielfall sind diese Folgen ausgeblieben.

(3) Beide Traumata, die Fehlgeburt ebenso wie die Kaiserschnitt-Entbindung, belasten das Körperbild der Patientin bis heute. Zur *Fehlgeburt* kommentiert sie: »Obwohl mir Sex von Natur aus eigentlich keinen Spaß macht, habe ich immer zu den fruchtbaren Tagen meinen Mann danach gedrängt. Vielleicht hat ihn das später auch auf Distanz gehen lassen. Es ist wie verflucht und kommt immer so in meinem Leben: Was ich am meisten ersehne, bleibt unerreichbar oder ich muss es verlieren.

Unsere Älteste ist allerdings ohne jede Bemühung entstanden, was sich aus dem Trost (wegen des vorherigen Abortus) ergab, den mir mein Mann damals noch geben konnte.«

Die *Sectio* ist mit massiven Schuldgefühlen und Unzulänglichkeitsvorstellungen verbunden, da Frau M. aus der verinnerlichten Besorgnis, die Zuverlässigkeit ihrer Herzfunktionen betreffend, den ersten der Kaiserschnitte (ohne medizinisch zwingende Indikationen) selbst gewünscht hat. Bei der zweiten Tochter wollte sie unbedingt eine natürliche Geburt erleben. Allerdings habe diese bis zur Erschöpfung gedauert, da sich der Muttermund (6) zu wenig geöffnet habe. Daher erfolgte wieder eine Schnittentbindung. Rückblickend räumt sie auch ambivalente Aspekte ihres Kinderwunsches in dieser Paarbeziehung ein, welche »verkörperlicht« werden: »Mutter zu sein, das ist mein Höchstes und Heiligstes. Aber in Bezug auf den Vater der Kinder habe ich schon geahnt, dass es nicht so wird, wie es werden soll. Deshalb konnte ich mich auch an den Schwangerschaften nicht so freuen, wie ich es mir gewünscht hätte. Hätte ich eine normale Geburt gehabt, dann hätte ich meine Kinder ganz anders auf der Welt begrüßen und als Mutter annehmen können. So brauchte ich, weil ja dieses Bindungshormon durch den Eingriff ausblieb, die ersten Wochen, um meinen Blues zu überwinden.«

(6) Diese somatische Ursachenzuschreibung erscheint zur Entlastung von Selbstbeschuldigung zweckmäßig. Auffällig hingegen ist die hier vorgestellte Lokalität des Muttermundes, der nur in der Rückenansicht dargestellt ist. Das Phänomen der Verlagerung kritischer Topi von der Vorder- auf die Rückseite, von der Genitalzone in den unteren Rücken, findet sich gelegentlich. Es scheint auf Schamprobleme hinzuweisen und findet sich besonders bei Personen, die eine ausgeprägt ambivalente bis ablehnende Haltung zur eigenen Sexualität einnehmen. Bei Frau M. wären unter diesem Aspekt die topischen Entsprechungen von Muttermund und Kaiserschnittnarbe auffällig.

(5) Frau M. erläutert: »An dieser Faltlinie ist mein Körper in zwei Hälften geteilt: Während ich die obere akzeptiere, mich darin lebendig fühlen oder auch Leid empfinden kann, ist mein ›Unterteil‹ wie abgestorben, plump und dumpf. Es zieht mich gewissermaßen nach unten und macht mich schwer.« Das vermittelt den Eindruck, die Patientin stelle sich ihren Unterleib als Lokalität ihrer Depression vor. Die Beschreibung der Abspaltung des Unterleibes erinnert an die Schutzstrategien von Missbrauchsopfern (s. 3.6.9) oder an die fehlenden Unterleiber (3.4.1) als Reaktionen auf eine besonders sexualfeindliche Erziehung.

Bei Frau M. wird der Kontrast zum Wunschbild der »Fruchtbarkeitsgöttin« deutlich. Die Intensität der Abspaltung ist so erheblich, dass selbst negative Körperwahrnehmungen ausgeblendet werden. Offenbar liegt dieser Zusammenhang den Phänomenen verspätet wahrgenommener (im Extremfall ignorierter) Schwangerschaften oder Tumore zugrunde.

(4) Eine wesentliche Ressource der Patientin ist der Volkstanz. Zwar sind die Füße der Skulptur gut ausgebildet und signalisieren Bodenhaftung, doch im Farbschema werden sie nicht als Wohlfühlzone registriert, da das generalisiert »Niederziehende« (eine Umschreibung der Bedrückung, die das Wort Depression bedeutet) das Körpererleben dominiert.

Aufgrund dieser Besonderheiten der Repräsentation und Bewertung des Unterleibes sind funktionelle Störungen der Gebärorgane sowie mangelndes Vertrauen in ihr Funktionieren, wie sie zu den hier geschilderten Kaiserschnitten führten, nachvollziehbar. Die von der Patientin angenommenen Kausalbeziehungen wären plausibel, wenn jeder Kaiserschnitt zwangsläufig Schwangerschaftsdepression und Kontaktstörung zum Neugeborenen bedingen müsste. Diese Verallgemeinerung entspricht nicht den Erfahrungstatsachen. Eine alternative Erklärung könnte zum Beispiel auf dieser Kette von Bedingungsfaktoren beruhen: frühe Trennung mit intensiven und bedrohlichen Herzsensationen *und* die verinnerlichte Verstärkung der Herzängste durch die Mutter ⇨ Befürchtung, den kardiovaskulären Geburtsbelastungen nicht standzuhalten, *sowie* Erwartung einer Enttäuschung durch den Kindsvater ⇨ Motivationskonflikt ⇨ Erschöpfung: zwingt zum Kaiserschnitt und weiteren Durchlauf des Zyklus.

Bewertung: Versagen als Mutter (Patientin ist stark mit Selbstvorwurf beschäftigt, statt sich dem Neugeborenen zuzuwenden) ⇨ kann daher depressive Reaktion nicht überwinden, Kontaktunterbrechung zum Kind resultiert, welche körperlicher bzw. biologischer Erklärung bedarf, um sich vor Eskalation der Selbstbeschuldigungen zu schützen.

Beim Vergleich der mit den Körperbild-Elementen assoziierten Körper-Beziehungs-Episoden mit der verbalen Anamnese ergeben sich zwei verschiedene, einander ergänzende Sichtweisen auf die Entwicklungsbedingungen der Störungen mit weiteren Ansatzpunkten einer effektiven Therapie:

1. Bilanz der Standard-Anamnese

Infolge der frühen Trennung von der Mutter sind Geborgenheit und stabile, emotional unterstützende Beziehungen dominierende Motive. Bedrohung dieser Beziehungen, insbesondere Trennungen, wirken retraumatisierend (d. h. lösen den prägenden beschädigenden Stress erneut aus bzw. führen zur vitalen Resignation) und bilden das zentrale Vermeidungsmotiv.

2. Ergänzung durch Strategien oder Schemata der Beziehungsgestaltung (sensu Young et al., 2005), die mittels Körperskulptur-Modulen gewonnen wurden

Hinsichtlich der *Beziehungsgestaltung* entwickelte Frau M. als übergreifende *Strategie:* »Wenn du keine Mühe scheust und dich darauf konzentrierst, eine wichtige Person für dich zu gewinnen, kannst du dir die

Geborgenheit erarbeiten.« Eine solche Strategie funktioniert unter den Bedingungen (von ihr) abhängiger Bezugspersonen um den Preis von kindlicher Unbeschwertheit und Erkundungsverhalten. Stattdessen müssen möglichst permanente Kontrolle sowie ein hoher Einsatz, fremde Bedürfnisse zu erfüllen, »geleistet« werden.

Untersuchen wir den praktischen *Erfolg*. Während Frau M. in den ersten Lebensjahren als Sorgenkind ihrer Mutter eine symbiotische Bindung erlebte, löste sich deren Grundlage mit fortschreitender Genesung. Von der Schwester zurückgewiesen, warb sie um die Nähe des Vaters. Diese war aus ihrer Sicht an die Bedingungen geknüpft, »Leistungserfolg zu präsentieren, um ihn mit Stolz (auf seine Tochter) zu versorgen«. Dies funktionierte bis zum Gymnasium. Infolge sozialer Entwurzelung (Kontaktprobleme und Verlust des Status als besonders anerkannte Schülerin bei gleichzeitig erhöhten inhaltlichen Anforderungen) waren die emotionalen Leistungsvoraussetzungen nicht mehr erfüllt.

Der »Abstieg zur Realschule« erschien ihr (in projektiver Identifikation) als »Verrat« an den Erwartungen des Vaters. Dessen im Sinne einer sich selbst erfüllenden Prophezeiung wahrgenommene Distanzierung erlebte sie als trennend. Darauf reagierte sie mit der ersten depressiven Episode (seit der frühen Trennungsdepression).

Die zweite Depression folgte auf den »Verrat« der Freundin, welche sie während der Ausbildungszeit beim Lernen unterstützt und bezüglich Komfort in der Wohngemeinschaft verwöhnt hatte.

Mit der dritten Depression quittiert sie das Ergebnis ihres intensiven Engagements für den Partner, welchen zum ›Wunschvater‹ ihrer Kinder auszubilden sie sich mühte, nachdem sie ihm vorher die deutsche Sprache beigebracht und Karrieremöglichkeiten erschlossen hatte.

Lebensorientierende Überzeugungen der Patientin bzw. Leitsätze (sensu Sulz, 2001)

Die wichtigsten Ziele sind die »Schaffung und Erhaltung einer vollständigen Familie, welche Geborgenheit garantiert (das setzt ein kooperierendes Elternpaar voraus)«.

»Meine Qualitäten als Frau zeigen sich im natürlichen Gebären, der mütterlichen Versorgung meiner Kinder und in der Gewährleistung des Zusammenhaltes meiner Familie« (vgl. ›Matriarchale Fruchtbarkeitsgöttin‹).

Selbstkonzept-Überzeugungen aufgrund der Bilanz bisheriger Lebenserfahrungen

»Was ich auch tue, wie sehr ich mich auch mühe, das Schicksal benachteiligt mich. Mir wird trotz meiner Mühe vorenthalten, was für andere selbstverständlich ist.«

»Ich bin weder intellektuell (Gymnasium) bewundernswert noch als Frau attraktiv genug (Desinteresse von Jungen, später von Männern, ›bestätigt‹ durch die Ehescheidung), um einen geeigneten Familienvater ›einzubinden‹.

Was mir noch bleibt, ist die Tatsache meiner Mutterschaft. Es kommt nun darauf an, meinen Kindern die ideale Mutter zu sein und weiterhin in meinem Beruf (besondere) Anerkennung zu finden.«

Die Synthese beider Formen der Anamnese-Erhebungen, der körperlichen und der verbalen, ergibt sich aus den sprachlichen Umsetzungen der topischen Darstellungen (1) und (4).

Wie die Zusammenschau beider Aspekte zu hilfreichen Veränderungen genutzt werden kann, wird im Therapie-Teil unter der Rubrik des Arbeitens mit verinnerlichten Leitsätzen aufgrund der »Körpergeschichten« dargestellt (Punkt 4.3.4).

3.5 Somatisierung von Traumafolgen

Vergleiche der Anamnesen, insbesondere bei somatoformen und Konversionsstörungen, stimmen darin überein, dass aktuelle Wirkungen einer auslösenden Situation und der damit konditionierten Stimuli das Körpergedächtnis lerngeschichtlich früh erfahrener Traumatisierungen aktiviert. Aktuelle Erregungen bilden zusammenwirkend mit diesen vorgebahnten Aktivierungsmustern einen Wahrnehmungskomplex. Dieser überdauert die physikalischen Reizeinwirkungen und hält die Symptomatik aufrecht. Dieses Phänomen erklärt, weshalb *wiederholt bei bestimmten Personen* unverhältnismäßig erscheinende Anlässe schwere Dekompensationen auslösen sowie einen Teufelskreis persistierender Schmerzzustände, katastrophierender Erwartungsmuster und generalisierenden Vermeidungsverhaltens aufrechterhalten können.

Aufschlussreich bezüglich einer individuellen Vulnerabilität bzw. traumatischen Vorbelastungen ist die Studie von *Best*, 2008, der bei

61 % von ambulanten Patienten Psychotherapie-Vorbehandlungen registrierte. 20 % suchten die dritte Behandlung im Verlauf ihrer Patientenkarriere.

Mit der modularen Körperskulptur-Methode steht ein spezifisches Werkzeug zur expliziten und differenzierten Untersuchung von Retraumatisierungsprozessen zur Verfügung.

Dieser Abschnitt belegt an repräsentativen Beispielen die einzigartigen Möglichkeiten der modularen Körperskulptur-Technik, die beschriebenen Zusammenhänge im wörtlichen Sinn abzubilden, um sie in aufbauenden Therapieprozessen (Teil 4) wirksam zu verändern. Bei der Rekonstruktion von Somatisierungsprozessen können eher objektivierbare (ereignisbezogene) und eher subjektiv konstruierte bzw. narrative (beispielsweise »naive Krankheitstheorien«) Bedingungsfaktoren unterschieden und einer Auseinandersetzung zugänglich werden (4.3.4).

3.5.1 Das HWS-Beschleunigungstrauma und weitere schmerzliche Erschütterungen

Fallbeispiel Frau U.
Behandlungsanlass und Symptomatik
Frau U. ist 42 Jahre alt, als Krankenschwester in Teilzeit beschäftigt und alleinerziehende Mutter einer Tochter.

Symptomatik: Im Vordergrund des Leidensdruckes stehen Rückenschmerzen und Verspannungen im Schulter-Nackenbereich. Schwindel und Gleichgewichtsstörungen nach ruckartigen Bewegungen, Kopfschmerz nach Lageveränderungen, Rückenverspannungen, Paraästhesien. Sie hat Angst vor dem Autofahren außerhalb des ihr vertrauten ländlichen Gebietes und vermeidet Autobahnen.

Anamnestische Aspekte
Frau U. wuchs als drittes von fünf Kindern auf. Sie sei »behütet und gut versorgt« worden, habe aber Angst vor dem »strengen« Vater gehabt, der seltener sie selbst, aber »den Rücken des ältesten Bruders mit dem Riemen auspeitschte«. Zum Bruder hatte die Mutter ein symbiotisches Verhältnis. Das Sehnen der Patientin nach mütterlicher Nähe blieb unerfüllt. Als schwerste biografische Belastung bewertet Frau U. das Schei-

tern ihrer Bemühungen, den verheirateten Vater ihrer Tochter als Lebenspartner zu gewinnen. Damit habe sie sich erst vor zwei Jahren, nach dem beruflichen Wiedereinstieg, abgefunden. Die Tätigkeit auf einer chirurgischen Station ist herausfordernd, das »Teamgefühl einfach prima«.

KH: Weitere Auffälligkeiten der psychischen Entwicklung sind nicht bekannt. Von Kindheit an litt sie an häufigen Atemwegsinfekten und -reizungen, die bis heute (Blütenstauballergie) auftreten. Ein Morbus Scheuermann wurde vom 11.–15. Lebensjahr physiotherapeutisch erfolgreich behandelt. Die lange und schwere Geburt der Tochter ließ Risse in Bauchdecke und Damm zurück. Letztere heilten monatelang nicht ab.

Der Autounfall, der die Beschwerden der Patientin auslöste, geschah 14 Monate vor Therapiebeginn. Die Nachhaltigkeit der Schmerzen sei nicht mehr durch den organischen Befund (HWS-Beschleunigungstrauma) erklärbar.

Verdachtsdiagnosen: F 45.4 anhaltende somatoforme Schmerzstörung – VD: posttraumatische Belastungsstörung. DD: keine klinisch relevante Depressivität (BDI – RW 18).

Modul 1 – Beim Schätzversuch

erlebt Frau U. sich kleiner (–20 cm) und gedrungener (Schulter +20 cm) als real (177 cm, 71 kg).

Modul 2 – Die Körperskulptur

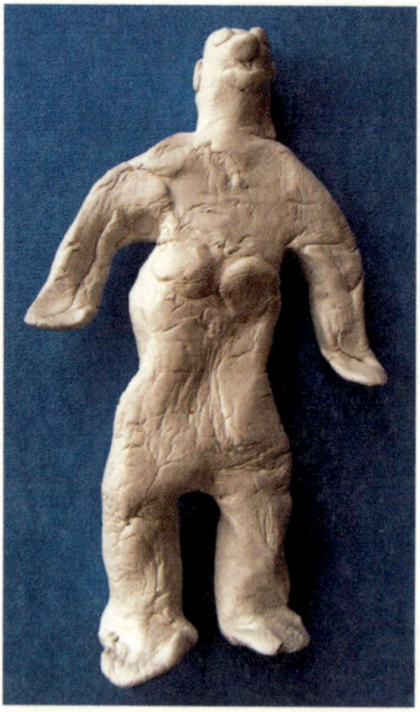

Bauchseite

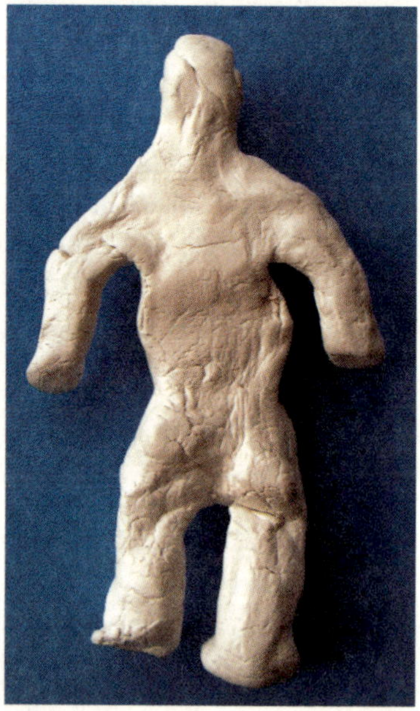

Rückenseite

Modul 3 – Das Interview

»Das Material und das Formen waren mir angenehm. Die Form der Figur entwickelte sich von selbst. Beim Formen des Rückens hatte ich unangenehme Gefühle und Erinnerungsfetzen, einmal kam mir, wie mein Vater meinen Bruder schlägt, und das andere Bild, wie er mich ermahnt, gerade zu gehen. Ich staune, dass meine Beine so kurz geworden sind und die Brüste so tief sitzen. Die Haltung ist jetzt für mich typisch, ich gehe so nach hinten, weil sich dann der Rückenschmerz besser verteilt.«

Modul 4 – Oberflächenbesonderheiten

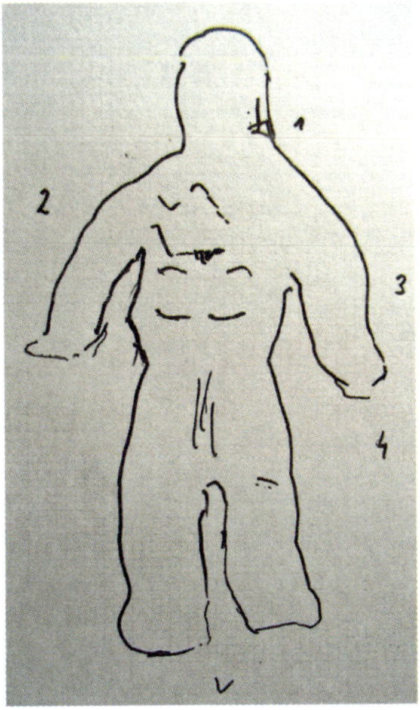

Bauchseite

(1) Vom Hals ausgehender Schmerz
(2) Atembeklemmung, »Sitz der Angst«, Allergien
(3) Arme manchmal wie eingeschlafen
(4) Schwangerschaftsstreifen, Bauchdeckenriss

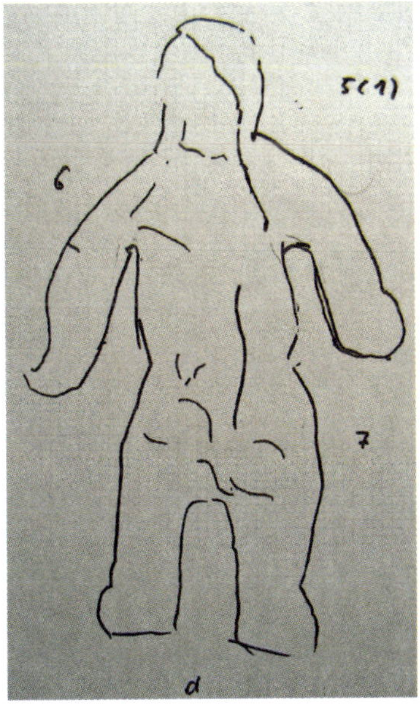

Rückenseite

(5/1) Kopfschmerz
(6) Schulterverspannung und Bewegungseinschränkung
(7) Schmerz über den Rücken, Hüftbereich
(8) Hämorrhoiden, Dammrissnarbe seit Geburt des zweiten Kindes

Modul 5 – Körperfarben: *Kartierung des Befindens*

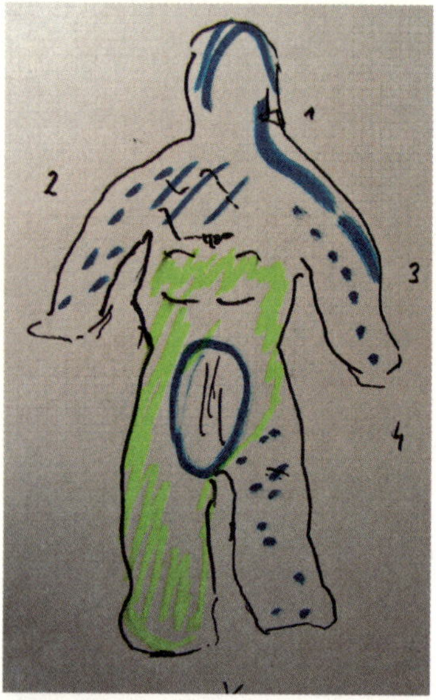

Bauchseite

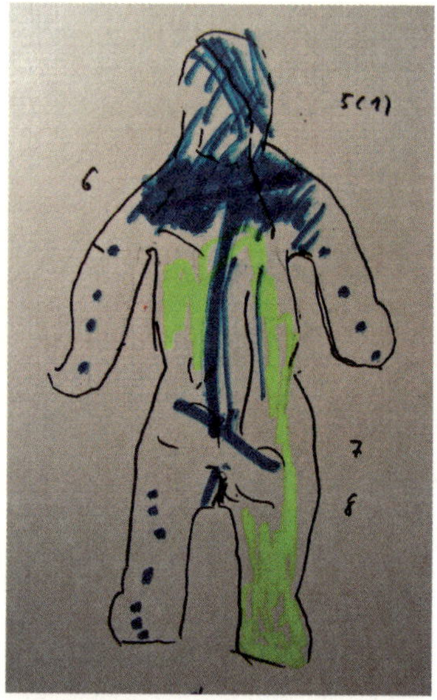

Rückenseite

Kommentar

Das Körperbild zeigt übereinstimmend in Topi und Farbschraffuren die typischen Merkmale des HWS-Traumas, Schmerzmerkmale im Schulterbereich als auch über den absteigenden paravertebralen Rückenzonen.

Weiterhin werden halbseitige Paraästhesien (im Farbschema punktiert eingezeichnet) angegeben, was im zeitlichen Abstand zum Trauma und zum vorliegenden Befund erstaunt. Zur Absicherung bzw. Differenzierung organischer und psychischer Anteile sollten ggf. neurologische und radiologische Untersuchungen wiederholt werden.

Im Körpergedächtnis finden sich noch Spuren aus der Zeit *vor dem* Unfall,

(2) Atembeklemmung
(7) Rücken als Ort der väterlichen Misshandlung, vorrangig beim Bruder
(8) Geburtsfolgen beeinträchtigen das Körperbild

Die »Geburtsopfer«, Schwangerschaftsstreifen und nachwirkende Schmerzen im Dammbereich werden von Frau U. als Verlust ihrer weiblichen Attraktivität interpretiert.

Diese Topi, welche bereits vor dem Unfall bestanden, weisen auf *somatoforme Schmerzpersistenz und* deren Bewertungen auf *kognitive Generalisierungen hin.*

Die korrespondierenden seelischen Schmerzen könnten mit dem Unterliegen in Rivalitäten um zentrale Beziehungsbedürfnisse assoziiert sein (Aufmerksamkeitsdefizite in der Geschwisterreihe, später die Enttäuschung durch den Vater des Kindes).

Die Topi (1, 3, 6, 7) könnten die Somatisierung der, durch den Autounfall aktivierten, Beschwerden aufrechterhalten, zumal sonst kein Hinweis auf sekundären Krankheitsgewinn besteht.

Für die Therapieplanung ergibt sich die Schlussfolgerung, den Rollenkonflikt zwischen Mutterschaft (Mütterlichkeit) und Berufstätigkeit näher zu untersuchen. Letztere ist eine wesentliche Ressource. Andererseits ermöglicht die Verlängerung der schmerzbedingten Arbeitsunfähigkeit, sich als Mutter mehr zu engagieren, was jedoch vor dem Wertesystem der Patientin die schmerzliche Sehnsucht nach dem zur gewünschten »vollständigen« Familie fehlenden Vater wieder stärker anklingen lässt.

3.5.2 Demütigung und Tinnitus

Fallbeispiel Herr W.

Der 56-jährige Manager sucht die Behandlung wegen Tinnitus. Die Ohrgeräusche, welche er in den meisten privaten Situationen tolerieren kann, werden besonders stark, wenn er sich »die volle Konzentration auf berufliche Projekte« abverlangt.

Das Ohrenpfeifen trat erstmals etwa ein halbes Jahr vor Behandlungsbeginn auf, an einem Wochenende. Am Freitag zuvor wurde Herrn W. angekündigt, dass seine Position nicht mehr gebraucht werde und man ihm daher die Einwilligung in »den goldenen Handschlag« anrate. Zwei Wochen später hatte die Geschäftsführung plötzlich die Idee, ein Service-Center in Osteuropa einzurichten. Mit der Umsetzung wurde Herr W. betraut. Das vorangegangene Abfindungsgespräch wurde damit als ungeschehen definiert.

Anamnestische Zusammenhänge
Herr W. berichtet: »Dem Vater war seine Karriere als Polizeibeamter das Wichtigste. Er beherrschte als Patriarch die Familie und agierte seine Stimmungen hemmungslos aus. An manchen Tagen brüllte er und schlug. Manchmal reichte es ihm, eine Ohrfeige zu verabreichen, zu anderen Gelegenheiten veranstaltete er Schläge auf den nackten Hintern nach der Art einer kleinen Exekution. Ich glaube, meine erste Erinnerung ist, wie er auf diese Weise meine Schwester prügelte, die damals etwa sieben Jahre alt war. Der Anlass war, dass sie sich nicht fotografieren lassen wollte. Wenn er mich prügelte, hasste ich ihn, weil er meine Demütigung genoss, und meinen Körper, weil dieser den Schmerz empfand, welchen ich nicht zeigen wollte.

Wenn mein Vater Erfolgserlebnisse hatte, kam er stolz nach Hause. Dann schien er auch auf meine Schwester und mich überschwänglich stolz zu sein. Wenn ich daran denke, spüre ich heute noch diese unvermittelten Nackenschläge, die er als männlichen Ausdruck seiner Anerkennung betrachtete.«

Modul 1 – Schätzung unauffällig bis auf Breitenbetonung der Hüfte +25 cm

Modul 2 – Die Körperskulptur

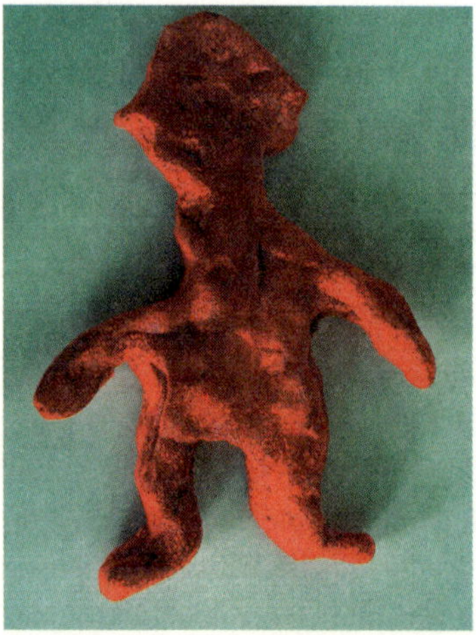

Bauchseite

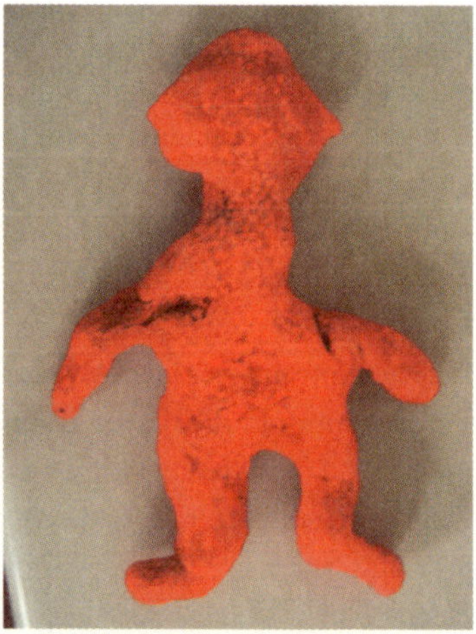

Rückenseite

Modul 3 – Kommentar zur Skulptur
Das abgebildete Körperschema wirkt archaisch. Besonders auffällig sind Flächenhaftigkeit, die Kopf-Rumpf-Proportion und eine hypertroph-asymmetrische Nackenwulst statt einer Schulter.

Interview (Modul 3)
Herr W. verneint die Frage, ob er sich während des Formens der Skulptur in einem früheren Körperzustand fühlte, und erläutert: »Ich bin erstaunt, wie gut meine Figur des Wesentliche darstellt. Mein Kopf ist tatsächlich die Hauptsache, und meinen Hals spüre ich, wenn ich nicht gerade Tinnitus habe, mehr als alles andere, leider meistens angespannt.«

Auf die Asymmetrie angesprochen, befühlt er abwechselnd zunächst seinen Hals, dann die Figur und ergänzt: »Das erinnert mich an die Nackenschläge des Vaters, sie kamen plötzlich von hinten und schlugen auf meiner rechten Seite ein, denn mein Vater war Rechtshänder.«

Modul 4 – Kritische Topi und Modul 5 – Bewertung im Farbschema zusammengefasst:

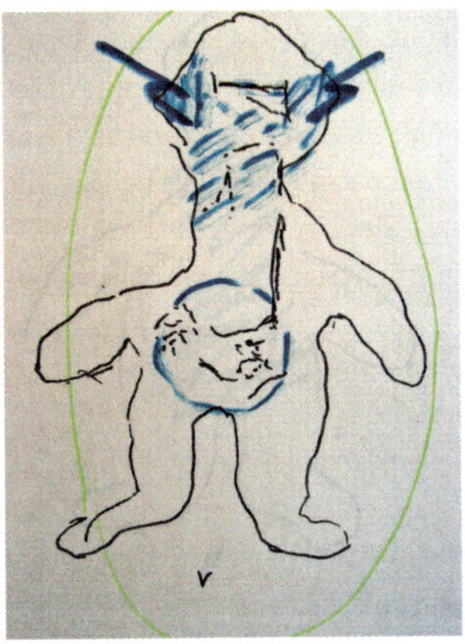

Bauchseite

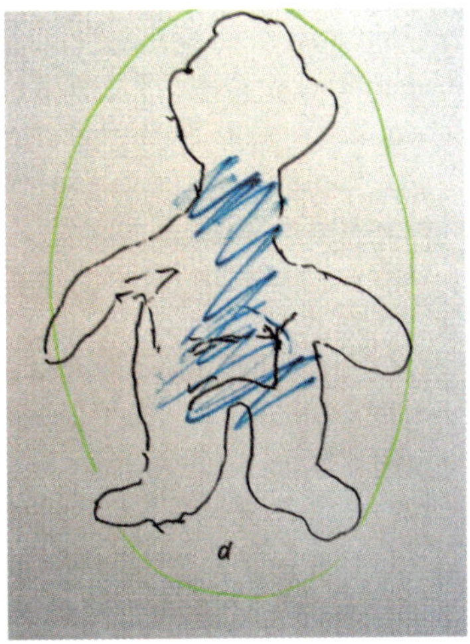

Rückenseite

Bauchseite

Kopf: »Da sehen Sie den Tinnitus. Der dröhnt im ganzen Kopf. Auf den Zusammenhang mit den Nackenverspannungen hat mich schon mein Hausarzt hingewiesen und mir Massagen verordnet.«

Bauch: »Im Bauch habe ich meine Übelkeit eingezeichnet. Die kommt vom Kopf her.

Wenn ich mich nicht konzentrieren kann, bekomme ich ein total flaues Gefühl im Magen, und es ist, als ob es mir die Füße wegzieht.«

»Die gelbe Linie um den Körper bedeutet, dass ich ohne Tinnitus und besonders in entspannten Situationen keinerlei körperliche Beschwerden habe.«

Rückenseite

Die schwarze Linie umgrenzt den Bereich der väterlichen Strafexzesse. »Eigentlich habe ich da kaum ein Gefühl. Es macht mir auch nichts aus, längere Zeit auf harten Stühlen zu sitzen. Wenn der Stress nachlässt, ist mein Rücken vom Nacken bis zum Steiß angespannt wie ein Brett.«

Überlegungen aus der Sicht des Therapeuten

In der Topografie-Skizze der Rückenseite überraschte die Einzeichnung der demütigenden Schläge auf das Gesäß, denn entsprechende Oberflächenbesonderheiten habe ich bei der Betrachtung der Skulptur übersehen. Erst auf die Nachfrage, wo ich die skizzierte Linie bei der Figur finden könnte, wies mich Herr W. auf eine sanfte Vertiefung hin, die eher zu tasten als zu sehen ist.

Ohne Zweifel ist gerade diese Linie mindestens ebenso wichtig wie der Topos des Tinnitus.

Für die Arbeit mit Körperskulpturen kann verallgemeinernd festgestellt werden, dass die Patienten beziehungsweise die Gestalter die Symbolik ihrer Skulpturen besser verstehen als jeder äußere Betrachter, selbst wenn dieser in der Auswertung trainiert ist.

Als effektive Hilfestellung bewährt sich dabei, Assoziationsprozesse des Körpergedächtnisses in Gang zu bringen, durch wiederholte Wechsel vom Betasten intuitiv Aufmerksamkeit erregender Bereiche der Skulptur zu korrespondierenden Regionen des realen Körpers.

Der fast eine Sitzung andauernde visuelle, haptische und interozeptive Kontakt mit der Körperskulptur regte Herrn W. an, zwischen den (für ihn unerwartet erinnerten) Verhaltensweisen des Vaters und den auslösenden Bedingungen des Tinnitus einen Zusammenhang herzustellen.

»Die Konzernführung ist mit mir umgegangen wie früher mein Vater. Nachdem mir unvermittelt das Ausscheiden angekündigt wurde, fühlte ich mich wie geprügelt, gedemütigt und weggesperrt. Nach 15 Jahren auf der Kommandobrücke fühlte ich mich so, obwohl mir gedanklich klar war, dass das alles nicht persönlich gemeint ist. (Darauf jedenfalls habe ich mich immer berufen, wenn ich meinerseits als Repräsentant der Firmeninteressen bewährte Mitarbeiter ›verabschieden‹ musste.)

Nachdem ich mich also schon zum Gehen gewandt hatte, das heißt mir mit meiner Frau überlegt habe, wie ich meinen Ruhestand gestalte, kam es dann wieder ganz anders. Das war wie ein ›Nackenschlag‹ von hinten. Eben noch war ich unnütz und störend – dann plötzlich war ich wieder der Gute, Nützliche, Brauchbare, auf dessen Leistungen man ja so stolz ist.

Dieses Wechselbad der Gefühle kenne ich aus der Kindheit. Ich wäre kaputtgegangen, wenn ich mein Elternhaus nicht bei der ersten Möglichkeit verlassen hätte.

In der Situation, in den Job zurückgeholt zu werden, konnte ich mit Rücksicht auf meine wirtschaftlichen Interessen nicht Nein sagen. Ich schluckte also meine Wut hinunter, wie ich früher meinen Schmerz überwand, wenn mich mein Vater prügelte, obwohl ich vor Zorn jedes Mal fast platzte.

Bei der Zeichnung wurde mir klar, dass die Anspannung über Rücken und Nacken meinen Blutgefäßen Druck macht und mein Innenohr beschädigt. Ich muss also bei meinen Gefühlen ansetzen, um mir zu helfen.«

3.5.3 Gangstörungen und Körperdysmorphie

Fallbeispiel Frau X.
Behandlungsanlass
Die 24-jährige Grundschullehrerin sucht zu Beginn ihrer beruflichen Tätigkeit um Therapie nach.

Symptomatik: Die Patientin leidet unter Stimmungsschwankungen,

Angst vor sozialer Exposition und Gruppen im Zusammenhang mit der Erwartung, durch Blähungen sich in eine beschämende Situation zu bringen. Sie fühlt sich »abscheuerregend hässlich« und daher für eine Partnerschaft »untauglich«. An körperlichen Beschwerden schildert sie Heißhungerattacken, Verdauungsstörungen, Rückenschmerz, Gangstörungen.

Anamnestische Aspekte
Die Patientin wuchs als zweites von fünf Kindern einer Bauernfamilie auf. Sie kam zwei Monate vor dem errechneten Geburtstermin zur Welt und überlebte im Brutkasten. Die Mutter hatte wenig später als ein Jahr nach der Geburt der Patientin eine Totgeburt. Darauf habe die Mutter depressiv reagiert und ihre Alkoholabhängigkeit entwickelt. Zur Patientin habe sie nie eine mütterliche Beziehung aufbauen können. Sie habe sich aber aufopfernd engagiert, als die Patientin unter Fieberkrämpfen litt. Die Mutter habe wegen äußerlicher Ähnlichkeiten (Haar und Augenfarbe) zur ihr verhassten Tante (der Schwester ihrer Mutter) die Patientin als deren »eigentliche Tochter und Verbündete« angesehen. Daher fühlte sich Frau X. aus ihrer Ursprungsfamilie emotional ausgegrenzt sowie stellvertretend misshandelt und erniedrigt. Der im Haus selten präsente Vater war zunächst eher zugewandt und verständnisvoll. In der Grundschulzeit ließ die Mutter Frau X. vorlesen, um Fehler durch rituelle Schläge auf den Kopf, »Kopfnüsse«, abzugewöhnen. Mit Beginn der Pubertät entwickelte die Patientin eine Gangstörung, für die keine organische Begründung gefunden wurde. Daher beschloss der Vater, ihr das »Watscheln mit sanften Hinweisreizen abzugewöhnen«. Da dies nicht half, steigerte der Vater seine Mahnungen zum korrekten Gang und zur aufrechten Rückenhaltung bis zu Fußtritten in das Gesäß. Er kündigte wiederholt an, dass sie »als Krüppel niemals einen Mann finden« wird. Auch der Orthopäde habe der damals 13-Jährigen, in der Absicht, sie zur Gymnastik zu motivieren, prophezeit: »Kein richtiger Mann wird je so ein krummes Mädel wollen wie dich.« Unter Gleichaltrigen fühlte sich die Patientin ausgegrenzt. Mit dem Wechsel aufs Gymnasium traten erstmals die Blähungen in der Klasse auf, die zu weiterer Isolation und Schulschwierigkeiten führten.

Nachdem bis zum 16. Lebensjahr durch intensive Physiotherapie eine weitgehende Korrektur der Schulter- und Hüftstellung gelang und die Gangstörung nur unter »Beobachtungsdruck« rezidivierte, entwickelte Frau X. eine bulimische Ess-Störung. Nach stationärer Therapie trat eine deutliche Besserung ein. Spannungsessen tritt bis heute in Belastungssituationen auf.

Modul 1 – Schätzversuch
Breitenbetonung in Hüfthöhe +20 cm.

Modul 2 – Körperskulptur

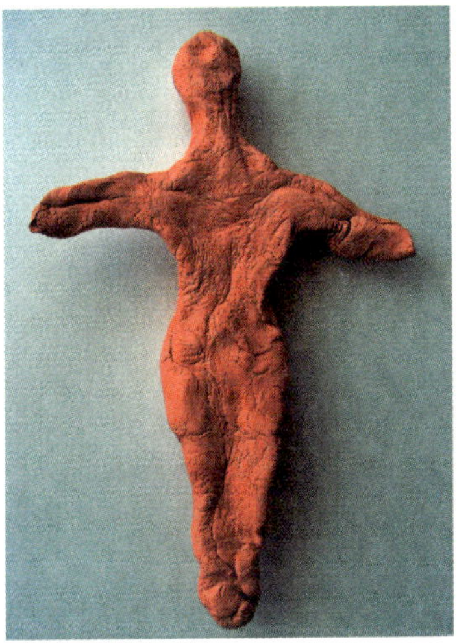

Bauchseite

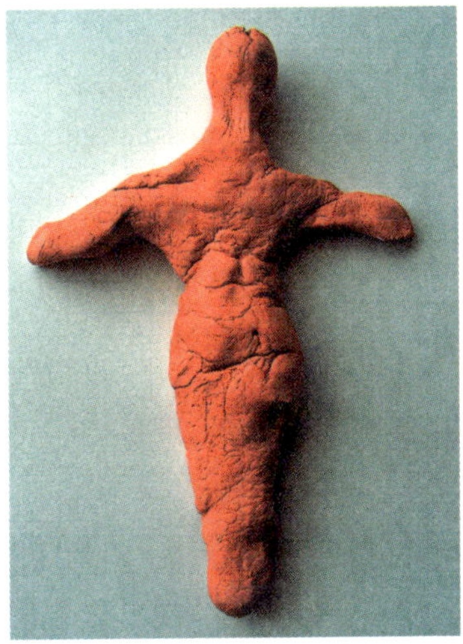

Rückenseite

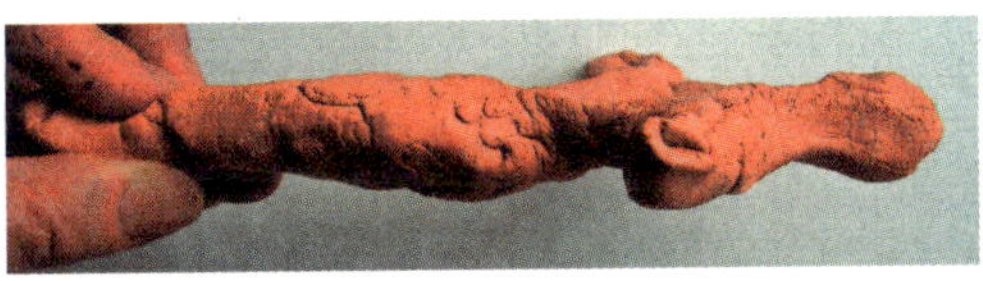

Seitenansicht

Modul 3 – Interview
»Das Material empfand ich als angenehm. Das Formen eigentlich auch, aber wenn ich mir Mühe gab, die richtigen Proportionen zu finden, verkrampften sich meine Hände.

Als ich die Augen öffnete, war ich erstaunt, dass meine Beine zusammenkleben. In meinem inneren Bild habe ich links ein kürzeres Bein. Die Beine habe ich auch viel zu tief angesetzt.

Als ich meinen Unterkörper formte, wurde ich traurig. Von der Hüfte geht so eine Schmerzlinie aus, die den Ober- vom Unterkörper trennt.

Gedanklich habe ich mir vorgestellt, wie es wäre, wenn ich ohne Schmerzen frei laufen könnte. Nein, das ist kein früherer Körperzustand, das bin ich jetzt. Hätte ich die Figur meiner Vergangenheit geformt, wäre bestimmt das Gefühl der Erstarrung als Klumpen wieder hochgekommen.

Als Titel fällt mir ein: ›Lebenserfahrung‹.

Charakteristika der Figur, die auf mich zutreffen: Meine Anatomie ist genauso. Mein Becken ist ausladend und *mein Unterleib hängt am Oberkörper wie ein Klumpen.*

Es gefällt mir, dass die Figur den Hals reckt. Darin erkenne ich meine Neugier wieder.«

Modul 4 – Topografische Skizze

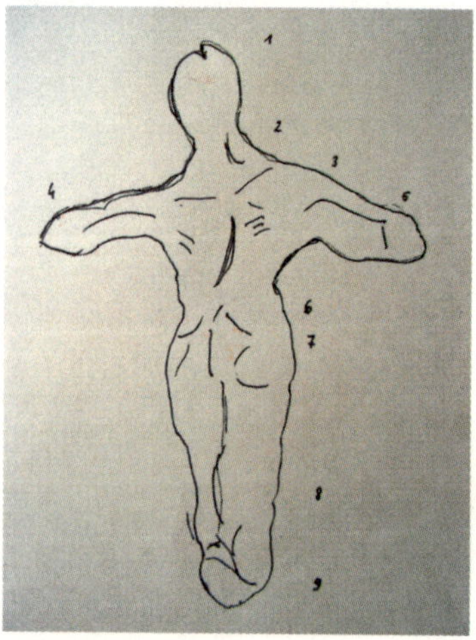

Bauchseite

(1) Reitunfall, schweres Schädelhirntrauma mit 14 Jahren
(2) »Weil mein Rücken schief ist, muss ich mit dem Hals gegensteuern.«
(3) »Meine Brüste bildeten sich viel zu spät und sind klein und hässlich.«
(4) »Meine rechte Seite ist sehr geschickt.«
(5) »Meine Mutter kniff mich oft in den Arm.«
(6) oft Bauchschmerz und Krämpfe
(7) Blähungen
»Ich bin an den Hüften zu dick und habe Reiterhosen.«
(8) »Ich empfinde meine Beine wie an die Hüfte angehängt« – unterhalb der Knie verminderte Sensibilität
(9) tritt mit den Innenseiten der Füße auf, wiederholt Bänderrisse des Sprunggelenks (OP)

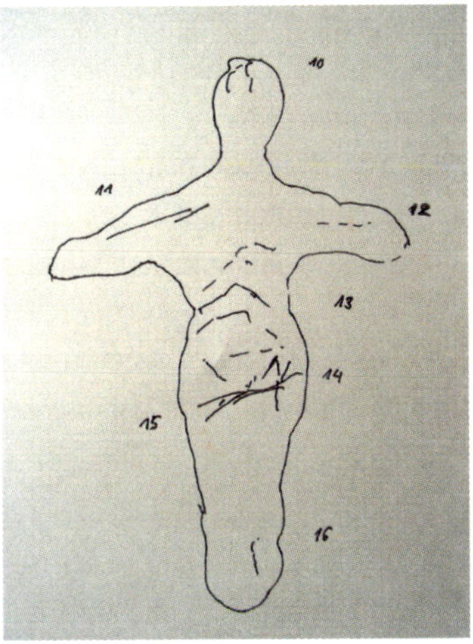

Rückenseite

(10) »Kopfnüsse«, an Haaren gezogen
(11) »Hexenbuckel«, Rippendurchbruch, 13. Lj.
(12) »meine geschickte Hand«
(13) Rückenschmerz
(14) Schläge mit dem Kochlöffel, Tritte des Vaters wegen Gangstörung infolge Steilstellung des Schenkelhalswirbels
(15) Gelenkentzündung (coxa vara)
(16) Füße nicht trittfest

Modul 5 – Farbschema-Skizze

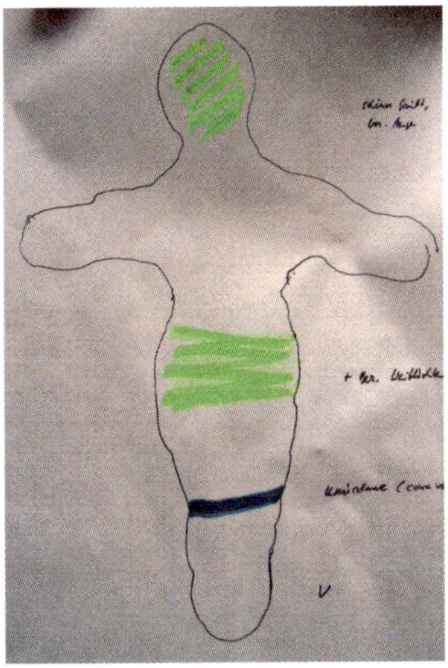

Bauchseite
angenehm: Gesicht, dem Genitalbereich und rechter Arm und die Hände beider Seiten;
Schmerz und Problemzonen:
Kniegelenke infolge Hüftproblem

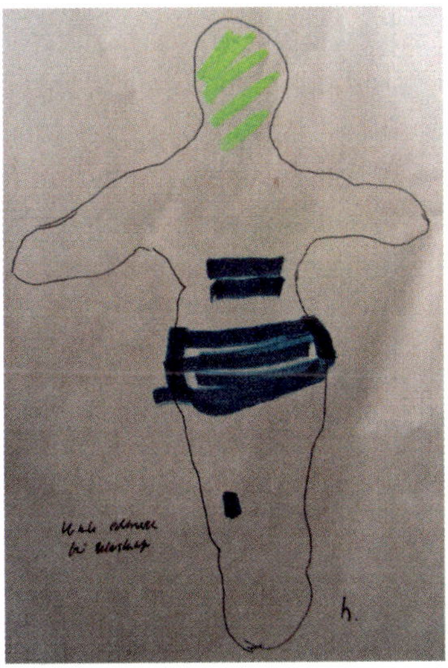

Rückenseite
angenehm:
Kopf

Schmerz und Problemzonen:
Rücken, Hüften, Gesäß

Methodische Anmerkung
Erbringt die Merkmalsskizze überwiegend traumatisches Material, ist die Farbskizze zur Betonung der Ressourcen unerlässlich.

Körpersymbole der Lebenskraft finden sich gewiss bei jedem Patienten, sonst hätte er die Traumata nicht überstanden.

Es bewährte sich der Grundsatz, dass verbale Ermutigung wichtig ist, jedoch erst in Verbindung mit Ressourcenzugriff auf körperlicher Ebene (welchen in der aufzubauenden Therapie zu automatisieren und zu verankern gilt, s. Punkt 4) wird eine nachhaltige Veränderung ermöglicht.

Kommentar
Zur wechselseitigen Bedingtheit körperlicher und psychischer Ursachen
Für die Patientin erscheinen die Zusammenhänge zwischen den Topi und prägenden biografischen Ereignissen infolge der zeichnerischen Umsetzung auf eindrucksvolle Weise nachvollziehbar. Die Erarbeitung psychosomatischer Zusammenhänge sollte Therapeuten jedoch nicht verführen, körperliche Faktoren zu übersehen.

Aufgrund des Fehlens jeglichen sekundären Krankheitsgewinnes sowie orthopädischen Ausschlusses einer Wirbelsäulenverkrümmung oder Bandscheibenschäden im Lendenbereich wurde die nochmalige Abklärung in einer Spezialklinik für Hüfterkrankungen empfohlen.

Dort wurde eine Fehlstellung des rechten Hüftgelenkkopfes diagnostiziert, die inzwischen operativ korrigiert werden konnte.

Zur Loyalitätsproblematik
Die von der Patientin in einem Assoziationsfluss erstellte Merkmalanalyse löste in der anschließenden reflexiven Pause ein »beklemmendes Gefühl«, verbunden mit dem Bewusstwerden eines Loyalitätskonfliktes gegenüber den Eltern aus.

In solchen Situationen erweist sich zum einen als hilfreich, gemeinsam mit den Patienten die *Beobachterperspektive* einzunehmen und aus dieser die objektiven Merkmale der Skulptur zu betrachten, um anschließend deren narrativen Aufforderungscharakter nachzuvollziehen.

Zum anderen ist die Betonung der klaren Unterscheidung der zeitlichen Bezüge – *damals* und *jetzt* – wichtig, um dem Risiko nachhaltiger regressiver Zustände vorzubeugen.

Beispiel: »Sie haben Ihre Eltern nicht verurteilt, sondern nachvollzogen, welche Verletzungen sich in der Körperskulptur ausdrücken. *Damals*, als die Spuren, die Sie vorhin entschlüsselt haben, entstanden, waren Sie noch ein Kind. Sie waren allen damaligen Bedingungen ausgeliefert. *Jetzt* können Sie die Zusammenhänge der Geschichte mit ihren Folgen sowohl aus der *eigenen Sicht* als auch aus der *Sicht Ihrer Eltern* überblicken und verstehen.

Haben Sie sich jemals dafür anerkannt, was Sie trotz der so schwierigen Startbedingungen vollbracht haben, im Wesentlichen aus eigener Kraft sich bis heute so weit zu entwickeln?

Dabei unterstützten Sie alle guten Beziehungen. Sie konnten die Hilfe Ihrer Großmutter, des Krankengymnasten und Ihres Gymnasiallehrers annehmen.«

3.5.4 Depressionen als Distanzierung zum verkörperlichten Schmerz

Fallbeispiel Frau Y.
Symptomatik
Die 53-jährige Patientin schildert Erschöpfung, allgemeine Lust- und Antriebslosigkeit, Appetitverlust, Ermüdbarkeit, Schlafstörungen, innere Unruhe, schmerzhafte Verspannungen der Muskulatur, Gelenkschmerz, wechselnde Beschwerden im Brust- und Bauchraum sowie Kopfschmerz.

Sie kommentiert: »Mein Zustand ist die Folge jahrelanger Aufopferung für andere. Ich möchte nun etwas dafür tun, wieder emotional stabiler zu werden und meine Kräfte zu sammeln, sonst hat alles keinen Sinn mehr.«

Behandlungsanlass
Die Patientin sucht die ambulante Behandlung nach der Entlassung des alkoholkranken Bruders aus stationärer Behandlung. Dieser wünscht, in ihren Haushalt aufgenommen und versorgt zu werden.

Krankheitsanamnese
EA: Die körperliche Entwicklung wurde durch Lungentuberkulose beeinträchtigt. Im vierten Lebensjahr, nach dem Tod der geliebten Tante,

verbrachte Frau Y. drei Monate in einer Lungenklinik. Im fünften Lebensjahr erlitt sie einen Nasenbeinbruch. Seither werden Infekte häufig durch Sinusitiden kompliziert. Seit dem 16. Lebensjahr besteht Schilddrüsenunterfunktion. Seit zehn Jahren, nach einer Kieferoperation, bestehen chronische Gesichtsschmerzen. Seit etwa vier Jahren belasten Frau Y. Beschwerden des Klimakteriums sowie erhöhter Blutdruck, Blähungen und Durchfälle.

Psychische Entwicklung: Es fehlen eigene Erinnerungen an die Kindheit vor der Einschulung. Die Patientin beschreibt sich als schüchternes und angepasstes Kind mit ausgeprägten Ängsten, besonders vor Fremden und Autoritäten. Sie berichtet, dass sich nach einem Fieberschub (Ausnahmezustand, »Schwebeerlebnis«) im zweiten Schuljahr ihr Körpererleben verändert habe. (»Vormals war ich lebendig, danach wurde ich ein mir selbst fremder, freudloser Mechanismus.«) Seither fühle sie sich permanent schwach und müde. Eine schwere depressive Episode trat mit 16 Jahren auf, als der erste Intimpartner sie nach der Mitteilung ihrer Schwangerschaft verließ. Nach dem Schwangerschaftsabbruch unternahm sie einen Suizidversuch. Weitere depressive Episoden lösten der Tod der Mutter und der Tod des langjährigen Freundes (nach Alkoholexzess) sowie der des Vaters aus. Der von der Patientin während seiner Kindheit besonders umsorgte jüngere Bruder eignete sich als Hof-Nachfolger das erhebliche elterliche Erbe an und überließ den Geschwistern symbolische Andenken.

FA: Die Mutter verstarb an »Unterleibskrebs«. Der Vater sei nach dem Tod der Mutter senil geworden und fünf Jahre später verstorben. Der ältere Bruder ist alkoholabhängig. Auch der langjährige Freund der Patientin war Alkoholiker.

Bedingungsanalyse der Entstehungszusammenhänge

Die Schilderung der frühen Kindheit lässt auf eine frühe Bindungsproblematik schließen. Körperliche Zärtlichkeit vermittelte allenfalls die Tante um den Preis der Überwindung von Ekel und der Ansteckung mit Tbc. Auf ihren Tod reagierte die damals Sechsjährige mit einem Trennungsschock. Wenige Wochen später erlebte sie die Einweisung in eine Lungenklinik, auf die sie nicht vorbereitet war, traumatisch: »Meine Mutter sagte, sie müsste mal auf die Toilette, und verschwand. Ich konnte zunächst nicht glauben, dass sie einfach fortgegangen war. Aber dann dämmerte mir, dass sie mich hat loswerden wollen. Diese Vorstellungen verfestigte sich zur Gewissheit, da mich niemand aus der Familie besuchte. Erst später habe ich erfahren, dass damals Angehörige von Kindern unter 14 Jahren zur ›Vorbeugung von Heimweh‹ eine Kontaktsperre einhalten mussten.« Nach der Rückkehr prägte die permanente Unzufriedenheit der Mutter mit ihrem Leben und ihrer Ehe sensitive Bezüge aus. Die Patientin bemühte sich, ihre Geschwister zu bemuttern. Überzeugungen eigener Wertlosigkeit vermittelte die patriarchalische Familienstruktur. Der Vater, Bürgermeister der Gemeinde, empfing sehr oft Gäste mit Kindern, die umworben wurden, während die eigenen Kinder still zu sein oder zu bedienen hatten. Konflikte oder Sorgen wurden nicht besprochen. Zuwendung drückte sich in Versorgungshandlungen aus. Da die Patientin nur als Gebende nehmen kann und eine, ihren Bedürfnissen angemessene, Nähe-Distanz-Regulation nicht erlernen konnte, wurde sie in nahen Beziehungen ausgenutzt. Den Suizidversuch nach dem Schwangerschaftsabbruch überlebte sie durch einen »unwahrscheinlichen Zufall«. Die streng katholisch Erzogene sah darin eine »Fügung, bleiben zu müssen, um meine Schuld ein Leben lang abzubüßen«.

Modul 1 – Schätzversuch

Festgestellt wurden Verkürzung der Körperlänge um 10 cm und Überschätzung der Breite im Bauchbereich, +10 cm.

Modul 2 – Die Skulptur

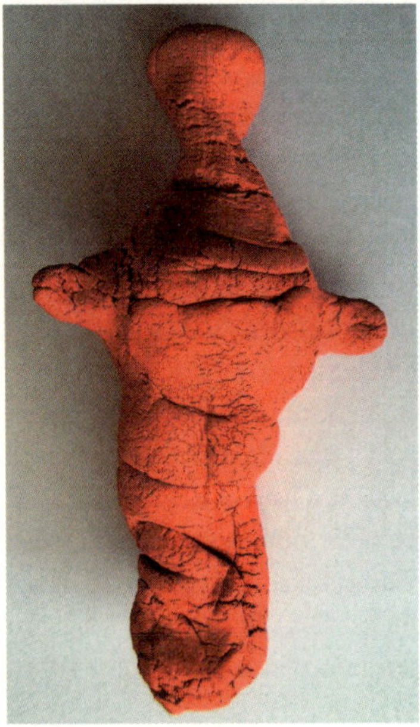

Bauchseite

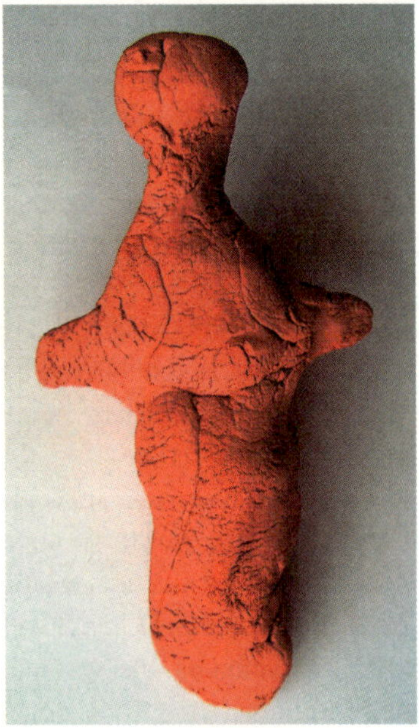

Rückenseite

Modul 3 – Das Interview

»Bei der Ankündigung, dass ich meinen Körper formen sollte, überkam mich schlagartig ein Anflug von *Müdigkeit.* Die anschließende Vorübung hat mich dann aufgeweckt und angenehm entspannt. Ich fühlte mich zu Beginn in einem gedankenlosen Zustand, und es war mir angenehm, das Material zu formen. *Während des Formens kam wieder so eine Müdigkeit hoch. Kurz war mir, als wäre ich vier Jahre alt und sitze allein im Sandkasten.* Der folgende Gedanke war schon wieder ganz erwachsen: Als Kind fühlte ich mich inmitten anderer einsam. Tatsächlich hatte ich eine unstillbare Sehnsucht, wahrgenommen zu werden, nach Anleitung und Anregungen zur Kreativität.

Als ich die Augen öffnete, erstaunte mich, dass meine Füße verschmolzen waren. Nennen würde ich die Figur ›Die Unentwickelte‹.

Typisch für mich ist, dass die Hände fehlen. Zwar habe ich mein ganzes Leben mit den Händen geschafft, aber eigentlich noch nie für mich selbst etwas in die Hand genommen. Gerne wäre ich zu meinem

Oheim in die Lehre als Restauratorin gegangen, denn ich habe eine gewisse künstlerische Begabung. Doch mein Vater brauchte mich auf dem Hof, und meine Mutter war schon zu krank, um ihr Teil zu schaffen. Wenn ich mir die Füße so anschau – mit denen ist doch kein Weiterkommen!

Der Kopf passt doch gar nicht zu dem Körper. Das ist auch ein Gefühl, was mich oft ankommt.

Das hat vielleicht auch damit etwas zu tun, dass ich mich als Frau nie wohlfühlen konnte. So, wie ich erzogen bin, war Sex nur für die Mannsbilder was, zum Spaß haben. Ich habe damit, genau wie meine Mutter, nur Scham und Angst verbunden, und meine Erfahrungen haben mir das bestätigt. Wenn ich Filme sehe, in denen die zärtliche Liebe gezeigt wird, dann habe ich eine Sehnsucht nach dem, was ich verpasst habe, und muss dann oft bitterlich weinen.«

Module 4 und 5 zusammengefasst – **Oberflächenmerkmale, Farbschema**

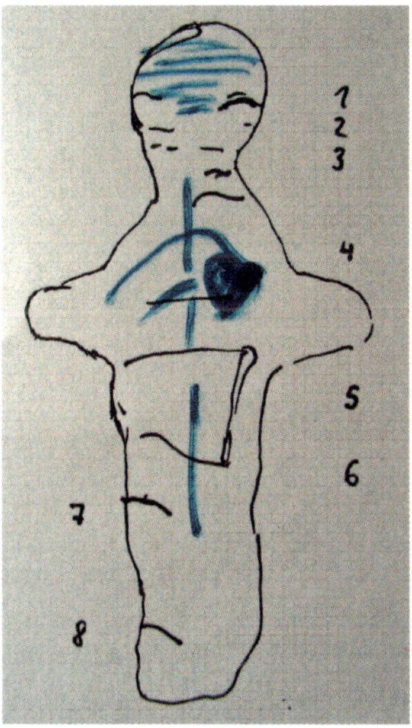

Bauchseite
(Erläuterungen siehe folgende Seite)

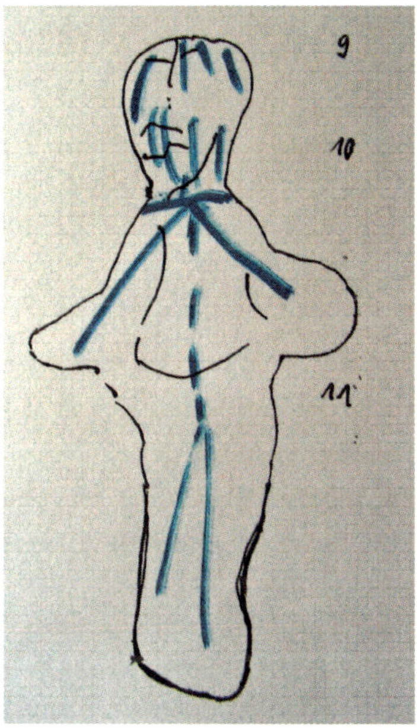

Rückenseite

Erläuterungen zu Modul 4 und 5:
Bauchseite

(1) »Von Kindheit an habe ich nach jedem Schnupfen wochenlang die Nase voll, Entzündungen der Stirnhöhle und Nasennebenhöhlen.
(2) Vor 10 Jahren hatte ich eine Entzündung der Gesichtsnerven. Vorher hatte ich ewig Zahnschmerzen, der Zahnarzt hatte die Wurzel behandelt und eine Zahnfleisch-Nekrose übersehen.
(3) Das ist meine Schilddrüse: Ich nehme ein Medikament zum Ausgleich von Jodmangel.
(4) In der Herzgegend bin ich meist unruhig. Ich nehme mir alles zu Herzen.
(5) Oft habe ich auch Magenweh.
(6) Besonders seit dem Klimakterium habe ich oft Blähungen und Durchfälle. Vielleicht kommt das auch von dem Wechsel zwischen Fasten und Heißhunger, denn meinen Mann stört, dass ich pummelig geworden bin.
(7) Das ist die Stelle in der Leistengegend, da fährt mir oft ein Schmerz hinein. Das ist die Bestrafung mit Kinderlosigkeit wegen der Abtreibung.
(8) Ich habe mir wiederholt den rechten Fuß vertreten. Ich komme schnell aus dem Gleichgewicht und habe deswegen in den Bergen Angst, schmale Pfade zu gehen.«

Rückenseite

(9) »Ich habe oft Kopfweh. Ich bin sehr wetterfühlig. Den Föhn spüre ich manchmal schon Tage vorher in meinem Kopf.
(10) An der Halswirbelsäule habe ich Bandscheibenprobleme. Vor fünf Jahren habe ich einen Bandscheibenvorfall hier (LWS).«

Kommentar

Eindrucksvoll ist in diesem Beispiel die **Gestaltung einer Körperskulptur in einem Regressionszustand.** Die Patientin erlebt den in ihrer Kindheit vorherrschenden Zustand der bedrückenden Müdigkeit »schlagartig« wieder. Dieser befällt sie bereits bei der Vorstellung einer Auseinandersetzung mit ihrem Körper. Während des Schätzversuchs konnte Frau Y. den Bezug zum Hier und Jetzt herstellen. Die Abweichungen von gefühlten und realen Maßen überschreiten die Toleranzgrenzen nicht.

Mit geschlossenen Augen wieder auf ihre Körperwahrnehmung fokussiert, setzte sich die Altersregression durch, was der Patientin während dieses Geschehens nicht bewusst wurde. Erst durch die Betrachtung der spindelförmigen, archaischen Skulptur, die keine Merkmale einer erwachsenen Frau aufweist, und ihre bildhaft-emotionale Erinnerung an den Sandkasten konnte sie rückblickend die Botschaft aus ihrer Kindheit reflektieren.

Der Mitteilungsdrang, den das Skulpturerlebnis auslöst, informiert über zentrale Lebensskripte und lässt sie die Psychosomatik ihrer Depressionen und ihre Trauer um unwiederbringlich entgangene Lebendigkeit und Kreativität in Worte fassen.

Bei der Skizze der Körperfarben wird der helle Signaturstift zur Kennzeichnung des Wohlbefindens nicht benutzt. Aufgrund der Erfahrungen mit diesem Modul weist dies auf generalisierte Abwehrtendenzen und Vitalstörungen hin, z. B. auf schwere Depressivität mit Suizidrisiko oder extreme dissoziative Polarisierung zwischen einem geistigen Selbst und dem von diesem abgelehnten Körper. Daher könnte die von der Patientin auf Sexualität bezogene Entfremdung vom Leib implizit auf ihre gesamte physische Existenz verallgemeinert sein.

Eine wie hier durch Modul fünf belegte Annahme, dass eine Person ihre gesamte Leiblichkeit als ich-dyston erlebt, beinhaltet eine Warnung vor unbekümmerten beziehungsweise schematischen Anwendungen körpertherapeutischer Interventionen.

Im Fall von Frau Y., die sich noch intensiv sehnen kann und sich selbst kreative Potenziale zugesteht, besteht eine gute »Verhandlungsgrundlage«, zunächst mit der verzweifelten Sechzehnjährigen in Kontakt zu kommen, welche das Scheitern ihrer Weltflucht als Urteil lebenslänglicher Selbstbestrafung aufgrund der Gegebenheiten und ihrer Überzeugungen *damals* missverstehen musste. (S. hierzu auch narrative Behandlungsansätze. Punkt 4.3.4)

3.5.5 Überleben als Schildkröte

Fallbeispiel Frau Z.
Behandlungsanlass
Frau Z. ist 34 Jahre alt, Sachbearbeiterin. Gewollt kinderlos, führt sie mit ihrem Lebenspartner einen gemeinsamen Haushalt. Auslösend für den

Beginn der Psychotherapie war ihr Unvermögen, sich gegen eine »dominante und vereinnahmende« jüngere, gleichrangige Mitarbeiterin durchzusetzen.

Seit einigen Monaten belasten sie auch die unstillbaren und vorwurfsvollen Forderungen der Mutter, ihr bei der Pflege des an Hodenkrebs erkrankten Vaters mehr beizustehen. Zudem steht eine berufliche Umstrukturierung an. Die Patientin fürchtet entgegen bisheriger Erfahrungen, neuen Herausforderungen kaum gewachsen zu sein.

Symptomatik

Frau Z. schildert Schlafstörungen ohne organischen Befund, Magen- und Darmbeschwerden, Migräne, Allergien und Asthma, Muskel-, Sehnen-, Gelenkschmerz sowie wechselnde vegetative Symptome. Vom Rheumatologen wurde die Verdachtsdiagnose Fibromyalgie gestellt. Psychische Beschwerden sind Albträume, Fühllosigkeit, Erregungszustände, Konzentrationsstörungen, Schuldgefühle sowie diffuse Krankheitsbefürchtungen.

Anamnestische Aspekte

FA: Der Vater (61 Jahre alt) ist seit der Kindheit der Patientin berufsunfähig (Frau Z. vermutet wegen einer Zwangserkrankung). Er leidet an Magen-Darm-Beschwerden, Allergien und Ekzemen. Die Mutter (62 Jahre alt) »hat Herzprobleme«. (Die Patientin vermutet psychosomatische Verursachung), sie ist »sehr nervös und oft depressiv«.

EA: Wegen der aus ihrer Saugglockengeburt resultierenden »Missbildung am Kopf« wurde Frau Z. vom Vater abgelehnt. Von früher Kindheit an leidet sie an allergischen Reaktionen und Neurodermitis. Als kinderneurotische Symptome bestanden Nachtangst, Albträume, Daumenlutschen, Nägelknabbern, Zähneknirschen (Letzteres tritt noch heute auf). Wegen »Verschiebung einer Wachstumsfuge« hatte sie Rückenschmerzen und Gangunsicherheit. Wiederholt erlitt sie als Vorschulkind Knochenbrüche. Ein allgemeiner körperlicher Entwicklungsrückstand glich sich bis zur Vorpubertät aus. Das Auftreten der Menarche mit 14 Jahren wurde als schockierend erlebt, zumal der Vater dies als »völlig verfrüht und sehr schlimm« bewertete. Seit der Schulzeit besteht panische Prüfungsangst. In zeitlichem Zusammenhang mit den Vorwürfen der Mutter nach dem Verlassen des Elternhauses mit 17 Jahren traten erstmals Migräneattacken und Magenbeschwerden auf, unter denen die Patientin bis heute leidet. Seit 10 Jahren bestehen, ausgelöst durch eine Spirale, Verspannungen und Schmerzen im Unterbauch. Vor zwei Jahren erlitt Frau Z. ein Beschleunigungstrauma der Halswirbelsäule. Seither bestehen Nacken- und Spannungskopfschmerzen und, infolge eines Bruches der Mittelhandknochen, Schmerzen bei feinmotorischen Tätigkeiten.

Zur Biografie

Die Geburt der Patientin sei der Anlass der elterlichen Eheschließung gewesen. Der Vater betrachtete seine Tochter nach der Geburt als ›entstellt‹ (!) und habe sie von Anfang an abgelehnt. Seine Gewaltausbrüche, die sich zunächst verbal gegen die Mutter und dann oft misshandelnd gegen die Kinder, besonders die Patientin, richteten, »erzeugten zu Hause ständige Angst«. Die elterliche Beziehung erscheint als sadomasochistische Kollusion, in welche die Kinder einbezogen wurden. Während der Bruder, dem Vorbild des Vaters nacheifernd, seine Mutter entwertete, übernahm die Patientin die Rolle der hilflosen Retterin ihrer Mutter. Die Mutter wird als »unkörperlich« beschrieben. Die Patientin hatte den Eindruck, sie nicht belasten zu dürfen (magische Schuldvorstellungen bezüglich der Herzerkrankung der Mutter, überbürdende Übernahme aller Verpflichtungen im Haushalt), wenn sie nicht ihren »Tod verschulden« und damit dem Vater noch mehr ausgeliefert sein wolle.

Paranoide Zwänge des Vaters und eigene Schamgefühle sowie ihr körperlicher Entwicklungsrückstand behinderten die Entwicklung selbstbewusster Weiblichkeit und sozialer Kompetenzen.

Diagnosen: Somatisierungsstörung, rezidivierende depressive Störungen, primäre Fehlentwicklung mit dependenten und selbstunsicher vermeidenden Überlebensstrategien.

Modul 1 – Schätzversuch

»Bei dem Einschätzen war ich erstaunt, dass ich in Wirklichkeit (25 cm) größer und viel schlanker bin (Breite in Hüfthöhe +29 cm), als ich mich fühle.«

Anmerkung:
Die äußere Erscheinung der Patientin (170 cm, 73 kg) ist auf den ersten Blick kaum auffällig. Beobachtbar sind eine steife Rückenhaltung, leicht angehobene, nach vorn gebeugte Schultern sowie beim Gehen ein angedeutetes Nachziehen des rechten Beines.

Modul 2 – Körperskulptur

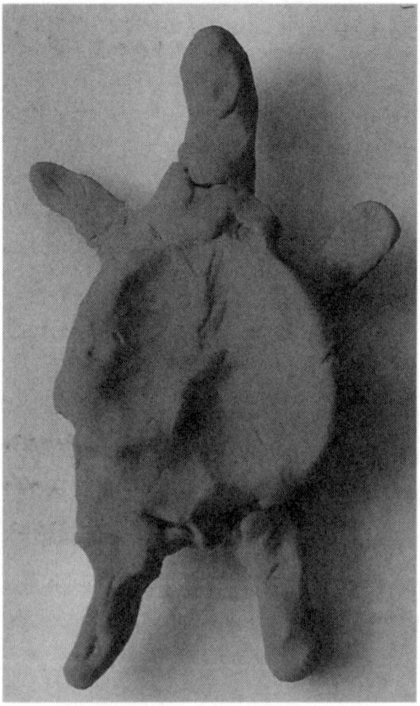

Bauchseite

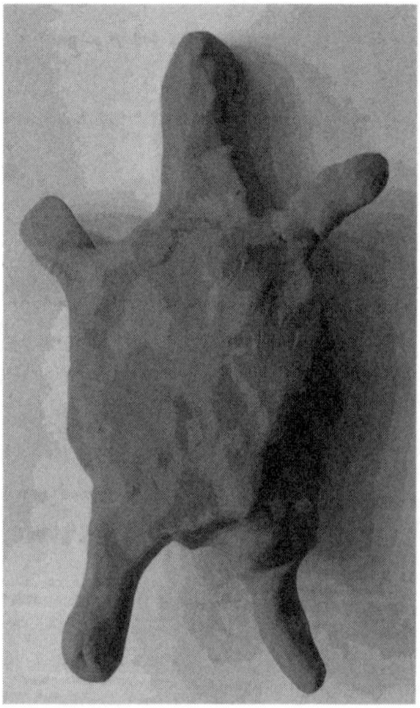

Rückenseite

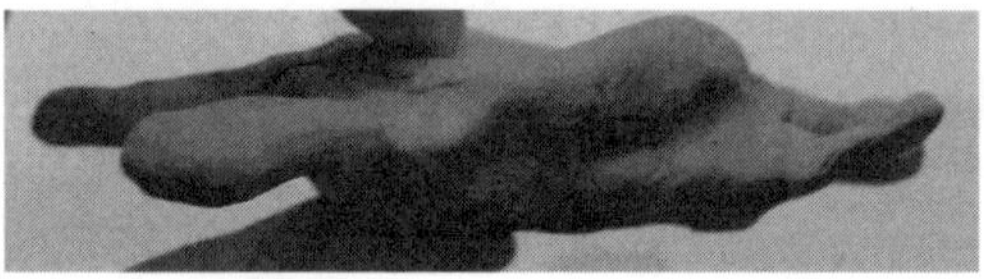

Seitenansicht (von links)

Modul 3 – Interview

»Nein, zu Beginn hatte ich kein besonderes Bild im Kopf, das hat sich alles erst entwickelt. Beim Schließen der Augen kam kurz ein etwas ›mulmiges Gefühl‹ hoch. Das Kneten hat mich aber sehr schnell auf eine angenehme Art beruhigt.

Als ich die Augen öffnete, war ich erstaunt, wie breit meine Figur geraten ist und dass die Beine so unterschiedlich lang sind. Zuerst dachte ich, ich habe das falsch gemacht, das ist ja nicht mein menschlicher Körper, sondern eine Schildkröte geworden. Trotzdem, es passt genau zu mir. Ich mag die Schildkröten, weil sie zart und langsam sind und sich sicher fühlen können unter ihrem Panzer. Im Zoo habe ich immer die meiste Zeit bei den Riesenschildkröten zugebracht. Ich sollte mir auch noch einen dickeren Panzer wachsen lassen.

Ich meine, beim Formen war ich in der Gegenwart. Aber zu der Figur fallen mir zwei Geschichten ein, die meine Mutter mir immer wieder erzählt hat. Wegen der Saugglocken-Geburt hatte ich eine Beule am Kopf, und es brauchte eine Weile, bis sich die Verformung der Fontanellen zurückbildete. Mein Vater habe bei meinem Anblick gesagt, ich sei das hässlichste Monster, das je zur Welt kam. Ich könne nicht von ihm abstammen, ich wäre verwechselt. Meine Mutter sollte mich in der Klinik lassen.

Dann ist da noch die Geschichte von der Wachstumsfuge (Oberflächenmerkmal 5). Meine Mutter sagt oft, wenn sie etwas von mir verlangt, dass sie wegen mir schon so viel durchzustehen hatte. Dann denke ich immer an die Missbildungen. Besonders, wenn es mir ohnehin schlecht geht, empfinde ich mich als verkrüppelte Gestalt. Als ich in die Pubertät kam, hat mein Vater immer mein Brustwachstum beobachtet, denn ich bekam viel zu spät und zu wenig Busen. Deshalb haben mich die anderen in meiner Klasse ›Bohnenstange‹ genannt. Seltsamerweise hat aber gerade mein Vater, der überzeugt war, dass mich später sowieso keiner nehmen wird, sehr genau überwacht, dass ich ja keinen kurzen Rock anziehe. Mädchen, die Shirts mit Spaghetti-Trägern tragen, bezeichnet er als ›übelste Schlampen‹.«

Modul 4 – Oberflächenmerkmale

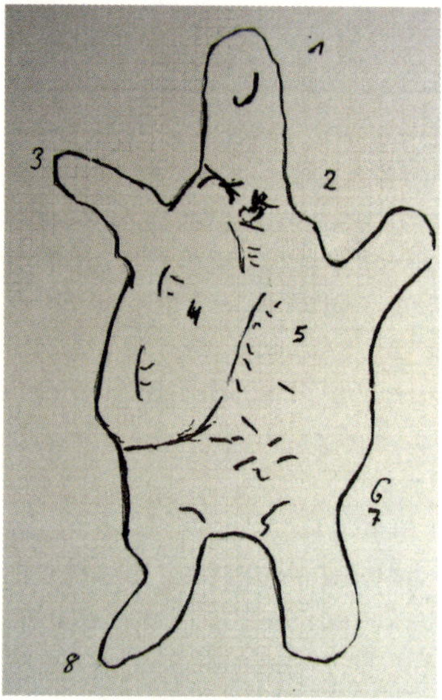

Bauchansicht

(1) »mein verdrückter Kopf«

(2) »der Kloß im Hals, wenn ich protestieren möchte«

(3) Rollersturz als Kind, Handbruch bei Autounfall

(4) Beklemmungsgefühle, oft Atemwegsinfekte

(5) »die Wachstumsfuge?«

(6) »Unterleibsschmerz, Vergewaltigungsversuch, als ich 16 Jahre alt war«

(7) Ständige Blasenentzündungen, keine Lust auf Sex

(8) ständiges Umknicken des rechten Fußes, trittunsicher

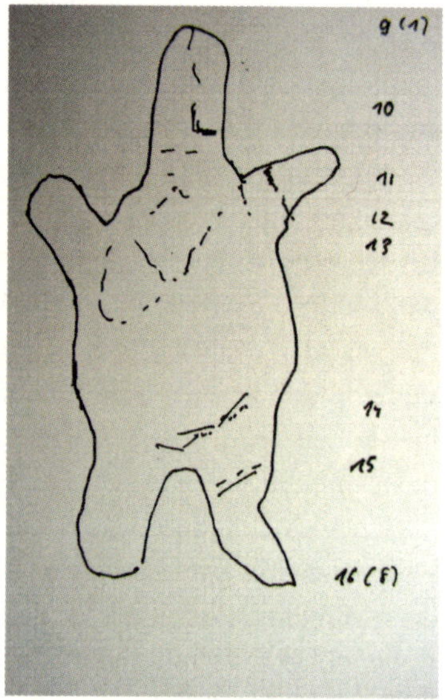

Rückenansicht

(9/1) »die Kopfblase, oft Migräne«

(10) »das Schleudertrauma«

(11) »Mein rechter Arm ist vom Schultergelenk aus blockiert.«

(12) Schmerz und Muskelhartspann im Nackenbereich

(13) Schulterverspannung

(14) Wechsel zwischen Verstopfung und Durchfall, schmerzhafte Hämorriden

(15) Beinbruch in der Kindheit

(16/8) Bänder oft überdehnt, Trittunsicherheit, Fußstellung belastet die Innenkanten

Modul 5 – Körperfarben

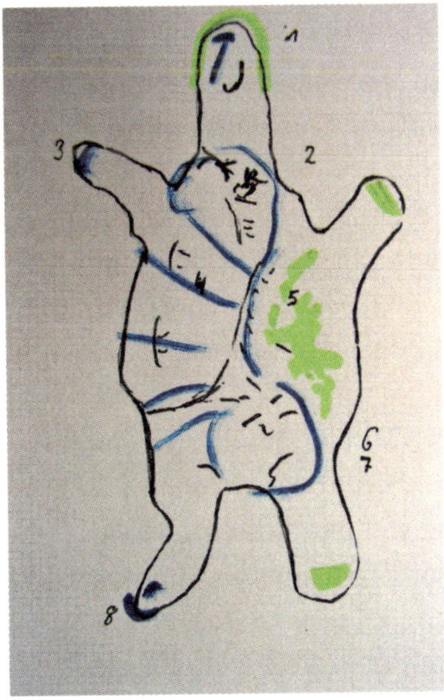

Bauchseite

»In meiner linken Körperseite habe ich mehr Kraft als in der rechten. Wenn ich mich wohlfühle, beginnt das angenehme Gefühl entweder vom Kopf oder auch von der linken Seite aus.

Die rechte Seite ist meine Schmerzseite.

Im Kopf habe ich die Migräne eingezeichnet. Auch finde ich mein Gesicht nicht schön, die Nase ist doch etwas schief.«

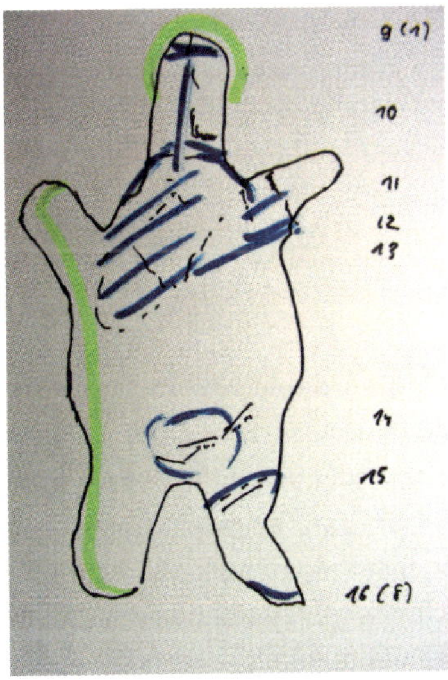

Rückenseite

»Wenn ich im Stress bin, verkrampft alles vom Kopf bis zum Schultergürtel.

Weshalb ich in der Mitte nichts spüre? Vielleicht habe ich tatsächlich so etwas wie einen Panzer.

Wenn mein Vater mich schlug, dann meist auf das nackte Hinterteil mit der flachen Hand.

Mein rechtes Bein ist sehr ungeschickt. Wenn ich schnell laufen will, habe ich das Gefühl, es würde abknicken. Dazu fällt mir ein Wiederholungstraum ein: Ich muss um mein Leben rennen und stolpere über mein rechtes Bein.«

Kommentar

Makroanalyse

Die Diagnostikmodule zum Körperbild bestätigen auch bei diesem Beispiel die Vermutung, dass sich die Symptomatik der Patientin auf der Grundlage einer Bindungsstörung und als Traumafolgestörung entwickelt hat.

Die zentralen Lebens- und damit auch Genesungsmotive sind Geborgenheit (symbolisiert mit dem Panzer der Schildkröte) und Zugehörigkeit. Beide sind aktuell gefährdet, sowohl durch die Situation der betrieblichen Umstellung als auch infolge der Mutter-Übertragung auf die forsche Mitarbeiterin.

Die (Mittäterin) Mutter mutet ihrer Tochter zu, ihre gegenwärtige Distanz zum (Täter-)Vater aufzugeben. Hierzu benutzt sie wieder jene psychologischen Erpressungsinstrumente (der Schuldzuweisung am »Elternmord« via magisches Bewirken katastrophaler Krankheitsfolgen). Mit Ankündigungen verhängnisvoller, schicksalhafter Bestrafungen wurde Frau Z. bereits als Heranwachsende funktionalisiert. Sie stellte sich darunter schlimme Krankheiten vor.

Durch den Abstand von den Eltern hatte Frau Z. sich in den letzten Jahren stabilisieren können. Nun fürchtet sie aber, »dem moralischen Druck nicht mehr länger standzuhalten«, da der Vater nach dem Bericht der Mutter unlängst einen Herzanfall erlitten und nicht mehr lange zu leben habe.

Mikroanalyse auf modularer Ebene

Eindrucksvoll ist die topische Introjektion der Schlüsselgeschichte von Leiden und Verpflichtung in das Körpergedächtnis. Die Hässlichkeit des Kopfes (1) und die Wachstumsfuge (2) sind dauerhaft »kartiert«. Sie werden empfunden und bestätigt, wenn es der Patientin nicht gut geht. Es geht ihr besonders schlecht, wenn der Vater sie physisch entwertet oder ihre Versorgungsleistungen einfordern lässt. Beides ritualisierte er gemeinsam mit der Mutter zur Abfuhr seiner Aggressionen, zur Kompensation und Projektion eigenen Unzulänglichkeitserlebens. Jeder Blick in den Spiegel und jede Neckerei Pubertierender verstärkte ebenfalls die Idee der Ablehnung ihrer Körperlichkeit. Mit anderen Worten: Jede Retraumatisierung löst regressive Empfindungen aus, welche die körperdysmorphen Überzeugungen mit allen gravierenden Folgen hinsichtlich Selbstwerterleben, Selbstbehauptung, Kontaktgestaltung und Sexualität zirkulär bestätigen.

Frau Z. generalisiert ihre Erfahrungen, indem sie den an Nietzsche erinnernden Gedanken formuliert: »Wenn ich mit meinen Chinchillas zusammen bin, dann bin ich froh. Ich vergesse dann die Boshaftigkeit der Menschen und *fühle mich einfach wohl.*«

Wenn wir ihre Skulptur betrachten, können wir in allen eingezeichneten Einzelheiten nachvollziehen, was sie physisch empfindet.

Der *Panzer*, als Bereich im Rücken, der weder angenehme noch unangenehme Gefühle aufweist, erinnert auch bezüglich der Körperskulptur an die Schutzstrategie, die auch Frau S. praktizierte (s. a. nächsten Beispielfall). Die Skulpturgestalt entspricht dem Spindel-Typ unserer Untersuchung bei früh Traumatisierten (Punkt 2.4).

Zu Lateralitätsunterschieden

Organische Ursachen sind oft Arm- bzw. Beinverkürzungen oder bleibende Muskelschwächungen nach Nervenverletzungen, einseitige Bewegungseinschränkungen oder Verspannung durch Fehlstellung der Hüfte.

Der Einfluss psychischer Faktoren ist nach Abwägung des anteiligen Gewichtes organischer Bedingungen einzuschätzen. Allgemein bekannt sind die Auswirkungen erzwungener Rechtshändigkeit. Oft jedoch spiegeln Asymmetrien ohne anatomische bzw. funktionelle Entsprechungen auch raumsymbolische Kartierungen der Einwirkung prägender Bezugspersonen wider. Antworten auf eine Befragung zu symbolischen Kartierungen der Positionen von Bezugspersonen weisen darauf hin, dass die Lateralitätsunterschiede, wie Frau Z. sie schildert, zum Teil auf einer Projektion der polaren kindlichen Lebenswelt zwischen »Gefahr und Sicherheit« (links: gefühlte Position des Bruders – rechts: assoziiert mit der Position des Vaters) beruhen könnten.

Beispiel: Wenn der sonst selten präsente Vater bei den rituellen Mahlzeiten rechts neben dem Kind zu sitzen pflegte und dessen Benehmensverstöße körperlich sanktionierte, finden sich die Spuren davon im Körperbild (Modul 5) entsprechend topisch lokalisiert, bzw. die Gestik (Modul 3) zeigt eine Abwendung des Kopfes nach links und eine rechts schützend in den Nacken gehobene Schulter.

Bei Frau Z. sind die Verletzungen des rechten Beines und des rechten Armes auf einen Unfall zurückzuführen, den sie erlitt, als sie beim Trittrollerfahren von einem Pkw erfasst wurde. Sie erlitt außer Todesangst auch linksseitig Frakturen des Schienbeines und des Oberarmes – s. Modul 4 (11), (15). Zwei Jahre vor Beginn der Behandlung erlitt sie ein Schleudertrauma und den Bruch eines linken Mittelhandknochens. Wenn wir den ersten Unfall als ein »Priming« der Bahnung erhöhter rechtsseitiger Schmerzsensibilität betrachten, dann könnte der in neuerer Geschichte geschehene Autounfall den, zwischenzeitlich durch die räumliche Trennung vom Elternhaus reduzierten, Stress wieder auf ein Niveau besonderer Vulnerabilität gesteigert und somit die anfänglich beschriebene Dekompensation mit rechtsseitig vorherrschenden körperlichen Symptomen vorbereitet haben.

Zu den Topi (8) und (16) ergänzte die Patientin: »Ich glaube, ich war als Kind *hyperaktiv*. Ständig bin ich irgendwo angerannt oder ausgerutscht und hatte immer wieder kleinere Verletzungen.«

Eine, m. E. wahrscheinlichere, Interpretation betrachtet die Unfallserie als Folge unkoordinierter, mitunter impulsiv fehlgesteuerter Motorik bei eingeschränkter Orientierung im Raum. Für in Beziehungen dauernd traumatisierte Kinder halten Stressbelastungen an, solange sie den schädigenden Bezugspersonen ausgeliefert sind. Daher müssen sie, zu Lasten einer die Umgebung erkundenden räumlichen Orientierung, Prioritäten in Bezug auf ihre Peiniger setzen und emotionale Spannungen abreagieren. Es überfordert sie, sich gleichzeitig einen Überblick über den Aktionsraum zu verschaffen und mögliche andere Gefahren, beispielsweise des Straßenverkehrs, rechtzeitig einzuschätzen.

Hinsichtlich der Behandlungsplanung ist es relevant, eine langfristige Orientierung und Sicherheit in der Arbeitsbeziehung aufzubauen, Stress zu reduzieren und emotional zu stabilisieren durch Förderung der Ressourcen, wobei auch die einzelnen Hinweise bezüglich angenehmer Körperfarben einbezogen werden. Dann können auf der Grundlage der in groben Zügen bereits vorliegenden Trauma-Landkarte, orientiert an den Bedürfnissen und Ressourcen der Patientin, mit dieser die weiteren Behandlungsziele geplant werden.

3.5.6 Somatisierung von Schuld und Strafe (als Täterintrojektion)

Behandlungsanlass
Frau A. ist 38 Jahre alt, alleinerziehende Mutter einer 11-jährigen Tochter und eines 9-jährigen Sohnes. In ihrem Beruf als Apothekenhelferin ist sie halbtags tätig. Die Behandlung sucht sie, weil sie sich in letzter Zeit gegenüber ihrem Sohn »kaum noch durchsetzen« kann.

Symptomatik: Frau A. schildert quälende Krankheitsbefürchtungen, Atembeklemmungen, Erschöpfung, innere Unruhe, Schlafstörungen, Selbstabwertung und ständiges Wiederholen von Gedanken. Sie kommentiert: »Ich habe Selbstwertprobleme, seit ich denken kann. In den letzten Wochen aber vibriere ich innerlich und habe das Gefühl, die Übersicht zu verlieren und total zu versagen.«

Lebensgeschichtliche Aspekte
Frau A. wurde mit einer Lippen-Kiefer-Gaumenspalte geboren. Die Mutter reagierte auf die Behinderung beschämt mit emotionaler Abwendung und Rückzug in ersatzweise Versorgung (materieller Zuwendungsersatz und dramatische *Krankheitssorgen*). Die Patientin fühlte sich aus einer Symbiose der Mutter mit der jüngeren Schwester ausgegrenzt. Im Zusammenhang mit Operationen bzw. Krankenhausaufenthalt erfuhr sie wiederholt traumatisches Verlassensein. Infolge der »Hasenscharte« wurde sie aus Gruppen ausgeschlossen und kompensierte als Clown. Sie hatte kurzfristige Aufmerksamkeitserfolge um den Preis, langfristig »nicht ernst genommen« zu werden. Zwischen Mutter und Vater herrschten aggressive Spannungen, die Trennungsangst provozierten. Trotz der impulsiven Gewalttätigkeiten des Vaters reagierte die Patientin depressiv auf die Trennung der Eltern. Nachdem der Ehemann der Tante, ihr »Ersatzvater«, gestorben war, fühlte sich Frau A. haltlos. Auf der Suche nach Zugehörigkeit geriet sie unter dem Einfluss des Vaters ihrer Kinder in das Drogenmilieu. Daraus resultierten ständige Konflikte mit ihrer Mutterschaft. Als der Partner inhaftiert wurde, gelangen ihr die Flucht aus dem Schadmilieu und der Aufbau eines eigenen Lebens am geografisch entgegengesetzten Ende Deutschlands.

Hinweise auf lerngeschichtliche Prägungen körperlicher Beschwerden: Asthmatische Reaktionen bestehen seit der Kindheit in Zusammenhang mit Wechsel zwischen emotionaler Vernachlässigung mit latenter Trennungsangst und Phasen »erdrückender« Fürsorge; gynäkologische Beschwerden: wiederholte Entzündungen und zwei Schwangerschaftsabbrüche, Eileiterschwangerschaft; Entfernung des rechten Eileiters.

Modul 1 – Schätzversuch

Beckenbreite und -tiefe erheblich überschätzt: +32 cm, +27 cm.
(Frau A. ist von leptosomer Konstitution, 178 cm, 69 kg)

Modul 2 – Die Körperskulptur

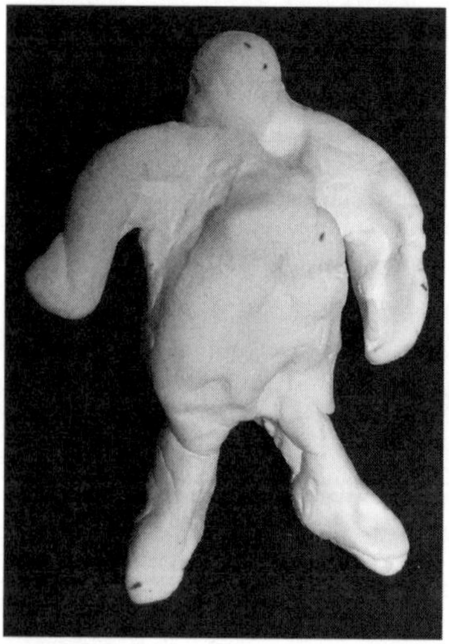

Bauchseite

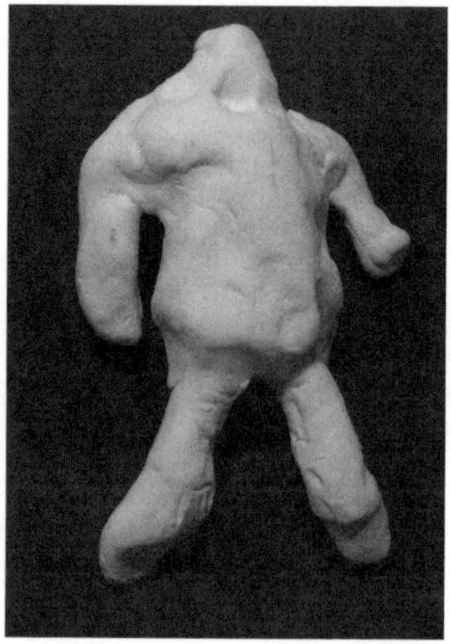

Rückenseite

Modul 4 – Oberflächenmerkmale

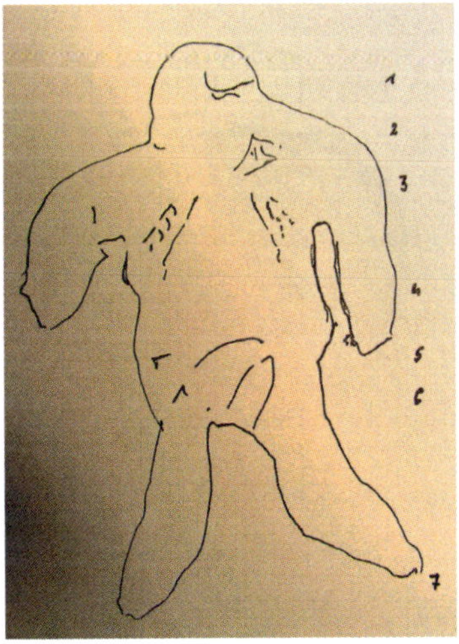

Bauchseite

(1) Operationen Kiefer-Gaumen-Spalte (3.; 7.; 15.; 21. Lebensjahr)
(2) Rotorenmanschette Muskelriss, Unfall 34. Lj.
(3) chronische Bronchitis, allergisches Asthma
(4) Eileiterschwangerschaft, Eierstockentzündung
(5) Hüftdysplasie
(6) Vergewaltigung (mit 13 Jahren)
(7) Sprunggelenk: Bänderriss

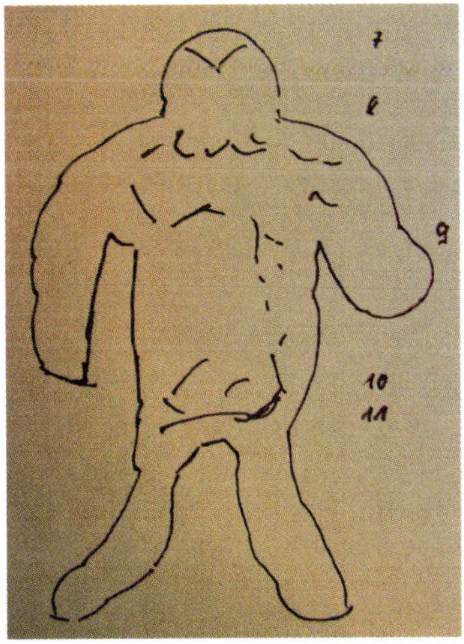

Rückenseite

(7) HWS-Schleudertrauma Spannungskopfschmerz
(8) Nackenverspannung
(9) Rückenschmerz
(10) Hüftdysplasie
(11) Misshandlung (Vater)

Modul 5 – Farbschema

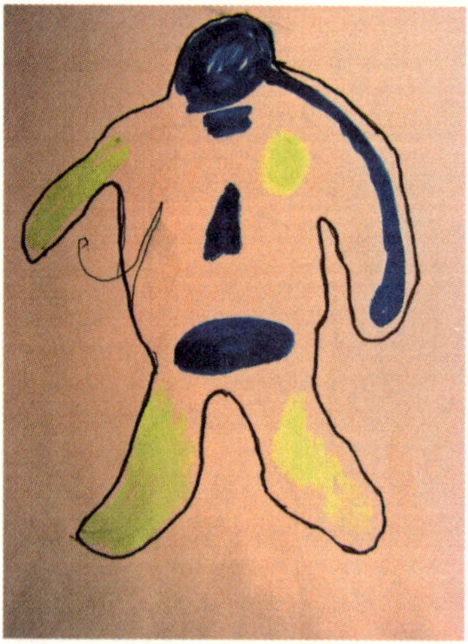

Bauchseite

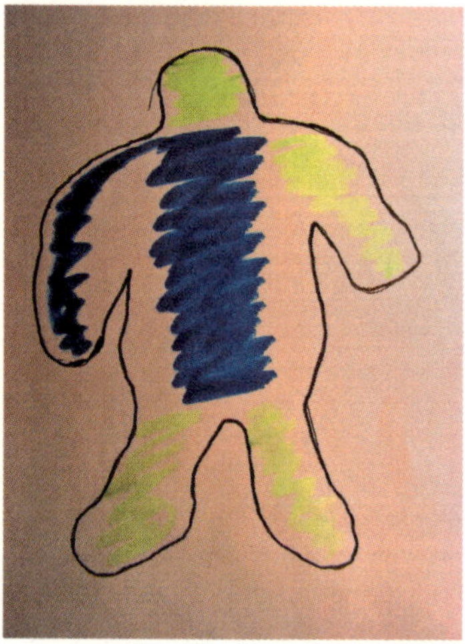

Rückenseite

Modul 3 – Interview

»Das Formen war mir angenehm und hat mich sogar etwas entspannt. Zu Beginn habe ich mir meinen kleinen Busen vorgestellt und mein breites Becken. Ab und zu kam mir dann eine Rubensfigur in den Kopf. Dann wieder fielen mir Bilder von dem Unfall ein, als ich den Nacken formte und den Oberarm. Die linke Seite war überhaupt schwerer zu formen als die rechte. *(auf Zwischenfrage)* Zu links fällt mir spontan noch die Eileiter-Entfernung ein. Als ich die Augen öffnete, fand ich die Figur lustig. Sie ist ganz anders geworden, als ich gedacht habe. Als Titel würde vielleicht ›Der Ritter‹ passen. Die Haltung drückt aus: ›Schau, dass du dich nicht mit mir anlegst!‹ Ja, das war in der Schulzeit mein Motto, ich war es so ab vierter Klasse leid, mich ständig als ›Quasimodo‹ beschimpfen zu lassen. Ich schnappte mir den Jungen, der mich attackierte, und vermöbelte ihn, dann hatte ich Respekt!«

Kommentar zur Auswertung der Module 1–4

Der Anblick des eingezogenen Kopfes der Skulptur weist auf die Folgen der Kiefer-Gaumen-Spalte hin, die infolge mehrerer Operationen aktuell nicht auffällt und von der Patientin nicht erwähnt wird. Zur Anamnese ergänzte die Patientin zur oben aufgeführten verbalen Anamnese (4) zwei weitere Schwangerschaftsabbrüche, welche während ihrer letzten Beziehung stattfanden. Es bestand zunächst ein intensiver Kinderwunsch. Während der Schwangerschaft haben jeweils die ambivalenten Reaktionen des Partners die Patientin zu den Abbrüchen motiviert. Nach vollzogenem Abbruch litt Frau A. unter erheblichen Schuldgefühlen, insbesondere nach der letzten Wiederholung sei sie sich »vorgekommen wie eine Mörderin«.

Sie erinnerte sich auch, im Alter von 13 Jahren zusammen mit ihrer Freundin von einer Horde älterer Jugendlicher eingekreist und mehrfach vergewaltigt worden zu sein. Die Tatsache, dass auch die Freundin betroffen war, und die eindeutige Übermacht der Missbraucher hätten sie vor Selbstvorwürfen geschützt. Sie habe das Geschehen nicht körperlich erlebt, weil sie in erster Linie um ihr Leben fürchtete und ständig mit dem Gedanken beschäftigt war, die Täter gegeneinander aufzubringen. Diese Beschreibung entspricht einer vollständigen Dissoziation, hier als adäquate, hilfreiche Bewältigungsstrategie.

Zu der ungewöhnlichen kastenartigen Struktur, die vom Gesäßbereich bis zum Rücken als Panzerung erscheint, welche nicht für Hüftschmerzen (10) typisch ist, erinnert die Patientin, an dieser Stelle oft vom Vater geschlagen worden zu sein.

Die weitere sensorische Fokussierung regt die Patientin an, sich in die Zeit zu versetzen, da der Vater nach seiner Ehescheidung für sie das Sorgerecht ausübte und sie stellvertretend für die Mutter quälte.

Damals war Frau A. acht Jahre alt. Sie berichtet eine Sequenz von Episoden, aus denen eine repräsentative Auswahl getroffen wurde:

»Zuerst war ich froh, dass meine Mutter meine Schwester in ihren Haushalt nahm und ich zu meinem Vater gehören sollte. Irgendwie hoffte ich, dass wir gemeinsam ***eine neue Familie*** *ohne Streit bilden könnten. Aber die Wirklichkeit war das genaue Gegenteil: Tagsüber war ich mir weitgehend selbst überlassen. An manchen Tagen begann sich mein Vater sehr intensiv für meine Hausaufgaben zu interessieren. Er suchte so lange, bis er Fehler fand, die ihm als Vorwände für Schläge dienten. Wenn er wütend war, prügelte er sich noch weiter in Wut, dann schlug er mit den Fäusten rücksichtslos dorthin, wo er mich gerade traf. Die einzige Möglichkeit, die mir blieb, war, ihm den Rücken zu überlassen.*

Als der Vater meinem Lieblingsschaf vor meinen Augen das Genick brach, nachdem er mich zuvor so hasserfüllt angeschaut hatte, verfluchte ich ihn insgeheim und beschloss, mich von ihm totschlagen zu lassen, indem ich ihn weiter zum Prügeln provozierte. Der Vater ließ von mir ab, nachdem ich Blut gespien und mein Bewusstsein verloren hatte.

Kurze Zeit nach diesem Vorfall bekam mein Vater seinen ersten schweren Schub Gelenkrheuma. Ich war überzeugt, das mit meinem Fluch ausgelöst zu haben. Unmittelbar nach dieser Erkenntnis fühlte ich so etwas wie die Genugtuung der gerechten Rache. Doch dann belasteten mich plötzlich Schuldgefühle, und in meinen Gedanken drehte ich die Sache so um, dass ich zur Schuldigen wurde, wieder Mitleid mit dem Vater haben konnte.

›Wenn er doch so eine Hexe wie mich zur Tochter hat, dann muss er ja ausrasten! Es ist an mir einzulenken, um etwas wieder gutzumachen.‹ (Die Patientin identifizierte sich mit dem Täter, um sich die Beziehung, der sie ausgeliefert war, zu erhalten. – d. A.) Ich bestrafte mich, indem ich meine Aufgaben zwanghaft gründlich erledigte und meine Widersprüche hinunterschluckte. Manchmal schlage ich mir noch heute spontan selbst ins Gesicht, wenn ich mich schäme, etwas falsch gemacht zu haben.«

Wie bei der Skulpturarbeit als typisch erkennbar, entwickelte die Patientin aus den Spuren der Leibgeschichte die sie prägende Regie der Beziehungsgestaltung als repetitive Muster. Diese Regelhaftigkeit erscheint als Introjektion des Täters die körperliche Entsprechung zum Freud'schen »Wiederholungszwang«. Der Zusammenhang zwischen Viktimisierung und Bedürfnis nach Rache und Bestrafung des Täters wird umgekehrt: Das Opfer übernimmt die Schuld stellvertretend für den Täter und bestraft sich selbst. Als Mittel der Selbstbestrafung werden oftmals spätere Partner gewählt bzw. instrumentalisiert. Die körperbildlichen Entsprechungen dieser Dynamik wurden unter 3.3 erörtert.

Die ***Krankheitsängste*** der Patientin werden je nach therapeutischer Denkart als Introjektionen der mütterlichen Befürchtungen, welche auch als Reaktionsbildung verdrängter mütterlicher Wünsche, sich ihrer Tochter zu entledigen, verstanden oder als Ergebnis einer konditionierten Verstärkung von Krankheitsfokussierung durch Zuwendung erklärt. Beide Erklärungsmodelle schließen einander nicht aus, sondern ergänzen die Bedingungen der Entstehung und Aufrechterhaltung der hypochondrischen Symptomatik.

Die Befunde der modularen Körperskulptur-Methode tragen einen weiteren Aspekt bei:

Krankheitsbefürchtung wird im Kontext von Schuldgefühlen und Straferwartung oft als magische Realisierungsform einer Bestrafung imaginiert. Da die Patientin auf der Ebene magischer Überzeugungen die Krankheit des Vaters (die zu dessen leidvollem Verfall führte) »verschuldet« zu haben meint, beschwört sie eine schicksalhafte Rache über sich herauf, vollstreckt durch das Werkzeug der Krankheit. Imaginationsweisen der Krankheit lösen sowohl autosuggestive Körperreaktionen als auch Angst vor einem drohenden Verhängnis aus.

Aufgrund der Allergien und häufigen Bronchitiden in der Vorgeschichte ist Frau A. für eine Somatisierung mit Atemfunktionsstörungen prädestiniert. Die Patientin ergänzte Albträume mit Schuldgefühlen und Erstickungsangst im Schulalter (Beginn nicht klar zu terminieren) und Panikattacken während der Adoleszenz.

Offensichtlicher noch erscheint der Zusammenhang von Straferwartung und den letzten beiden Schwangerschaftsabbrüchen:

Die Patientin schreibt sich die Schuld zu, ihren möglichen Kindern das Leben verwehrt zu haben (im Kontext der Wechselbäder zwischen Hoffnung auf eine *neue Familie* und deren Enttäuschung in partnerschaftlichen Verstrickungen). Der Ort der Somatisierung fokussiert auf die Gebärorgane und wird durch chronische Unterleibsbeschwerden aufrechterhalten. Das bestätigt auch die genauere Untersuchung der konditionierten Bild-Fantasien (mittels Körper-Symptom-Skulptur-Methoden, s. 4.3).

Kommentar zu den Farbzeichnungen – Modul 5

Anhand der »Schmerzlandkarte« differenziert die Patientin zwischen ihren psychischen und den durch einen Autounfall bedingten (HWS-Beschleunigungstrauma, Muskelriss im Bereich des Schultergelenks) organischen Beschwerden.

Interessanterweise hat Frau A. das Modell der Körperfarbübungen der psychischen Versorgung auch auf ihre Arbeit mit der Physiotherapeutin übertragen. Es bewährte sich zur mentalen Nachsorge zur Vertiefung der Effekte der Krankengymnastik.

3.5.7 Spuren elterlicher Gewalt nach einem halben Jahrhundert

Beispielfall Frau B.
Symptomatik/Behandlungsanlass
Die 62-jährige Rentnerin schildert wechselnde vegetative Beschwerden, intrusive Gedanken und zwanghafte Vorstellungen, Albträume, inadäquate Stimmungsschwankungen, Erschöpfung, Traurigkeit, Zustände emotionaler Leere und Selbstfremdheit. Sie leidet besonders unter Heißhungerattacken und Gewichtszunahme. Die Psychotherapie beginnt sie auf Anraten ihres Hausarztes wegen ihres erhöhten Blutdruckes. Frau B. kommentiert: »Körperlich war ich mein Leben lang gesund, und das soll auch noch eine Weile so bleiben. Ich weiß, was mich so aufregt, dass mir schier das Herz zerspringt. Mein Ehemann tritt in die Fußstapfen meiner Mutter, die mir mein Leben vergällt hat. Ich möchte nicht länger Opfer sein, sondern lernen, mich zu behaupten.«

Anamnestische Aspekte
Krankheitsanamnese: Die körperliche Entwicklung wurde durch schwere Erkrankungen nicht beeinträchtigt. An *kinderneurotischen Symptomen* erwähnt sie: Nägelkauen, Albträume, nächtliche Ängste, Lügen und Stehlen. Von Kindheit an war Frau B. überangepasst, ängstlich, kontakt- und durchsetzungsgehemmt. Seit der Kindheit bewältigt sie ihren Kummer mit Heißhungerattacken. Depressive Episoden traten nach dem Schulabschluss, nach der Hochzeit und nach dem Rentenbeginn des Ehepartners auf.

FA: Die Mutter, eine Frau aus einfachsten Verhältnissen, »mit eisernem Ehrgeiz zum Aufstieg« heiratete den Vater aus begütertem Hause. Dieser überwarf sich mit seiner Familie und diente in der französischen Fremdenlegion. Nach dem Krieg war er als Übersetzer tätig, während die Mutter einen Gaststättenbetrieb aufbaute. Der vier Jahre ältere Bruder der Patientin musste gegen seinen Willen aufs Gymnasium. Die sprachlich wie naturwissenschaftlich begabte Patientin, die sich hingegen nach Bildung sehnte, wurde von der Mutter als deren Magd mit universellen Aufgaben missbraucht. Die Mutter überlebte den Vater der Patientin um 35 Jahre. Bis zu ihrem Tod dominierte sie das Leben ihrer Tochter. Sie wählte ihr den Ehemann nach Eignung für den gemeinsamen Haushalt zu dritt und nach dem Status aus. (»Er war immerhin Prokurist und Grundbesitzer.«) Sie ließ sich von ihr die Verwaltung des Restaurants und den Haushalt führen. In deren letzten Lebensjahren fungierte Frau B. hauptsächlich als Altenpflegerin ihrer Mutter. Die Patientin ist stolz, dass sie unter diesen Umständen zwei eigene Töchter erziehen konnte, die ihren eigenen Lebensweg wählten. Auf den Tod der Mutter reagierte Frau B. zunächst erleichtert. Bald danach begannen jedoch die anfangs erwähnten Ehestreitigkeiten.

Entstehungszusammenhänge
Frau B. wurde nicht gestillt und kann sich an körperliche Zuwendung nicht erinnern. Be-Elterung im Sinne von Schutz, emotionaler Geborgenheit, einfühlender Aufmerksamkeit und individueller Förderung hat die Patientin nicht erfahren.

»Bedingungslosen Gehorsam« forderte der Vater mit willkürlicher und willensbrechender Brutalität: »Mein Bruder wurde mehr geschlagen als ich. Wenn der Vater ihn prügelte, musste ich raus. Aber sein Schreien drang durch die Wände, und ich litt mit ihm. Einmal glaubte ich, der Vater habe ihn totgeschlagen: Mein Bruder lag bewegungslos, zusammengekrümmt im Bett und sein Kopfkissen war voller Blut ...«

Die Mutter benutzte das väterliche Drohpotenzial erpresserisch. Sie selbst drohte im Kleinkindalter, die Kinder zu verlassen oder sie »ins finstere Waisenheim abzugeben«. Die Heranwachsende wurde systematisch ausgebeutet und jeglicher Intimität beraubt.

Der Ehemann übernahm das Modell der Mutter und wurde zum »Familienkommandanten«.

Auslösende Bedingungen
Mit dem Tod der Mutter begann die Patientin über ihr Leben zu reflektieren und um Freiräume zu ringen. Das forderte den Ehemann zum Kampf um seine »Gewohnheitsrechte« heraus.

Er setzt vor allem Abwertung, systematische Herabsetzung und Beschämung (Einschärfungen derart: »Du bist so ungebildet, weil du so dumm bist!«) ein oder benutzt Schuldgefühle manipulatorisch (»Du bist am Unglück deiner Tochter schuld.«).

Modul 1 – Schätzungen: betont Breite und Tiefe in Höhe der Hüfte, sonst realistisch.

Modul 2 – Die Körperskulptur

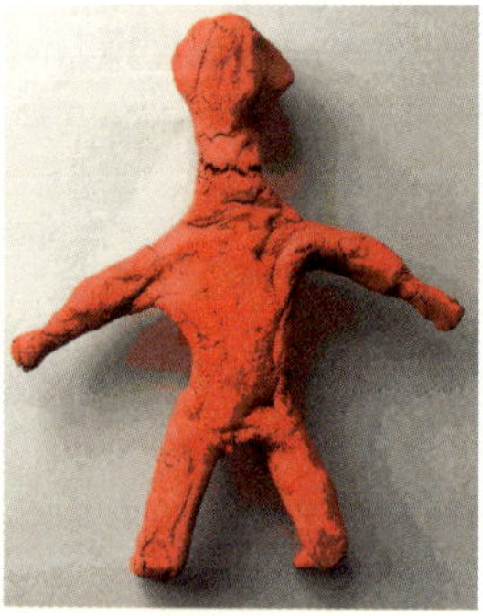

Rückenseite

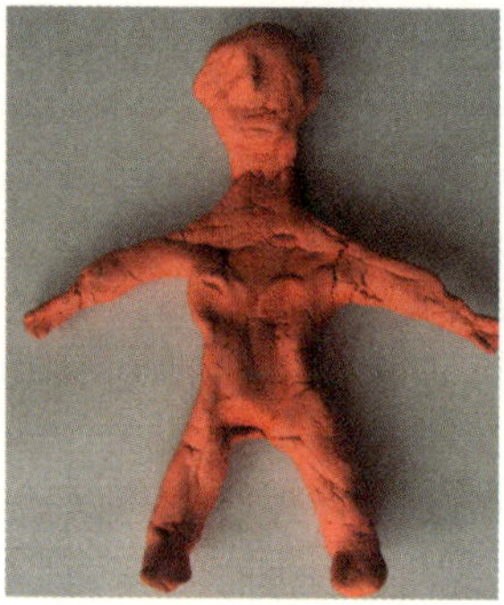

Bauchseite

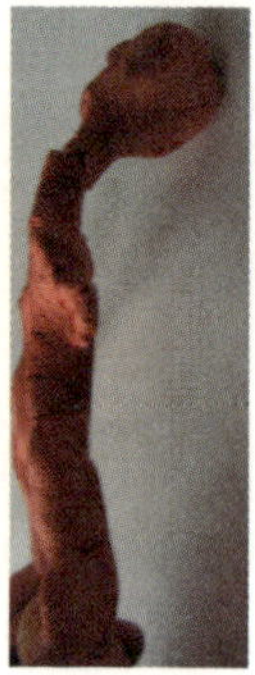

linke Seite: Kopf nach hinten

Modul 3 – Das Interview

»Es war sehr angenehm, das Material zu kneten, nur die Hände zu spüren und dabei gar nichts zu denken. Ich hatte zu Beginn keinerlei Vorstellungen von der Figur, alles entwickelte sich von selbst. Manchmal wollte ich mir zwar besondere Mühe geben, aber dann fiel mir ein, dass ich sowieso nicht sehen kann, was zu verbessern wäre.

Als ich die Augen öffnete, war ich sehr zufrieden mit der Figur, sie kam mir irgendwie vertraut vor. Ich meine, mehr innerlich als aufs Äußerliche bezogen. Als Titel fällt mir ein: ›*Mein zerrissenes Leben*‹. Was ich in der Figur von mir erkenne? Meinen Kopf und meine Hände habe ich am genauesten gestaltet. Mein Kopf ist das Wichtigste, und mit den Händen bin ich sehr geschickt. Am besten kann ich mich auch entspannen, wenn ich etwas Handwerkliches gestalte.

Wenn ich die Figur anhebe, fällt der Kopf nach hinten. Das erinnert mich an die Dressur in meinem Elternhaus: ›Sitz gerade, stell dich aufrecht hin, Kopf hoch!‹ Die (Eltern) haben eine Marionette aus mir gemacht.

Ich höre heute noch die Stimme meines Vaters mit diesen Anweisungen. Schon wenn ich daran denke, versteift sich mein Rücken und der Kopf geht automatisch nach hinten. Das habe ich vorhin noch einmal deutlich gespürt, als ich die Figur anheben wollte und der Kopf nach hinten fiel.«

Modul 4 – Oberflächenbesonderheiten

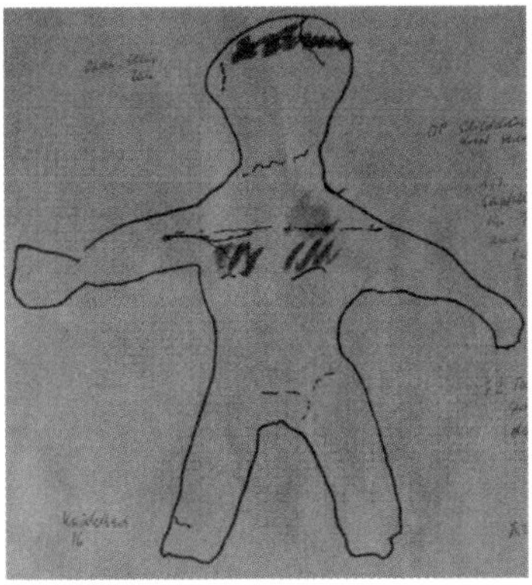

Bauchansicht

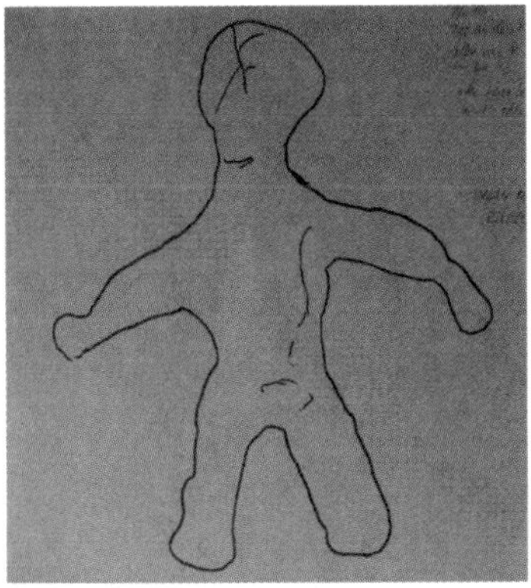

Rückenansicht

Bauchseite
»Mein Vater schlug meist auf den Kopf. Seine Spezialität war es, an den Ohren zu ziehen und sie dabei nach hinten zu drehen.

Die *Brust ist so eingefallen, wahrscheinlich, weil ich mich oft so beklemmt fühlte.* Zum Beispiel kam ich einmal dazu, als meine Mutter in meinem Tagebuch las. Sie schlug mich, damit ich mir merken sollte, dass ich nicht schlecht über sie denken darf.

Vor 25 Jahren wurde mir wegen eines Tumors die Gebärmutter entfernt. Plötzlich war ich als Frau erloschen. Die Operation war notwendig, aber mein Gefühl hat sich damit bis heute nicht abgefunden. Daher habe ich wahrscheinlich auch noch die starken Hitzewallungen.

Etwa ein Jahr nach der Operation habe ich mir meinen rechten Fußknöchel gebrochen.

Dazu fällt mir ein: Beim Essen trat mein Vater uns Kinder immer mit dem Fuß gegen das Wadenbein, wenn wir den Ellbogen auflegten oder unsere Haltung zu wünschen übrig ließ.«

Rückenseite
»Meine Mutter *zog mich immer an den Haaren*, wenn ihr irgendetwas nicht passte. Beim Gehen zog sie mich nach hinten und wenn ich im Bett lag nach oben. Oft zog sie mich an den Haaren, während sie mich schlug, damit ich mit dem Gesicht nicht ausweichen konnte.

Der Vater boxte in den Rücken. Wenn er große Wut hatte, legte er (seltener mich, meistens meinen Bruder) über seine Knie und prügelte auf den nackten Hintern.«

Modul 5 – Körperfarben
»Wenn ich mich wohl und sicher fühle, breitet sich das angenehme Gefühl immer von tief innen kommend in der Herzgegend aus.

Wenn ich mir Vorwürfe mache oder mein Mann mich kritisiert, bekomme ich ringförmige Kopfschmerzen im Stirnbereich. Als meine Mutter noch lebte, war das, wenn ich zu Hause war, ein Dauerzustand.

Meine Brust finde ich peinlich. Einmal, als ich etwa im Alter von 14 Jahren in der Badewanne lag, kam meine Mutter herein und betrachtete mich lange. Dann sagte sie plötzlich ganz ruhig, sachlich und einprägsam, aber mit Verachtung in der Stimme: ›Jetzt wächst deine Brust auch schon, du Drecksau!‹ Seit dieser Zeit vermeide ich es, dass jemand meine Brust betrachten kann. Als Mädchen trug ich immer ganz weite, hochgeschlossene Pullover oder Blusen. Auch liege ich mich seit dem Vorfall nicht mehr in die Badewanne, sondern benutze die Dusche.«

Kommentar
Dieses Fallbeispiel konfrontiert mit den gewaltsamen Erziehungspraktiken einer vergangenen Epoche, wie sie einige der heutigen Großeltern am eigenen Leib erfahren mussten.

Die topischen Spuren der körperlichen Gewalt bleiben ein Leben lang im Körpergedächtnis gespeichert. Sofern bisher keine Verarbeitung stattfinden konnte, die den Betroffenen ermöglicht, das erlittene Grauen zu benennen, das erfahrene Leid als Bestandteil der biografischen Entwicklung anzuerkennen und einzuordnen, sind die beim Erinnern ablaufenden Körperreaktionen noch intensiv.

Daher wird versucht, die belastenden Erinnerungen zu vermeiden. Die Vermeidung von Orten, an denen aversive Gefühle geprägt wurden, bleibt unter diesen Umständen meist die einzige Bewältigungsform. Des

Weiteren wird versucht, mit den Traumata assoziierte Merkmale der äußeren Situation (hier imaginierte Beobachter der Brust), die meist für das traumatische interaktive Geschehen selbst irrelevant sind, zu kontrollieren, was Generalisierungstendenz und magische Vorstellungen aufrechterhält. Frau B., die sich zu Beginn ihrer Pubertät nicht mit der Mutter auseinandersetzen konnte, vermied bis zu ihrer Therapie über Jahrzehnte Wannenbäder und versteckte bisher ihre Brust.

Unter methodischen Gesichtspunkten zeichnen sich die Unterschiede zwischen den einzelnen Modulen ab: Aktivitäten mit der Skulptur und Fokussierung von Oberflächenmerkmalen bzw. Trauma-Spuren lösen eher die prozeduralen Erinnerungen mit den begleiteten interozeptiven Empfindungen aus. Die Beobachtungen der emotionalen Intensität und die Ausführungen motorischer Schutzprogramme (s. affektmotorische Schemata, 1.3.3) begründen die Schlussfolgerung, dass in der aktuellen Situation des Abrufes von Gedächtnisinhalten (beim Wiedererkennen) bereits die Wiederholung des gesamten Prozesses der konditionierten körperlichen Antworten abläuft.

Während Frau B. beim Anblick der Oberflächenmerkmale ihre Brust zunächst Beklemmungen als *unspezifische Körperempfindung* assoziiert, wird über das Modul der Körperfarben eine *kognitive Bewertung* angeregt. Beides zusammen ermöglicht, nicht nur die prägende Beziehungsepisode zu erinnern, sondern auch ihre Bedeutsamkeit im Rahmen der biografischen Entwicklung zu erkennen.

Aufgrund vieler ähnlicher Beobachtungen dürfen wir verallgemeinern:

Topisch stimulierte Erinnerungen drücken sich eher körpernah, somatisierend (affekt-motorisch) aus. Über Farbzuordnung stimulierte Erinnerungen setzen eher kognitive Bewertungsprozesse in Gang.

In diesem Zusammenhang ist interessant, dass Frau B. ihre Rückenansicht, in der Traumaspuren lokalisiert und zugeordnet sind, bei der Zuordnung der Körperfarben gänzlich auslässt. Die entsprechende Nachfrage beantwortet die Patienten spontan:

»Ach, mein Rücken ist, Gott sei Dank, ganz robust. Dort merke ich weder angenehme noch unangenehme Empfindungen.«

Das weist auf eine spezifische Schutzstrategie hin. Während in anderen Fällen ähnlich Traumatisierte die Informationen, die dem Körperschema zugrunde liegen, modellieren, indem sie ihren Rücken als

Schutzschild oder Schildkrötenpanzer wahrnehmen (3.6.7), verdrängt Frau B. diese Informationen durch Ausgrenzung aus ihrem Körperbild.

3.5.8 Grundsätze der Diagnostik bei mehrfach traumatisierten Patienten

Der Fall von Frau U. bestätigt die Regel, dass sexueller Missbrauch in der Kindheit durch nahe Bezugspersonen in seinen Auswirkungen nie auf den Bereich der Sexualität beschränkt bleibt, sondern immer Teil eines Netzes von Traumata ist, welches die Betroffenen nachhaltig einengt bzw. lebenslänglich beeinträchtigt, indem es sie in sämtlichen Lebensbereichen daran hindert, ihre Grundbedürfnisse angemessen zu befriedigen.

Um als Betroffene zu überleben, war es notwendig, traumatische Erinnerungen abzuspalten. Besteht daher nicht die Gefahr, dass eine aufdeckende bzw. effektive diagnostische Methode zu konfrontativ wirken könnte und daher eine Überflutung mit traumatischem Stress auslösen könnte?

In den mehr als anderthalb Jahrzehnten ihrer Anwendung der Körperskulptur-Module ist das bisher in keinem Fall geschehen, da diese Methode nicht *an* den Patienten, sondern *von* den Patienten selbst als Experten für ihre individuellen Abwehrstrategien angewandt wird. Ihr Bedürfnis, bisher somatisch verschlüsselte Informationen bildhaft und verbal zu strukturieren, bestimmt, auf welche Merkmale sie ihre Aufmerksamkeit fokussieren und welche (zunächst) ausgelassen werden (s. 1.4.2).

Beispiel: Frau V. wurde wegen einer Borderline-Störung behandelt, ihre Lebensgeschichte ähnelt in wesentlichen Aspekten den Erfahrungen, die Frau C. (voriges Beispiel) schildert. Im ersten Halbjahr der Therapie wurden die Module Schätzübung, Skulpturformen, Umrisszeichnen und Körperfarben angewandt, um bei der stark Übergewichtigen (169 cm, 120 kg) den bisher psychisch weitgehend vermiedenen Aspekt ihrer Körperlichkeit in die Therapie einzubeziehen.

Dieses Ziel wurde als Einziges erreicht. Es entstand eine archaische Figur, deren Kopf und Hände als Wohlfühlbereiche markiert wurden. Anamnestische Informationen wurden nicht ergänzt, da die Patientin das Modul Oberflächenbesonderheiten überging. Rückblickend bilanzierte die Patientin zwei Effekte:

1. Sie hatte eine Vorstellung von ihrem »inneren Kind« (*Sachsse*, 2004) gewonnen, das sie später als Arbeitskonzept nutzen konnte.
2. Sie entwickelte die Idee, dass sie die Wohlfühlzonen auf andere Körperbereiche als Gesicht und Rachenraum sowie Hände erweitern könnte, und überwand ihre Hemmungen, mit Atemwahrnehmungsübungen zu experimentieren.

Erst nach 75 weiteren Sitzungen beziehungsweise mehr als zwei Jahre später (und mit 25 kg weniger Körpermasse) wurde der Körperbildtest wiederholt. Diesmal war es der Patientin ein Bedürfnis, eine Trauma-Landkarte zu erstellen, um sich bisher vermiedenen Themen zu stellen und zu klären, womit sie sich dabei auseinandersetzen möchte.

Unabhängig von diesem Selbstregulationseffekt gelten in Fällen wie den geschilderten die Grundsätze der Traumatherapie: *Stabilisierung vor Exploration*, oder mit Fritz Perls: »Schlage nicht in den Fluss, denn er fließt von selbst.«

Für Kollegen, die bisher selten mit schwer traumatisierten Patienten arbeiteten und die modulare Körperbild-Methode anwenden möchten, einige Empfehlungen:

Wenden Sie die Körperbild-Module erst an, wenn diese Voraussetzungen gegeben sind:

1. Eine zuvor erhobene verbale Anamnese (z. B. mittels Korellogramm, s. 5.5.1) ermöglicht die Abschätzungen von Stabilisierungsbedürfnissen beziehungsweise des Gefährdungsgrades, vorhandener Ressourcen und des Explorationsbedarfes zur Erkundung der »Zone der nächsten Entwicklung« (senu *Vygotsky*, 2002; s. *Burrmann*, 2002).
2. Es besteht eine tragfähige, vertrauensvolle Arbeitsbeziehung, die Sicherheit gewährleistet.
3. Die Patienten haben ihre Wünsche jeweils bezüglich der Explorationsrichtung beziehungsweise den diagnostischen Auftrag an Sie klar formuliert.
4. Sie haben über das geplante Vorgehen informiert, sodass die Patienten über die *Prozesskontrolle* verfügen, indem sie jeweils über die Angebote entscheiden.

5. Sowohl Sie (indem Sie dies strukturieren und explizit übermitteln) als auch Ihre Patienten unterscheiden zwischen einer diagnostischen **Bestandsaufnahme von Traumata im körperlichen Raumbild** und einer vertieften Auseinandersetzung im Sinne der **Aufarbeitung** aus heutiger Sicht (Traumakonfrontation im engeren Sinne).

   Letztere sollte *möglichst nicht* in der diagnostischen Phase stattfinden, sondern nach dem gefestigten Stabilisierungsprozess in der therapeutischen Arbeitsphase durchgeführt werden (s. a. *Madanes,* 1997; *Sachsse,* 2004; *Reddemann,* 2007; *Boos,* 2007; *Diegelmann,* 2008; *Pieper u. Bengel,* 2008).

3.6 Angststörungen als Spätfolgen existenzieller Traumata

Die modulare Körperskulptur-Methode ermöglicht erstmals, unabhängig vom verbalen Gedächtnis auch frühe Traumata der Lebensgeschichte treffsicher zu explorieren und ihre Bedeutung für das Körperbild einzuschätzen.

Die Untersuchungen von Angst- und Panikstörungen mit der modularen Körperskulptur zeigen regelhaft Zusammenhänge zwischen aktuellen Krisensituationen und existenziellen Traumata in der Anamnese. Im Kontext lerngeschichtlicher Betrachtung (4.1) liegt die Schlussfolgerung nahe, dass aktuelle Auslösereize in bedeutsamen Lebenskrisen das Körpergedächtnis lange zurückliegender prägender Erfahrungen (re-)aktivieren und sich die Erregungen beider Krisenereignisse überlagern.

Zunächst wird ein Fallbeispiel zur Veranschaulichung dieser Priming-Hypothese ausführlicher dargestellt.

Anschließend fassen wir die Ergebnisse unserer Studie von Körperbildern zusammen. Die zugrunde liegenden Daten wurden an 16 Patienten, die wegen Angststörungen mit Paniksyndrom innerhalb eines Jahres in einer ambulanten Praxis behandelt wurden, jeweils mittels der modularen Körperskulptur-Methode erhoben.

3.6.1 Fallbeispiel: Die Brustquetsche – panische Erinnerungen an den Erstickungstod

Symptomatik
Herr C. sucht die Behandlung wegen »Panikattacken, Anfällen von Herzrasen, Erstickungsgefühl, Schweißausbrüchen, innere Unruhe, Erschöpfung, Stressintoleranz«. Zudem quälen ihn hypochondrische Ängste und diffuse Befürchtungen, bald sterben zu müssen. Sein Schonverhalten überlaste nun die Ehefrau, die bisher sehr viel Rücksicht genommen habe. Vor Kurzem sei der Schwiegervater an Lungenembolie gestorben, daher bringe die Ehefrau für seine Probleme kein Verständnis mehr auf.

Aktuelle Situation
Der 42-Jährige, verheiratet, Vater zweier Kinder, ist im Schichtdienst bei der Flugsicherung tätig. Das Haus der Familie wurde vor zwei Jahren erworben.

Wenn Herr C. von der Arbeit kommt, fühlt er sich völlig ausgelaugt. Er sei infolge seiner Reizbarkeit »schwer auszuhalten« und befürchte, »den Job nicht mehr lange durchzuhalten«, so wie sein Kollege, der unlängst den Lotsendienst aus gesundheitlichen Gründen aufgeben musste.

Anamnestische Aspekte
Weder körperlich noch psychisch seien relevante Erkrankungen aufgetreten. Der Patient habe mit seinem zwei Jahre jüngeren Bruder eine glückliche Kindheit in einem liebevollen und fördernden Elternhaus genossen. Die schulische und berufliche Laufbahn sowie die persönliche Entwicklung seien wunschgemäß verlaufen.

FA: Eltern altersentsprechend gesund, Bruder der Mutter (der »Lieblingsonkel« des Patienten verstarb an Herzinfarkt, als Herr C. 10 Jahre alt war).

Modul 1 – Der Schätzversuch: unaufällig

Modul 2 – Die Körperskulptur

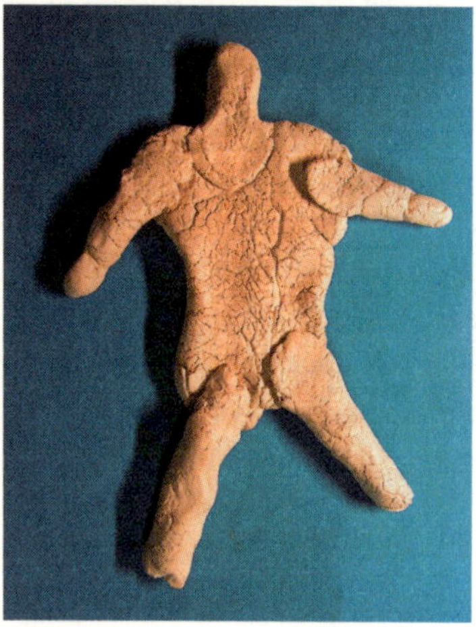

Bauchseite

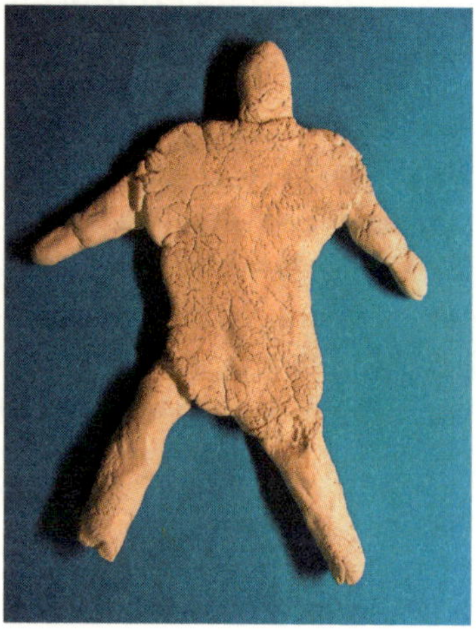

Rückenseite

Modul 5 – Die Farbdarstellung des Körpererlebens

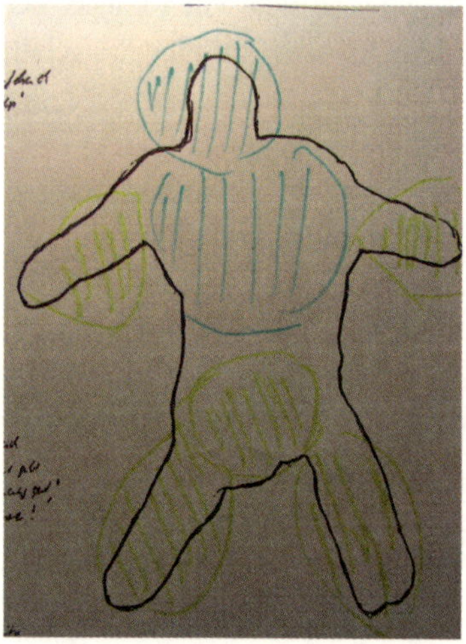

Unter Stress:
»Kopfdruck«,
Brustbeklemmung
bis zum Magen
Angenehme Körperempfindungen:
»In entspannten Situationen fühle ich mich kraftvoll in Armen und Beinen.

Meine rechte Seite ist deutlich stärker als die linke. Entsprechend sind auch meine Schuhe einseitig verschlissen.«

Kommentar des Patienten
Beim Betasten und Fokussieren der Flachheit des Körpers erinnert der Patient: »Ich war etwa im mittleren Kindergartenalter, als ich in der

Garage meines Onkels ein Motorrad besteigen wollte. Es fiel so um, dass es meinen Oberkörper einquetschte. Ich bekam keine Luft, konnte nicht mal mehr schreien und dachte, sterben zu müssen. Es kam mir vor, als sei eine Ewigkeit vergangen, bis ich endlich hervorgeholt wurde. Zum Glück ging alles glimpflich, sogar ohne Rippenbrüche, ab.«

Kommentar des Therapeuten
Typisch, wie bei allen Fällen unserer Studie, finden sich auf der *Makroebene* Hinweise auf eine Lebenskrise: Der Patient, der bisher sein Leben bis zu dessen Mitte weitgehend nach seinen Plänen zu seiner Zufriedenheit einrichtete, sieht sich erstmals mit dem Ende der eigenen Kräfte und der Endlichkeit seines Lebens konfrontiert. Die Arbeit, die er bisher routiniert bewältigen konnte, bringt ihn durch erhöhte Anforderungen und den bisher vernachlässigten Faktor *seines* Älterwerdens an eine definitive Leistungsgrenze. Bisher kannte er keine Zweifel der Art, »wie lange das noch so weitergehen kann«. Das Beispiel seines Kollegen und auch eine Nachrichtenmeldung vom Mord an einem Fluglotsen aus Rache für einen verhängnisvollen Fehler verfolgen ihn bis in seine Träume. Der Tod des Schwiegervaters ist der erste Todesfall eines ihm nahen Menschen. Indem er das Illusionäre seines eigenen bisher empfundenen doppelten Netzes aus Geborgenheit und Jugendlichkeit erkennt, stellt sich Herr C. die Frage nach dem Sinn seines Lebens und der ihm verbleibenden Zeit.

Die der verbalen Anamnese unzugängliche Antwort auf die Frage nach der Erstmanifestation von existenziellen Angstprägungen beantwortet er im Zuge der Bearbeitung der Körperskulptur-Module. Das aus dem Bewusstsein verdrängte frühe Trauma einsamer, hilfloser Todesnähe scheint sein Körperbild (die Skulptur-Fotos stellen den Zustand in einer neutralen Situation entsprechend der Module 1 und 2 dar) geprägt bzw. der Tiefe seines Atemraumes und seines Leibes beraubt zu haben.

Unter den existenziell erlebten aktuellen Belastungen aktivierten sich die Gedächtnisinhalte jenes Körperzustandes, den der Patient als Kind unter dem Motorrad erlebte, wobei diese Prägungsepisode seiner ersten Panikreaktion (Priming) seiner bewussten Erinnerung bis zur Auseinandersetzung mit der Körperskulptur unzugänglich blieb.

Wenn Herr C. Stress-Situationen nicht durch körperliche Aktivität kompensieren kann, neigt er zur Hyperventilation. Infolge der aktuellen Symptomatik enthält er sich, um sein Herz zu schonen, seines Ausgleichssportes, was die Reaktionsschwelle für die »Panikzustände« weiter senkt und Krankheitsängste unterhält.

Sein Körperbild zeigt ausgeprägte Verflachung des Atemraumes sowie deutliche Asymmetrie (ohne organische Erklärung) und fehlende Bodenhaftung. Diese widerspiegelt eine physiologisch relevante asymmetrische Schwerpunktlage, welche im Zusammenwirken mit Nackenverspannungen und impulsiven kardiovaskulären Lastwechsel-Reaktionen die Gleichgewichtsstörungen mitbedingt. (Er bestätigt, an Gang- und Trittunsicherheit zu leiden. Unter Hyperventilation treten Schwankschwindel und Nausea auf.)

3.6.2 Körperbilder von Panikpatienten

Unter neutralen Bedingungen geformte Körperbilder von Panikpatienten weisen im der Regel ein *Körperbild-Syndrom* auf, welches durch eine *Trias (1–3)* dieser Beeinträchtigungen umschrieben ist:

- **Störungen der Basalinformation (1)**
  Der Kontakt zum Boden ist gestört: Orientierungsverlust, die Wahrnehmung wird zu Lasten der Orientierung in der Umgebung von der Fokussierung auf Wahrnehmungen des Körperinneren dominiert. Es tritt eine orthostatische Dysfunktion im Gleichgewichtsorgan auf, welche oft mit Schwankschwindel und Nausea einhergeht.
- **Habituell rückverlagerte Körperschwerpunktlage und habituelle Muskelverspannung (2)**
  Verglichen mit der physiologischen Lotposition (in der rechten Spalte der Abbildung auf Seite 213), bei der die Schwerpunkte der großen Gelenke entlang einer Senkrechten ausgerichtet sind, werden die Schwerpunkte (insbesondere im Schulter-Rumpfbereich) rückwärts verlagert.
- **Funktionelle Einschränkungen des Atemraumes (3)**
  Das Atemvolumen ist reduziert. Zumeist wird eine Verflachung beziehungsweise Enge des oberen Atemraumes in den Skulpturen ausgedrückt.

Die folgende Darstellung zeigt typische Körperskulpturen von Panikpatienten, oben und unten jeweils in Vorder- und Seitenansicht, zum Vergleich ist in der rechten Spalte die physiologische Lotposition abgebildet.

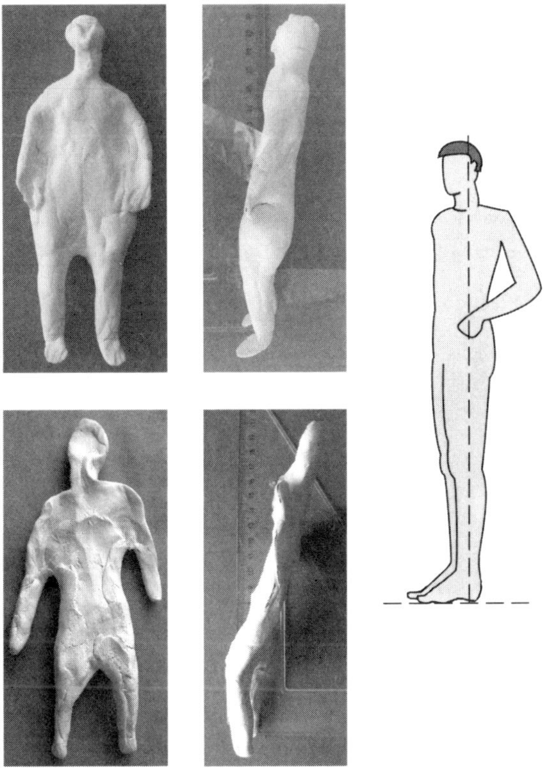

Die während der instruierten Vorstellung einer Panikattacke geformten Skulpturen zeigen Merkmale von Desintegration und Gestaltzerfall.

Überblick: *Gemeinsamkeiten der innerhalb eines Jahres vorgestellten Fälle von Patienten, die sich wegen Angststörungen mit Panikattacken (ICD-F 40.01) in eine ambulante Therapie begaben*
(Das Nichtzutreffen eines Merkmals, validiert durch die Körperskulptur-Module, wird mit »–« angegeben. Das Zutreffen wird mit »+« bezeichnet, die Wiederholung symbolisiert die Intensität der Merkmalsausprägung.)
L; = Lebensjahr; #) Suchterkrankungen wurden ausgeschlossen

Fall w/m Alter	Trauma	aktuell auslösendes Ereignis *, wenn in einer Lebenskrise	Schwerpunkt-Verlagerung; Bodenkontakt beeinträchtigt	Atemraum eingeengt	Schulter-Nacken-Verspannung	Komorbidität #)
A m 38	Flugzeugabsturz	Befürchtung, Arbeitsplatz zu verlieren*	+	+ (Bauch-atmung)	++	F 54.0 43.1
B m 25	Hundebiss ca. 5. Lj.	Rückflug vom Urlaub * Trennung	++	++	++	F 45.31 F 42.0
C m 42	Einquetschung ca. 5 Lj.	Schichtende * Hauskauf	+++	+++	+++	F 45.2
D m 35	im 15. Lj. beinahe Erstickung Bienenallergie	Hustenanfall * Berufswechsel	+++	+++	+	F 45.2

1 m 32	Vater vom Blitz erschlagen, als Patient im 10. Lj.	Befürchtung, ausgewiesen zu werden* Trennung	+++	+++	+++	F 20.0 F 42.2 F 60.0
2 w 22	Überlebte Messer-Attacke der Schwester im 4. Lj.	Prüfungen * Adoleszenz	+++	+++	+++	F 60.7
3 w 49	Misshandlung Missbrauch 9. Lj.	Statusverlust durch Umstrukturierung*	++	+++	+++	F 45.0 F 60.31
4 m 44	Misshandlung Vorschulalter	Autobahn-Fahrt * Tod d. Vaters	+++	+++	+	F 33.11 F 45.1
5 m 63	Traumatische Flucht, Übergriffe Vorschulalter	Herzinfarkt * Beginn Rente	+	+	-	F 54.0 F 45.0
6 m 53	Badeunfall, gewalttätiger Übergriff	Referat halten * Berufswechsel	+	++	++	F 54.0 Herzfehler angeboren
7 w 56	Misshandlung Vorschulalter	Herzinfarkt * Kündigung droht	+	+	-	F 54.0

Fortsetzung nächste Seite

Fall w/m Alter	Trauma	aktuell auslösendes Ereignis *, wenn in einer Lebenskrise	Schwerpunkt-Verlagerung; Bodenkontakt beeinträchtigt	Atemraum eingeengt	Schulter-Nacken-Verspannung	Komorbidität #)
8 m 41	nicht bekannt	Personalgespräch * Karrieresprung	+	++	+	F 45.1
9 m 41	Lebensgefahr 10. Lj., Kriegstrauma im 22. Lj.	Erkrankung der Ehefrau * Familiengründung	+++	++	+++	F 43.1
10 w 46	Misshandlungen Trennungs-Drohungen Grundschulalter	Autobahnfahrt * Ablösung der Kinder	++	+++	++	F 33.11 F 45.2 F 60.31
11 M 48	Vater verstarb an Lungenödem (als Patient im 46. Lj.)	Ehestreit* Verlust des Arbeitsplatzes	++	++	–	F 43.21
12 W 27	verursachte Wohnungsbrand im 8. Lj.	Mobbing* Wechsel der Arbeitsstelle/Zusam- menziehen m. Partner	+++	+++	–	F 42.2

Buchstaben A–D bezeichnen die in diesem Kapitel ausführlich beschriebenen Beispielfälle, die nummerierten Fälle bezeichnen die verkürzten Darstellungen mit den entsprechenden Abbildungen.

Ergebnisse

Häufigkeit von Traumata vor der Erstmanifestation von Angststörungen
Für diese Studie wurden Traumata definiert als vital bedrohliche Ereignisse, die in mindestens zweijährigem Abstand vor der Erstmanifestation einer Angststörung einwirkten. Hierzu zählten Todesangst oder begründete Befürchtungen bezüglich körperlicher Schäden oder Furcht vor Übergriffen durch Personen, denen gegenüber ein Abhängigkeitsverhältnis besteht.

Von den insgesamt 16 ausgewerteten Fallgeschichten findet sich nur eine, bei der kein Hinweis auf ein Trauma in der Vorgeschichte vorliegt.

Der *Zeitabstand zwischen Angst prägendem Trauma (Priming) und erstem Auftreten einer Angststörung* beträgt häufig (bis auf zwei Ausnahmen) mehr als ein Jahrzehnt. In der Mehrzahl der Fälle trat traumatisches Priming in der Zeitspanne vom Kindergartenalter bis zum Ende des Grundschulalters auf.

Methodische Aspekte – Erkenntnisse von Besonderheiten der Körperwahrnehmung
Alle Patienten wurden einer ausführlichen verbalen Anamnese unterzogen (Fragebogen zur Behandlungsvorbereitung nach *Sulz* und Korellogramm der Lebensereignisse und Krankheitszeiten, s. 5.5.1). Drei der Patienten zeigten Symptome einer posttraumatischen Belastungsstörung. Diese wiesen bereits im Erstinterview auf traumatische Ereignisse hin.

In den verbalen Anamnesen wurden insgesamt von sechs Patienten Hinweise auf Traumata angegeben. Die verbleibenden zehn erinnerten traumatische Prägungen erst durch die Anwendung des Moduls 4 (topische Analyse der Oberflächenmerkmale) der Körperskulptur-Technik.

Weshalb lassen sich Priming-Effekte nur bei posttraumatischen Belastungsstörungen verbal explorieren?

In verbalen Explorationen widerspiegeln sich traumatische Angstprägungen (Priming) nur dann, wenn sie den Betreffenden bewusst sind. Das ist bei posttraumatischen Belastungsstörungen der Fall. Hier besteht ein Teil des Leidensdruckes in Flashbacks, invasiven Trauma-

Erinnerungen, deren zugrunde liegende Ereignisse den Betroffenen bewusst sind.

In den Fällen, wo die aktuelle Symptomatik in Verbindung mit der Auslösesituation die Selbstaufmerksamkeit dominiert, besteht eine Tendenz zur Verdrängung früherer Belastungen. Diese dient dem Selbstschutz zur Verhinderung von Stressüberflutung. Zudem binden die Konsequenzen der aktuellen Symptome die kognitiven Kapazitäten.

Das Modul 5 (Farbschema des körperlichen Befindens) ergab bezüglich der Anamnese keinen Informationsgewinn. Es eignet sich, die subjektive Bedeutung des erlittenen Traumas für das aktuelle Problem abzuschätzen. Auf dieser Grundlage können bei Bedarf bestehende Zusammenhänge zur aktuellen Angstsymptomatik bearbeitet werden.

Übereinstimmend zeigen die Module 2 und 5 in wechselseitiger Ergänzung die Gemeinsamkeiten der Körperbilder von Angstpatienten bezüglich *Störungen* der grundlegenden Abstimmung der Informationen über den Zustand des Körpers und seine Orientierung im umgebenden Raum *(Basisinformation)* sowie chronische *Muskelverspannungen* und Beeinträchtigung der *Atemfunktion*. Die ergänzenden Beschreibungen weisen auf Hyperventilationstendenzen hin.

Lebenskrisen und Schwellensituationen

Lebenskrisen und Schwellensituationen bilden den Kontext für die Auslösung und Manifestation von Angstsymptomen. Da diese auf *traumatischer Grundlage vorgebahnt* sind, ist die Rückfallneigung bereits vor Jahren erfolgreich behandelter Angststörungen in kritischen Lebenssituationen neuropsychologisch begründet. Das belegen auch Statistiken, nach denen eine Gruppe von Patienten wiederholt Therapien in Anspruch nimmt (*Best,* 2008). Die Psychotherapie ist herausgefordert, zur Bewältigung der Symptome Patienten in ihren übergreifenden Lebenszusammenhängen zu verstehen und ihnen effektive Unterstützung beim Krisenmanagement anzubieten.

Komorbidität

Organische Erkrankungen, welche die Angsterkrankung mitbedingen, fanden sich in drei Anamnesen.

Komorbidität psychischer Störungen erscheint bei den Angststörungen als Regelfall, insbesondere mit Formen reaktiver Depressivität,

Somatisierungsstörungen oder Anpassungsstörungen mit ausgeprägter Somatisierung.

Diese Störungen verbinden Gemeinsamkeiten ihrer neuropsychologischen Entstehungsbedingungen (Aktivierung einer traumatischen Körperbild-Prägung durch Schlüsselreize in einer späteren Krisensituation mit erheblicher Stressbelastung) und körperlichen Reaktionsmustern. Zur Behandlung sind ähnliche Behandlungsstrategien angezeigt, welche die modulare Körperbild-Methodik und Koordinationstraining der Verarbeitung interozeptiver und exterozeptiver Wahrnehmung einschließen. Diesen Aspekt betrachten wir ausführlicher unter 4.1.1.

Zusammenfassende Schlussfolgerung: Angst als späte Traumafolgestörung

Angststörungen und mit diesen oft in Verbindung auftretende Krankheitsbilder werden durch erheblichen Stress, zumeist durch existenzielle Verunsicherung in Lebenskrisen oder biografischen Schwellensituationen ausgelöst. Reizcharakteristika der aktuellen Belastungen aktivieren dabei interozeptiv traumatische Inhalte des Körpergedächtnisses (s. Körperbild-Superzeichen, 1.4.2). Auf diese Weise können auch *Reize, welche isoliert betrachtet banal erscheinen*, eine (oft überflutende) Überlagerung von aktuellen Erregungen mit lerngeschichtlich geprägten Reaktionsmustern auslösen. Weil dabei die interozeptiven Signale dominieren, geht die *Umweltorientierung* verloren. Die resultierende wechselseitige Verstärkung der Intensität von Angst und Vermeidungsverhalten verhindert eine angemessene Stressbewältigung.

Die Körperbilder weisen eine Trias charakteristischer Merkmale, die wir als Körperbild-Syndrom beschreiben, auf:

KB – »Körperbild-Syndrom der Panikstörung«

Trias erhebliche Beeinträchtigungen

- Basalinformation
  (Orientierungsverlust: Raum, Boden) orthostatische Dysfunktion, *Nausea)
- habituell rückverlagerte Körper-Schwerpunktlage, Muskelverspannungen
- funktionelle Einschränkungen des Atemraumes

4. Modulare Körperbildskulptur-Methoden in der Therapie

4.1 Behandlungskonzepte

4.1.1 Das Kaskaden-Modell

Zum Aufforderungscharakter der Körperskulptur-Methoden

Dieses Konzept beschreibt die Verarbeitungsprozesse, welche der therapeutischen Arbeit mit Skulpturfragmenten bzw. Symptomskulpturen zugrunde liegen.

Oft entwickeln Patienten bei der Schilderung belastender Ereignisse spezifische Symptome, von denen sie sich als störend oder beängstigend rasch ablenken, indem sie umgebende Bereiche ihrer Muskulatur anspannen oder das Thema wechseln. Gelingt es, diese Meidungstendenz zu umgehen und den Ort der Symptombildung längere Zeit in der Aufmerksamkeit zu halten, erschließt sich der Mitteilungsgehalt der körpersprachlich verschlüsselten Informationen.

Offenbar wird aufsteigend eine Verarbeitungskaskade qualitativ unterscheidbarer Stufen durchlaufen:

Das Kaskaden-Modell

Stufen aufsteigender Informationsverarbeitung interozeptiver Signale

– Leserichtung von unten links nach oben rechts –

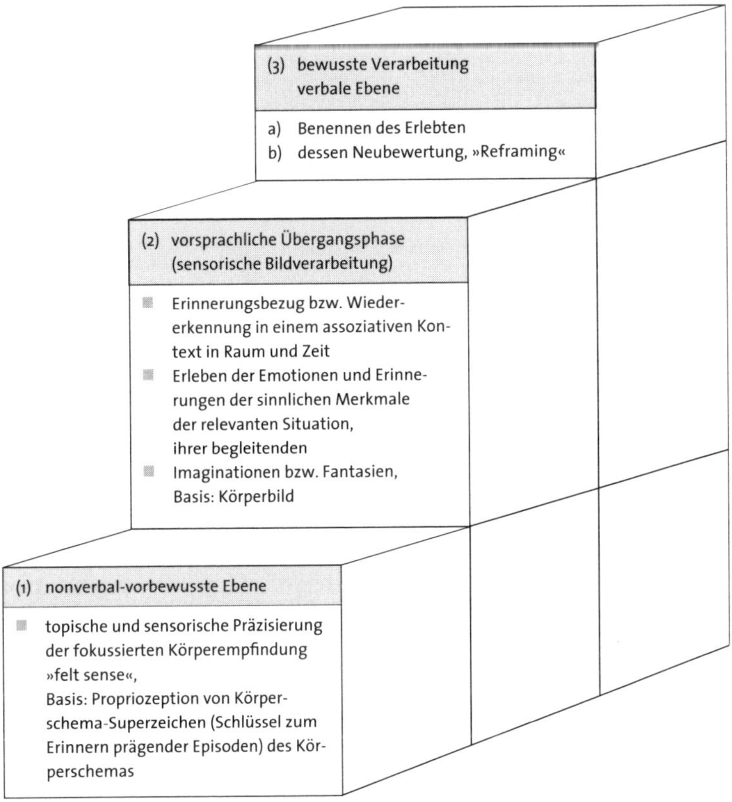

Die therapeutische Wirkung ist davon abhängig, dass alle Verarbeitungsstufen möglichst bis zur letzten Staffel durchlaufen werden können.

In diesem Fall kommt zur körperlichen und emotionalen Entspannung, Katharsis, die Abschwächung der Reaktionskette negativer Erwartungen (»Schmerzen, unerträgliche Gefühle«) und dysfunktionaler Selbstaufmerksamkeit hinzu, welche chronische Verspannungen und generalisierte Meidungstendenzen bezüglich Gefühlen und Situationen aufrechterhalten.

Gebahnt wird ein innerer »Dialog mit den Körpersignalen«, der Achtsamkeit, Selbstreflexion und Orientierung auf angemessene Verhaltensregulation (»Selbstwirksamkeit«) fördert.

Auf diesem Prinzip der Identifikation mit dem Symptom beruhen auch die bekannten Techniken des Focusing (*Gendlin*, 1998) oder der Gestalttherapie (s. *Perls*, 2001).

Focusing Gendlin

1. Freiraum schaffen, Achtsamkeit, Problembezug
2. »Felt Sense« Körperliche Resonanz zum Thema
3. »Felt Sense« beschreiben, »einen Griff finden«
4. Vergleichen »Felt Sense« mit gefundenem Begriff
5. Fragen: Bedürfnis, Lösungsrichtung
6. Annehmen und schützen (Ergebnis akzeptieren)

Diese sind dann effektiv, wenn die Wahrnehmung des Körpersymptoms *lange genug im Fokus der Aufmerksamkeit* gehalten werden kann, um vorsprachliche Prozesse zu initiieren.

Retraumatisierte Patienten können kaum von diesen Angeboten profitieren oder solche, denen es schwerfällt, Fantasien zu entwickeln (alexythyme Tendenzen) oder Zusammenhänge zu abstrahieren.

Sie reagieren auf die Aufforderung, mit ihrer Aufmerksamkeit am Ort des Schmerzes zu bleiben, mit der Abspaltung ihrer körperlichen Empfindungen aus dem Bewusstsein und bemühen sich oft um Kooperation, indem sie möglichst fern von ihrem konkreten Erleben vermeintlich erwünschte verbale Produktionen (z. B. Rationalisierungen) »leisten«.

In diesen Fällen ist die Aufforderung, eine Skulptur der betreffenden Körperzone zu formen, besonders hilfreich. Sie vermittelt ein vorstellbares Ziel und eine konkrete Struktur des Vorgehens. Die Aufgabe selbst bietet ein Reframing, alternativ zu negativen Erwartungen. Statt Kontrollverlust zu provozieren, wird Handlungsfähigkeit impliziert. Zunächst muss sich der betreffende Proband Zeit genug für die Auseinandersetzung mit seinem Körperempfinden lassen, um dieses zu differenzieren und in ein »begreifbares« Modell mit konkreten Formen, Ausmaßen und Oberflächenbeschaffenheiten zu »übersetzen«. Der haptische Kontakt zum Material wirkt bereits entspannend. Daraus ergeben sich für die Therapie folgende Teilziele:

1. Konfrontationsgestaltung

Zunächst besteht das Anliegen darin, eine *Mindestdauer* der Konfrontation mit den kritischen Aspekten des Körperschemas (»felt sense«) aufrechtzuerhalten, damit der nächste Verarbeitungsschritt durch Initiation von Bildprozessen eingeleitet werden kann.

Dies ist nur möglich durch die *Kontrolle der Intensität der Stimulation*. Hyperarousal kann zu vertieften Regressionen führen, im ungünstigsten Fall zur Retraumatisierung. Hypoarousal lenkt die Aufmerksamkeit von den Körperbild-Superzeichen auf irrelevante Körperwahrnehmungen.

2. Transfer durch Symbolisierung

Das physisch präsente, zunächst unsagbare Körperempfinden wird mittels Körperskulptur-Methoden in ein konkretes äußeres Objekt transformiert, das benannt und bewertet werden kann (Aufwärtsverarbeitung von Stufe 2–3) und dabei haptisch erfassbar und manipulierbar (Positionswechsel Körperidentität vs. Beobachterperspektive) bleibt (Abwärtsverarbeitung von 2–3). Das verleiht dem Objekt (sei es eine Körperskulptur, eine Symptomskulptur oder ein Symbol für eine Symptomskulptur) seinen speziellen Aufforderungscharakter zur Erweiterung von Assoziationen und Entdeckung neuer Bezugsrahmen auf der psychosozialen Ebene (Differenzierungslernen bzw. Bahnung neuer Verknüpfungen).

3. Reframing

Wird das symptomatische Empfinden nunmehr in einem anderen Kontext assoziiert und kognitiv eingeordnet, verändert sich sein semantischer Gehalt mit allen darauf gegründeten Erwartungen, Verhaltensprognosen und antizipierten Konsequenzen. Aus dem leidenden Objekt wird ein handelndes Subjekt, dem sich neue Alternativen eröffnen. Symptome werden dann nicht mehr interpretiert als Bedrohungszeichen und Krankheitsbestätigungen, sondern als Körpersignale zur Verhaltensänderung oder Hinweise auf »Grüße aus der Vergangenheit«.

4.1.2 Die Arbeit mit dem Körperbild als sanfte Konfrontationsmethode

Therapieforscher wie Therapeuten sind sich inzwischen allgemein einig, dass situationsspezifisch ausgelöste symptomatische Reaktionsmuster wirksam mit Stimuluskonfrontation und Reaktionsverhinderung zu behandeln sind. Das bisherige Verständnis der Konfrontation ist das eines invasiven Prozederes. Dabei scheint zu gelten: Je intensiver die symptomatische Reaktion (bei Ängsten oder Zwängen), desto massiver müssten auch Konfrontation und Reaktionsverhinderung erzwungen werden. In dem Maße, wie Patienten zur Abwehr der Auseinandersetzung mit ihrem Körper tendieren, ist bereits das Angebot der Körperskulptur-Methodik konfrontativ. Die Konfrontation wird noch intensiviert durch die Auswahl kritischer Situationen und befürchtete negative Konsequenzen des Auswertungsprozesses.

Die Bedingungen einer effektiven Konfrontation werden unter wechselseitiger Berufung auf die einander offenbar ausschließenden Notwendigkeiten von Sicherheit und Intensität der Konfrontation kontrovers diskutiert (*Neuner,* 2008). Konsens besteht darin, dass die Stimuluskonfrontation mit Reaktionsverhinderung grundsätzlich eine invasive Methode sei und die Belastungen, die Patienten durch Konfrontation zugemutet werden dürfen, im Verhältnis zum therapeutischen Nutzen möglichst gering sein sollten. Dieser Idealvorstellung kommen Methoden näher, die ***Selbstexplorationsbedürfnisse*** der Patienten anregen.

Bei der Arbeit mit den Skulpturen wird grundsätzlich nur zur weiteren Bearbeitung aufgegriffen, was die Patienten selbst thematisieren.

Besonders bei der Analyse der Körpergedächtnis-Knoten (Modul 4) ist zudem eine einfühlsame Begleitung sinnvoll, um für das Überschreiten der Latenzschwelle zur Entschlüsselung der Topi genügend Aufmerksamkeit und Zeit aufzuwenden. Deutet sich hierbei ein emotionaler Widerstand an, ist dieser *immer und sofort zu akzeptieren.*

Derartige »Abbrüche« von Mikroprozessen stärken die Kontinuität der Arbeitsbeziehung und das Selbsterkundungsbedürfnis. In vielen Fällen antworten die Patienten darauf verzögert, zum Beispiel mit Erinnerungsträumen und wünschen dann die Auseinandersetzung mit den bisher vermiedenen Themen.

Nach diesen Regeln durchgeführt werden Konfrontationsbelastungen durch die modulare Körperskulptur-Methode minimiert und traumatisierende Grenzüberschreitungen ausgeschlossen, ohne erstrebte Behandlungseffekte zu gefährden.

Klassische Konfrontationsmethoden zielen auf die »Löschung« aversiver Reaktionen ab (diese Annahme ist weniger plausibel, wenn die zu löschende Symptomatik mit lerngeschichtlich früher gebahnten Reaktionen assoziiert ist, die auf schwere Traumatisierung erfolgten. Das Prinzip der »Löschung fehlerhafter Dateien« ist eher eine technische Metapher, die neuropsychologischen Erkenntnissen widerspricht, 1.2.4 und 1.4.1). Erreicht wird um den Preis erheblichen Aufwandes zur Unterdrückung des Vermeidungsverhaltens allenfalls eine Habituation, d. h. eine Abschwächung der Reaktionstendenz.

Während die klassische Konfrontation möglichst nahe am *auslösenden* Situationskontext ansetzt und in ihrer Wirksamkeit in *der Verhinderung des Vermeidungsverhaltens* durch Erzwingen von Reaktionsalternativen besteht, ermöglichen Körperskulptur-Methoden ein *Differenzierungslernen* bezüglich des auslösenden Situationskontextes und die ***Entdeckung von Reaktionsalternativen***. Auf diese Weise können Patienten erfahren, dass die auslösenden Situationsmerkmale nicht mit den Ursachen der symptomatischen Reaktionen identisch sind. Wesentliches Ziel ist das *Entkoppeln* der Körperreaktion auf aktuelle Stressoren von Erregungseinflüssen der erinnerten traumatischen Prägungssituation. Die Wirkung besteht im Auflösen einer dysfunktionalen Generalisierung. Das setzt einen zur Situation der Angstprägung kontrastierenden Kontext der Konfrontation mit Körperreaktionen voraus, welcher Geborgenheit und Handlungsfähigkeit gewährleistet.

Unter diesen Bedingungen werden die kritischen Körperreaktionen differenzierter erlebt und die zugrunde liegenden episodischen Erinnerungen kognitiv präziser (statt zuvor diffus) zugeordnet.

Zusammenfassung zur Anwendung der Körperskulptur-Methoden in der Psychotherapie

Kontraindikationen

Da die Arbeit mit den Körperskulpturen invasive Vorgehensweisen ausschließt, bestehen weniger Einschränkungen und Behandlungshindernisse als bei Techniken der Stimuluskonfrontation mit Reaktionsverhinderung oder Reizüberflutung.

Es gelten daher die *Kontraindikationen für nicht invasive Psychotherapieformen* (Ausschlüsse akuter Psychose, Sucht- bzw. Entzugssymptomatik, fehlende kognitive Voraussetzungen für Selbstreflexion und Motivation; aktuell notwendige, hohe medikamentöse Dosierung).

Dem Autor wurde bisher kein Fall der Auslösung von klinischen Komplikationen durch den Einsatz der modularen Körperskulptur-Methoden bekannt.

Indikationen

Die im therapeutischen Kontext interessierende Frage nach Anwendungsgrundsätzen der Konfrontation mit dem eigenen Körperschema beziehungsweise Körperbild lässt sich kurz beantworten:

Sie ist angezeigt in allen Fällen, in denen Psychotherapie effektiv und Informationen über das Körperbild und seine Entstehungsbedingungen nützlich sind. Die Breite des Spektrums der Anwendungen wurde im vorigen Teil vorangehend aufgezeigt, ohne Anspruch auf Vollständigkeit zu erheben. Es wird nachfolgend am Beispiel der Angststörungen bezüglich des therapeutischen Vorgehens erörtert werden.

4.1.3 Körperbildmethoden zur Therapie von Angststörungen mit Paniksyndrom

Besonderheiten der Behandlung von Angststörungen mit Panikattacken

Einen Überblick über die Diagnostik und die Vielzahl der Konzepte zur Behandlung von Angststörungen kann dieser Text nicht leisten (s. z. B. *Boerner, Geilsdorff, Markgraf, Osterheider, Phillip, Wittchen*, 2002; *Busch*, 2008). Das Anliegen des Kapitels besteht darin, zunächst die Grundzüge der gegenwärtigen Versorgungspraxis von Angststörungen mit Paniksyndrom darzustellen. Anschließend sollen vor diesem Hintergrund die Beiträge der modularen Körperskulptur-Methodik zur Verbesserung der (insbesondere ambulanten) Therapie dieser Störungen erörtert werden.

Versorgungsbedarf

Ein beachtlicher Anteil der Patienten, die eine Psychotherapie suchen, leidet unter Angststörungen mit Paniksyndrom. Werden Angststörungen über Jahre verschleppt bzw. uneffektiv behandelt, sind oft Depressionen und Abhängigkeitserkrankungen die Folge.

Mindestens zwei Drittel der Betroffenen sind Frauen. Diese nehmen bei vergleichbarem Leidensdruck die Psychotherapie entsprechend häufiger in Anspruch, während das Risiko der Kompensation durch Suchtmechanismen bei Männern höher ist. Die Häufigkeit der Störungen nimmt nach dem 45. Lebensjahr ab.

Der »Psychotherapieverband Paniknetz« des Bundesministeriums für Bildung und Gesundheit gibt auf seiner Homepage die Lebenszeitprävalenz für Panikstörungen mit 5–7 % an. Der aktuelle Trend ist allgemein steigend, insbesondere bei Männern. Repräsentative und vergleichbare Statistiken über Rückfall-Inzidenzen und Therapieeffekte liegen nicht vor.

Aufschlussreich bezüglich einer spezifischen individuellen Vulnerabilität ist die Studie von *Best*, 2008, der bei 61 % der ambulanten Patienten vorangegangene Psychotherapien registrierte. 20 % suchten die dritte Behandlung im Verlauf ihrer Patientenkarriere auf. Dies gilt nicht nur für Angststörungen, sondern für psychische Störungen allgemein. Dieser Befund stimmt mit unseren Beobachtungen der Häufigkeit von Traumafolgestörungen überein. Diese Retraumatisierungs- bzw. Priming-These wird am Beispiel der Angststörungen noch näher erörtert.

Doch zunächst eine Beschreibung des Status quo der Angst-Therapie.

Zur gegenwärtigen Versorgungssituation

Zur Behandlung von Angststörungen mit Paniksyndrom bewährte sich die Kombination von spezifischer Psychotherapie und weniger spezifischer Pharmakotherapie. Zu Beginn der Erkrankung werden meist Benzodiazipine verordnet, im weiteren Störungsverlauf eher selektive Serotonin-Wiederaufnahme-Hemmer bzw. Noradrenalin-Wiederaufnahme-Hemmer, wie sie auch bei der Behandlung von Depressionen und Zwangsstörungen angewandt werden.

Empirische Studien und Behandlungsmanuale stimmen darin überein, den wesentlichen Effekt der Psychotherapie auf die Methode der ***Stimuluskonfrontation und Reaktionsverhinderung*** (*Hoffmann, N., Hofmann, B.,* 2004) zurückzuführen.

Allgemein beinhaltet diese Technik:

- eine *Diagnostikphase* (diese erfolgt in der Verhaltenstherapie als Analyse auslösender und aufrechterhaltender Bedingungen, zumeist nach *Kanfers* S-O-R-C-K-Schema, einer Beschreibung der situativen Zusammenhänge von Stimulus, Organismus bzw. somatischen Besonderheiten, Reaktionen und den Konsequenzen sowie den Kontingenzen *der Störung*)
- eine *»psychoedukative« Phase* kognitiver Orientierung über die Störung und das Behandlungsvorgehen (Erläuterung des Teufelskreises symptomfixierter Erwartungen und angstinduzierender Interpretationen von äußeren und inneren Stimuli)
- eine *Expositionsphase,* beginnend in sensu und nachfolgend in vivo, als Konfrontation mit den realen auslösenden Bedingungen.
- Abschließend erfolgt eine *Stabilisierungsphase* zur Rückfallvorbeugung mit Anleitungen zum Weiterüben und Auswertungen der Aufzeichnungen zum Übungsfortschritt.

Die Technik ist besonders *in massiver Anwendung* effektiv, wenn innerhalb von 5–10 Tagen jeweils 4–8 Stunden die begleitete Expositionsbehandlung erfolgt. Die Aufgabe eines Begleiters besteht darin, ein automatisiertes Meidungsverhalten zu unterbinden, um die Kontinuität der Exposition zu gewährleisten.

Bis Betroffene eine zutreffende Diagnose und eine effektive Psychotherapie erhalten, vergehen im Durchschnitt mehrere Jahre.

Aus Aufwandsgründen ist die intensive Anwendung der Stimuluskonfrontationstherapie lege artis in der Praxis meist schweren Fällen (nach verschleppter Behandlung, z. B. zur Abwendung von Rentenbegehren) vorbehalten und erfolgt bis auf wenige Ausnahmen stationär.

Kritik bisheriger Angsttherapien

a) Stimulustherapie-Reaktionsverhinderung

Das Problem dieses Verfahrens liegt in seinem Aufwand begründet:

»Trotz der nachgewiesen hohen Effektivität von Konfrontationstherapien werden nur etwa ein Prozent der Patienten mit Angststörungen auch so behandelt. Dies liegt in erster Linie daran, dass die Durchführung dieses Verfahrens unter den gegebenen Strukturen im Gesundheitssektor sowohl im ambulanten als auch im stationären Bereich nur schwer zu realisieren ist. Eine Möglichkeit, hier Abhilfe zu schaffen, wäre neben einer Flexibilisierung der Psychotherapierichtlinien auch der vermehrte Einsatz von ausgebildeten Hilfstherapeuten in der Intensivphase.« *(Dr. Frank Meyer, Psychologischer Leiter der Fliedner Klinik aus Neuropsychiatrische Nachrichten 12/01)* Eine Alternative besteht darin zu fragen, worin der erhebliche Aufwand besteht, um dann Methoden zu finden, die das Behandlungsziel effektiver erreichen.

Die bisherige Stimuluskonfrontationstherapie bedarf des erheblichen Aufwandes an personeller Kontrolle, um ihre zwei wesentlichen *Schwachstellen* zu überwinden, nämlich

1. den emotionalen Widerstand in der Arbeitsbeziehung
2. das Transferproblem von der Übungssituation in die Realität.

Zu 1)
Effektive Panik-Konfrontation in vivo muss dauern, bis die *Habituation* einsetzt, die sich bei lerntheoretisch weniger informierten Patienten als Erschöpfung darstellt. Diese Forderung löst bei den Patienten einen intensiven Motivationskonflikt aus, der zur Dissoziation von Vernunft und körperlichen Reaktionen auf Existenzbedrohungen führt (s. Spektrum panikinduzierter Körperbilder vom Gestaltzerfall bis zur Auslöschung, s. 3.6.2).

Diesen Widerstand zu überwinden, erfordert Personaleinsatz und oft sogar Brachialgewalt (z. B. den Einsatz von moralischer Erpressung, Gruppendruck, in Einzelfällen werden Pfandverträge abgeschlossen).

Zu 2)
Lerntheoretisch begründet ist das *Habituationsprinzip* nur bei Konditionierungen phobischer Reaktionen mit konkreten Situationen. Jedoch fehlt Panikattacken mit Tachykardie und Schweißausbruch häufig jeder Bezug zu Umweltreizen. Sie scheinen »aus heiterem Himmel einzuschießen«. Darauf ist das Begründungsparadigma der Lerntheorie, welches sich auf die Konditionierung von externem Stimulus und (hier organismischen) Response bezieht, nicht fundiert anwendbar. Bei phylogenetisch erworbenen Angstreaktionen ist allenfalls die Toleranz der Wahrnehmungsschwelle für Körpersignale trainierbar.

Unter »quasi Laborbedingungen« in der Therapiesitzung herbeigeführte Kontraste zwischen willentlicher Hyperventilation und Bauchatmung wirken bei leichteren bzw. überwiegend interaktional funktionalen (bzw. histrionisch akzentuierten) Panikstörungen zweifellos, jedoch wohl eher durch *Differenzierungslernen*, vermittelt durch Suggestion, und die Verinnerlichung hilfreicher Beziehung bzw. stützender innerer Kommentare. Zur kognitiven Differenzierung der Symptombewertung bewährte sich das Teufelskreismodell von *Markgraf und Schneider,* 1990. Danach lösen körperliche Aktivitäten kritische Körperwahrnehmungen aus (Tachykardie, erhöhter Atemwiderstand, Schwitzen), welche »symptomatisch«, im Sinne einer existenziellen Gefahr für den Organismus, interpretiert werden. Die Angst als Resultat kognitiver (Fehl-)Bewertung motiviert zur symptomfixierten Selbstaufmerksamkeit. Diese senkt die Wahrnehmungsschwelle für weitere angstinduzierende Kognitionen. Die interozeptiv fixierte Selbstwahrnehmung intensiviert die Symptomwahrnehmung und bestätigt die Angsterwartung. Dieser Rückkopplungskreis eskaliert das Angsterleben bis zur Panikattacke.

Die kognitive Verarbeitung, auf der therapeutische Implikationen beruhen, setzt allerdings funktionierende neokortikale Begriffsverarbeitung voraus. Diese wird bereits bei mittleren Angstintensitäten ausgeschaltet. Daher reicht bei intensiveren Panikausprägungen auch die intensivste Wissensvermittlung über den Funktionskreis der Störung und die Linderung durch Hyperventilation nicht aus, um die Bahnungsstärke einer Panikerwartung vor dem einschlägigen *Erfahrungshintergrund* aufzuwiegen. Das etablierte Therapiekonzept betrachtet das kognitive Differenzierungslernen und Atemübungen als Vorbereitung zur Mitarbeit bei der eigentlich wirksamen Habituation (z. B. *Schmidt-Traub,* 2008) mit den beschriebenen Nachteilen.

Alternativ kann das **Differenzierungslernen direkt auf der körperlichen Ebene** die Kontraste zwischen ganzheitlichen Körperzuständen herausarbeiten und dem verinnerlichten Panikmodus durch einen stärker automatisierten basalen Orientierungsmodus neuropsychologisch »überschreiben«. Dieses Vorgehen schwächt die Körperrepräsentation des Panikmodus in dem Maße ab, wie das Körperbild der basalen Orientiertheit intensiviert und verankert wird. Hierin besteht das Prinzip des auf die symptomatische Behandlung von Angststörungen zielenden Teils der modularen Körperskulptur-Methoden. Die folgende Tabelle stellt die charakteristischen Merkmale beider Modi der Körperwahrnehmung gegenüber.

Merkmal	Panikmodus Verinnerlichter Selbstbezug des Körperbildes während einer Panikattacke	Basaler Orientierungsmodus Körperbild möglichst vollständiger Orientiertheit, ganzheitlicher Körper-Selbstwahrnehmung, Übersicht über den umgebenden Raum
Aufmerksamkeits-Haltung, Umweltbezug	Dominanz der Interiozeption »Abblenden« – Sehfeldeinschränkung (»wabernde Bilder«, »Tunnelblick«, geschlossene Augen)	Dominanz der Exteriozeption »Aufblenden« – unbehinderte sensorische Raumerfassung
Gedächtnisbezug, Vorstellungsinhalte	Erinnern vergangener und Imagination künftiger Bedrohung	Einprägen, Erfassen des aktuellen sensorischen Input, Präsenz im Hier und Jetzt
Denken	magische Konzeptualisierungen der angstinduzierenden Orte oder unerkannten, tödlichen Krankheiten	situationsangemessen rationale Bewertungen
Handlungsbezug	orientiert auf Vermeidung	orientiert auf Aktion
Begleitende Emotion	Angst	Sicherheit
Körperwahrnehmung	Verlust des Bodenkontaktes, Anspannung, Versteifung, Verflachung des Atemraumes, Dominanz autonomer Reaktionen: Herzrasen, Schweißausbrüche, Schwankschwindel, Gestaltzerfall bis zur Auflösung des Körperschemas	stabile Ganzkörperwahrnehmung: sicherer Bodenkontakt, Elastizität (große Gelenke frei), ruhige Bauchatmung mit Wahrnehmung des gesamten Atemraumes mit den Bewegungen über den Verlauf des gesamten Atemweges

b) Psychodynamische Therapien

Psychodynamische Behandlungskonzepte untersuchen die Zusammenhänge zwischen existenziellem Angsterleben und aktuellen Lebenskrisen. Sie streben an, von den stellvertretenden symbolischen Repräsentationen der Existenzangst und den mit ihnen verbundenen magischen Denkzusammenhängen wegzuführen, um den faktischen Entstehungsbedingungen auf den Grund zu gehen.

Tiefenpsychologische Fokaltherapien behandeln Angststörungen über den Zugang zu verdrängten Emotionen in der Arbeitsbeziehung (z. B. *Davanloo,* 1995) oder die Klärung aktueller Konflikte und deren unbewusste Entstehungszusammenhänge (*Busch,* 2008).

Die Probleme dieser Vorgehensweisen zur Angstbehandlung liegen in ihrer verbalen Selbstbeschränkung und dem Mangel an konkreten, unmittelbar körperlich evidenten Bezügen. Das erweist sich besonders bei der Vermittlung korrigierender Erfahrungen als wesentlich.

Daher verfehlen symptomunspezifische Behandlungszugänge gerade bei Panikstörungen die drängenden körperlichen Bedürfnisse von Patienten mit mittleren und stärkeren Angstausprägungen. Diese sind auf die physiologischen Erscheinungen fixiert und fühlen sich von scheinbar »problemfernen« Interventionen oft zusätzlich verunsichert.

Zwischenbilanz

Verhaltenstherapeutische und psychodynamische Methoden ergänzen sich ***sowohl bezüglich der Symptomorientierung und der Auseinandersetzung mit Sinn und Funktion der Panikstörung als Ausdruck einer Lebenskrise*** vorteilhaft.

Beide Verfahrensgruppen können ihre jeweiligen Schwachpunkte durch den Einsatz der modularen theragnostischen Körperskulptur-Methoden überwinden.

Die ***körperbildbasierten Methoden*** ermöglichen es, das Körperbild ohne Motivationskonflikt im orientierten Modus zu verinnerlichen und diesen bei Bedarf in jeder Situation zu reaktivieren. Auf diese Weise wird über Differenzierungslernen zugleich das Transferproblem (von der Übungssituation in die tatsächliche Krisensituation) gelöst.

Bei der Auseinandersetzung mit den Lebenskrisen und dem Auffinden von Zusammenhängen der Körperreaktionen mit prägenden Erfahrungen erweisen sich die therapeutischen Module der Körperskulptur-Methoden als wirkungsvolle Werkzeuge.

Spezifische Beiträge der modularen theragnostischen Körperskulptur-Methode

In diesem Abschnitt beschränken wir uns auf die Auswertung des vorgestellten Datenmaterials (3.7.2) und erörtern die Konsequenzen für eine, im Vergleich zum Status quo auch unter ambulanten Bedingungen, effektivere Behandlungsstrategie.

Unter 3.7.2 belegten wir, dass »Angstzustände« mit Paniksyndrom (ICD-10, F 41.0) typischerweise in *aktuellen Lebenskrisen von sinntragender Bedeutsamkeit ausgelöst* werden. Diese Beobachtung scheint unabhängig von Komorbiditäten mit agoraphobischen, hypochondrischen und anderen psychischen Störungen sowie organischen Erkrankungen (insbesondere kardiovaskulären Krankheiten). Die Auslösung geschieht *regelhaft vor dem Erfahrungshintergrund traumatischer Erinnerungen*, welche entsprechend der dominierenden Gefühlslage mit charakteristischen Körperreaktionen verbunden sind. Dieses Phänomen ist Trauma-Therapeuten geläufig, weil sich hier die Angst von Therapiebeginn an auf den Kontext der psychischen Verletzungen bezieht, welche auch den Behandlungsanlass bilden.

Erst durch den Einsatz der Körperskulptur-Technik wurde erkannt, wie bedeutsam traumatische Prägungen für die ambulante Therapie von psychischen Krisen im Allgemeinen und Panikstörungen im Besonderen sind, auch wenn sie den Betroffenen nicht bewusst sind. Mit verbalen Methoden können nur bewusste Angstprägungen erfasst werden. Daher kann nur ein Bruchteil der Betroffenen zu Therapiebeginn darauf hinweisen.

Zu Behandlungsbeginn ist die Mehrzahl der Angstpatienten auf die Folgen der Angst fixiert. Daher können sie meist keinen kausalen Zusammenhang zwischen der aktuellen Angst und einem Trauma herstellen, welches lange, meist viele Jahre, zurückliegt und im Gegensatz zur aktuellen Störung bewältigt scheint. Existenzielle Erschütterungen werden zudem aus Selbstschutz oft verdrängt.

Mit dem Vorherrschen der Angstreaktionen sind Hyperventilation und Störung der Orientierung im Raum (Verlust der Bodenhaftung, »weiche Knie«, Schwankschwindel) verbunden.

Diese Symptomatik neigt (ab einer kritischen Intensität völlig unabhängig von Kognitionen) zur Eskalation, nicht selten bis zum völligen Kontrollverlust oder zum subjektiven Erleben der Auslöschung (3.7.2). Die körperliche Symptomatik aktiviert im Körpergedächtnis verankerte Bahnungen prägender Existenzbedrohungen (Priming). Unter diesen Umständen kann, wie der sprichwörtliche Tropfen, der ein Fass zum Überlaufen bringt, ein relativ banaler Reiz in einer an sich undramatischen Situation das Nacherleben der furchtbarsten Situation der Lebensgeschichte »erzwingen«. Typischerweise wird vom traumatisch geprägten Assoziationskomplex, der Gefühle, Erinnerungen und Erwartungen enthält, zunächst *nur das Körpergeschehen* erinnert.

Als *Auslöser* von Angststörungen werden von den meisten Autoren übereinstimmend Konditionierungen von kritischen und passageren körperinneren Veränderungen (des Blutdrucks, Veränderungen der Blutströmung im Gleichgewichtsorgan, Rhythmusveränderungen des Herzens oder Funktionsveränderungen der Schilddrüse, z. B. bei Unterzuckerung) konditioniert mit äußeren Situationen, Umgebungswechsel oder Übergänge von Handlungseinheiten sowie deren Bewertungen betrachtet.

Die Auslöser verbinden die Erregungen der zumeist latenten aktuellen Lebenskrise mit den Engrammen der lerngeschichtlich überstandenen Lebensbedrohungen im Körpergedächtnis auf eine dem Bewusstsein nicht zugängliche Weise. Oft findet sich wechselseitig eine symbolische Beziehung zwischen dem prägenden Trauma und der aktuellen Krise. Doch diese können von den Betroffenen, die unter dem Eindruck der dramatisch erlebten Körpervorgänge stehen, zumeist erst im Verlauf einer Therapie erkannt werden.

Beispiel: Bei Herrn K. trat eine Panikattacke erstmals bei der Autobahnfahrt zur Ehefrau auf, deren Trennungsabsicht er ahnte. Hieraus entwickelt sich die Grundlage für eine Autobahnphobie und ein später unabhängig vom Autofahren bestehendes Paniksyndrom. Die Symptomatik »erfordert« die Begleitung der Partnerin, auch wenn das längerfristig die Beziehung zusätzlich belastet und Ressourcen zur Lösung der eigentlichen Probleme der Beziehung bindet. – Als angstprägende Beziehungsepisode erwies sich der im Alter von 4 Jahren erlittene Verlust der Mutter, die von einem Krankenhausaufenthalt nicht mehr zurückkam.

Aus diesen Zusammenhängen ergeben sich für die **körperbildbasierte Therapie** folgende Schlussfolgerungen:

Effektiv ist eine **Doppelstrategie** aus einer

1. *symptombezogenen Komponente*, die den Symptomdruck mildert, um Ressourcen für
2. die *konstruktive Auseinandersetzung mit der Lebenskrise* zu gewinnen.

Zu dieser Schlussfolgerung gelangte, unabhängig von methodischen und begrifflichen Unterschieden, auch *Schuster* (2006) aufgrund langjähriger klinischer Erfahrungen.

Unter welchen Bedingungen sollten traumatische Schlüsselerlebnisse in die Behandlung einbezogen werden?

In den meisten Fällen ist neben der Behandlung der Symptome eine *Bewältigung der aktuellen Krisensituation* auf der interaktionspsychologischen Ebene angezeigt.

Nur in bestimmten Fällen wird es über den Zusammenhang von Symptom und Lebenskrise hinaus noch erforderlich sein, die prägenden Traumata therapeutisch zu verarbeiten, z. B. wenn der Angststress die Symptome der posttraumatischen Belastungsstörungen hervorbringt oder ein Bedürfnis der Betroffenen zur Auseinandersetzung mit prägenden Verletzungen besteht. Mit spezifischen sensorisch stimulierenden Techniken (z. B. *EMDR* nach *Shapiro*, 1999) oder mit den **therapeutischen Skulptur-Modulen** (4.3 f.) können die traumatischen von den aktuellen Erregungsherden neuropsychologisch wirksam abgegrenzt werden. Die Diagnostik mit den Körperskulptur-Modi findet zuverlässig einen Zugang zu prägenden Traumata. Den Betroffenen bleibt der Entscheidungsspielraum, sich bei Bedarf den vergangenen Verletzungen intensiver zuzuwenden oder sie verstehend zur gegenwärtigen Lebenskrise in Bezug zu setzen. Letzteres wirkt entlastend und auch ermutigend:

- »Die Panik kommt nicht aus heiterem Himmel, sondern entsteht aus der Verknüpfung körperlicher Erregungen meiner derzeitigen Lebenskrise mit meiner früheren existenziellen Verletzung.«
- »Ich bin kein Hypochonder, auch wenn es keine organische Ursachen gibt: Die Symptome beruhen auf einer Existenzbedrohung in meiner Kindheit.«

- »Ich habe schon unter schwierigeren Bedingungen existenzielle Krisen bestanden und werde auch diese meistern.«

Auf die therapeutische Unterstützung der *Bewältigung von Lebenskrisen* muss an dieser Stelle nicht weiter eingegangen werden, da hierzu verschiedene Therapierichtungen effektive Vorgehensweisen ausführlich beschrieben haben.

Stattdessen konzentrieren wir uns auf Verbesserungsvorschläge zum *symptombezogenen Ansatz*, welche sich unmittelbar aus den Befunden der Körperskulpturen bei Angststörungen mit Paniksyndrom ergeben.

Bei fast allen Patienten mit Angststörungen und Paniksyndrom fanden wir:

1. Beeinträchtigungen der basalen Orientierungsfunktionen durch körperbezogene Selbstaufmerksamkeit mit
   - Fehlen der Bodenhaftung und
   - Störung der Balance infolge instabiler (meist nach oben und rückverlagerter) Körperschwerpunktlage;
2. muskuläre Daueranspannung, Beeinträchtigung der Dämpfungsfunktionen der Skelett-Muskulatur, besonders im Bereich der großen Gelenke;
3. funktionale Einschränkungen des Atemraumes bzw. Verflachung des Brustraumes im Zusammenhang mit Hyperventilationstendenzen und »Spannungskorsett«.

Zu 1) *Basalinformation*

Die im wörtlichen Sinne *grundlegende Bedeutung der Informationen zur Lageorientierung* (durch Verarbeitung der Parameter Schwerkraft, Neigungswinkel der Körperlängsachse, Stellung der Augenhochachsen und der phänomenalen Vertikalneigung im Reafferenzprinzip) für das Empfinden von physischer Sicherheit wurde bereits Mitte des vorigen Jahrhunderts, z. B. durch *v. Holst,* 1957, und *Werner,* 1960, zit. n. *Klix,* 1976, S. 91 f., erforscht.

Autoren, die neuerlich mit virtueller bzw. computersimulierter Angstkonfrontation experimentieren (*Bouchard* & *Nolin,* 2007), beschreiben das von ihnen artifiziell hervorgerufene Phänomen der widersprüchlichen Informationen von vestibulären Lagemeldungen und visuellen Informationen als »Cybersickness«. Dieses tritt bei jeder intensiven Panikreaktion, verbunden mit Nackenverspannung, Orientierungsverlust, Übelkeit und Platzangst, auf.

Bei Angststörungen tritt eine Rückkopplung von Hyperventilation (mit der Folge zerebralen Sauerstoffmangels und kardiovaskulärer Kompensation) und Irritation des statischen Organs ein. Die Fixierung auf die körperlichen Vorgänge führt dazu, dass die Betroffenen ihre Aufmerksamkeit auf die Atemnot konzentrieren, was die Orientierung zum Raum und zum Boden unterbricht. Dies löst die Eskalation der Symptome aus, die bis hin zur Ohnmacht mit Hyperventilationsteanie führen kann.

Zu 2) *Muskuläres Spannungskorsett*

Muskelverspannungen begünstigen nicht nur die *Reduzierung des wirksamen Atemraumes*, sondern auch die *Gangunsicherheit und Schwerpunktverlagerung*, was unter erheblichem Stress zum Abriss des Bodenkontaktes und zum subjektiven Empfinden der Dissoziation des Körperselbstbildes und damit zur »Selbstfremdheit« oder gar »Auslöschung« führt.

Je angespannter der Muskelzustand, desto mehr wird die Stoßdämpfungsfunktion der Skelettmuskulatur beeinträchtigt, umso rasanter entwickeln sich die Symptome und erzwingen über die Aufmerksamkeitsfixierung nach innen den Orientierungsverlust im umgebenden Raum.

Zu 3) *Hyperventilation*

Bisher beschränkt sich der körperspezifische Beitrag verhaltenstherapeutischer Behandlungsmanuale auf die Anleitung zur Veränderung der Atemregulation in Situationen der Erwartung von Panik. Seit dem inzwischen klassischen Therapieprogramm von *Margraf und Schneider* (1990) sollen die Hyperventilationstendenzen durch »Verhaltensexperimente« bzw. durch Kontrasterleben von induzierter Hyperventilation und Bauchatmung gemildert werden. Dabei wird die Atemfunktion quasi aus der Gesamtheit des Körperbildes »herauspräpariert«. Auf diese Weise sollen die Patienten die Kontrolle über ihre symptomatischen Reaktionen erlernen. Dieser Ansatz (wie auch die, seit Jahrzehnten wahrscheinlich noch aus der Modezeit des Stützmieders überlieferte, »Rettungsregel« erfahrener Hausärzte, im Fall von Atemnot mit voller Konzentration eine Tüte aufzublasen) ist zweifellos ebenso bewährt wie ausbaufähig. Wenn eine habituelle Repräsentation des verflachten und brustbetonten Atemraumes besteht, können Techniken zur Abwendung von Notsituationen bestenfalls kurzfristig verzögernd wirken. Dies belegen klinische Beobachtungen und Erfahrungen, die mittels Körperskulptur-Modulen zur Veränderung von Körperbildern des Atemraums gesammelt wurden.

In diesen Fällen verzerrter Wahrnehmung des Brustraumes kommt es darauf an, kontinuierlich und im ganzheitlichen Körperbezug (unter Einbezug von Basalinformation und Skelettmuskulatur) die gesunde Atemfunktion vollständig wieder herzustellen. Erst wenn sich in den Körperskulptur-Modulen widerspiegelt, dass das Körperbild des physiologisch funktionalen Atemraumes gefestigt, d.h. im Körperbild tatsächlich *verankert* ist, sollten den Patienten bei Notwendigkeit weitere Konfrontationen mit phobischen Stimuli zugemutet werden. So vorbereitet werden sie die kritischen Situationen deutlich entspannter erfahren als nach einigen Atemexperimenten. Dieses ***körperbildbasierte, integrative Atemfunktionstraining*** erweist sich besonders in solchen Fällen als effektiv, bei denen der phobische Impuls von Körperreaktionen interiozeptiv, ohne Bezug zu spezifischen Situationen, ausgelöst wird.

(Hierin besteht neben der Ganzheitlichkeit des Körperbezuges ein weiterer Unterschied zu Instruktionen bisheriger Therapiemanuale, die allenfalls kognitive Vorstellungen einer körperlichen Bewältigung von Hyperventilation vermitteln, eine nachhaltige Veränderung des Körperbildes aber letztlich durch Habituation nach Reizüberflutung erreichen, sofern Konditionierungen mit Außenreizen bestehen.)

Die Modifikation des Körperbildes durch ein *systematisches Wahrnehmungs- und Koordinationstraining* ist allerdings zeitaufwendiger als Instruktionen zu Atemexperimenten. Der erforderliche Aufwand wird jedoch im Wesentlichen von den durch körperliche Befindensverbesserungen motivierten Patienten geleistet. Die Therapeuten müssen sie dabei allerdings kontinuierlich über einen mehrmonatigen Zeitraum mit Zwischenbilanzen mittels Skulptur-Modulen begleiten.

Fazit
Angststörungen mit Paniksyndromen erfordern eine *Doppelstrategie* der Unterstützung bei der Bewältigung auslösender *Lebenskrisen* sowie die Anwendung *symptomspezifischer* Interventionen.

Die modulare Körperskulptur-Methode unterstützt beide Aspekte der Therapieziele:

Die Module vermitteln den Patienten die Zusammenhänge zwischen Körperreaktion und Lebenskrise von der Bedingungsanalyse bis zur therapeutischen Arbeit mit **Symptom- und Symbolskulpturen.**

Im Rahmen des *symptomspezifischen* Vorgehens veranschaulichen sie die individuellen körperlichen Grundlagen der Panikreaktionen und dienen der Erfolgskontrolle im Behandlungsverlauf. Das *körpertherapeutische Übungsprogramm* zur Angstminderung versorgt alle Symptome des komplexen Musters einer Panikreaktion, indem hierzu jeweils aufeinander aufbauende funktionale Aspekte des Körperbildes trainiert werden, bis eine *ganzheitliche* Körperwahrnehmung erreicht ist, die dem *Körperbild des basalen Orientierungsmodus* entspricht.

Der symptomzentrierte Teil des Therapieprogramms besteht aus:

1. dem Training der basalen Orientierung mit dem Ziel der Stabilisierung, gleichzeitige Wahrnehmung von interozeptiven und exterozeptiven Signalen;
2. dem Training der physiologisch funktionalen Schwerpunktlage durch Aktivierung der Stoßdämpfungsfunktion der Muskulatur und der Muskelentspannung des Atemraumes;
3. dem funktionalen Atemtraining mit
   - introzeptivem Vertiefen des Atemraumes (z. B. spezielle Achtsamkeitsmeditation mit Körperfarben, Betonen der Bauchatmung)
   - muskulär-funktioneller Erweiterung des Atemraumes (z. B. Dehnlagerungen).

⇨ Leser, die hierzu ausführlichere Vorschläge wünschen, werden im Kapitel 5.2 fündig.

Die körperlichen Erfolgserlebnisse schaffen Vertrauen in die Psychotherapie. Sie motivieren, wenn nötig, zu weiteren Stimuluskonfrontationen in realen Problemsituationen und zur Auseinandersetzung mit der zugrunde liegenden, aktuellen Lebenskrise.

Nach bisherigen klinischen Erfahrungen aus der ambulanten Praxis erreicht die körperbildbasierte Angstbehandlung (lerntheoretisches Prinzip der Stimulusdiskrimination) die Effektivität von Konfrontationsmethoden (nach dem Habituationsprinzip) unter wesentlich weniger belastenden Bedingungen für die Patienten und mit geringerem personalen Aufwand. Zu erwarten wäre mit der Stabilisierung des funktionalen Körperbildes auch eine geringere Rückfallquote.

Patienten können ambulant behandelt werden, die sonst nach Chronifizierung der stationären Therapie bedürften. In Kooperation mit den Kliniken würden die Wartezeiten auf eine adäquate Angsttherapie verkürzt. Diese Beobachtungen bedürfen der empirischen Überprüfung durch unabhängige Methodenforschung.

4.2 Methode der Wahrnehmung von Körper-Farb-Tönen

»Heilsame Körperfarben« – Modul 5

Die physiologische Wirksamkeit hypnotischer bzw. autosuggestiver Entspannungsverfahren sind allgemein bekannt und hinsichtlich ihrer Wirksamkeit belegt (z. B. *Revensdorf* und *Hüsken-Janßen*, 2008).

Aus Modul 5 wurde eine spezielle therapeutische Anwendung entwickelt, welches die Bewertungsunterschiede zwischen Körperregionen für einen nonverbal-autosuggestiven Ressourcentransfer von aktuell spürbar gut versorgten Körperbereichen in Richtung versorgungsbedürftiger Körperzonen nutzt. Es bewährte sich in der klinischen Praxis zum einen als *psychoregulatives Entspannungsverfahren.* Zum anderen fordert es die Verbesserung der **Akzeptanz des gesamten Körpers** oder zumindest der (Re-)Integration von ich-dyston ausgegrenzten »Problemzonen« und somit zur Linderung von körperdysmorphen Leiden bei narzisstischen Störungen.

Effektiv ist die Technik bei allen, die sich Körperräume ohne Anstrengungen farblich repräsentiert vorstellen können. Über diese elementaren Fähigkeiten verfügen meist auch Personen mit alexythymen Tendenzen. Die Farbwahrnehmung umgeht die Fokussierung auf Störungen, die im entspannten Zustand oftmals verstärkt wahrgenommen werden, und verzichtet auf muskuläre Interventionen, willentliche Beeinflussung und Forderungen, wobei andererseits auch ausgeprägten Kontrollbedürfnissen im Beobachtermodus entsprochen werden kann.

Als Entspannungsverfahren ist es besonders *angezeigt* bei:

- Patienten mit Parästhesien und Innervationsstörungen der Muskulatur (z. B. Verletzungen der Wirbelsäule, Multipler Sklerose, spastischen Lähmungen, Polyneuropathien)
- Patienten, deren Störungen durch zwanghafte Selbstkontroll- und Leistungsansprüche verstärkt werden, und bei ausgeprägter Depressivität bzw. Erschöpfung bei situativ aufgezwungenen rezeptiven Haltungen (z. B. internistischen und psychosomatischen Erkrankungen, Enteritis regionalis, M. Crohn, Colitis; postoperative Körperveränderungen, wie Zustände nach Mamma-Amputation, zur Bestrahlungsnachsorge, bei Hauterkrankungen und somatoformen Schmerzstörungen).

Übungsbeschreibung (ausführlicher s. 5.3)
Die Übenden werden eingeladen, mental oder, falls Schwierigkeiten der Vorstellungsfähigkeit bestehen, physisch die Position ihrer Skulpturen einzunehmen. Zunächst werden die Körpergrenzen und dann der Atemraum differenziert wahrgenommen. Der folgende Schritt knüpft an Modul 5 an und nimmt Bezug auf die vor der Entspannungsübung angefertigte Zeichnung des Farbschemas. Die eingezeichneten Farbzonen sollen mental vom Papier auf den eigenen Leib räumlich übertragen werden. Auf diese Weise entstehen in der Imagination aus den flächigen Farbschraffuren nun Farbräume. Diese symbolisieren »Wohlfühlbereiche« und »bedürftige Zonen«.

Den »Farben aus den Wohlfühlzonen« wird die Potenz unterstellt, die »Farbräume der bedürftigen Zonen« *umfließend* zu versorgen.

Diese Imaginationsübung des Fließens heilender Farben kann durch die Synchronisation mit dem Atemrhythmus noch intensiviert werden, welcher sich im Wachzustand, trotz ausgeprägter Befindensstörungen meist noch hinreichend, fokussieren lässt.

Die Gelegenheit, sich von der besonderen autosuggestiven Wirkung dieser atemsynchronisierten Variante der Visualisierung heilender Körperfarben zu überzeugen, hatte der Autor, als er sich nach einem Unfall als chirurgischer Patient wochenlang mit Streckverbänden arrangieren musste.

Patienten mit entzündlichen bzw. obstruktiven Prozessen, intensiven Reiz- oder Schmerzzuständen wählen bei der Farbübung spontan solche Farbtöne, mit denen sie lindernde lokale Temperaturveränderungen auslösen konnten. Das Prinzip ist von der »Bauch-Wärme-« oder »Stirn-Kühle-Übung« des autogenen Trainings geläufig. Darüber hinaus können mittels der Körperfarbübung viele Patienten die Gefäßregulation bzw. ihr Temperaturempfinden *punktgenau* ihren situativen Bedürfnissen entsprechend regeln.

Fallbeispiel: Aufforderungscharakter von Modul 5, der Farbschema-Übung

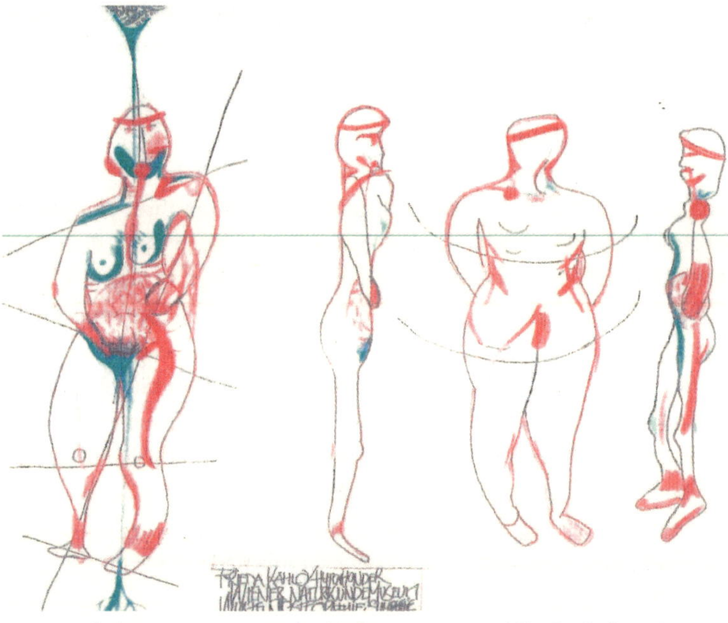

Kontrastfarben »versorgungsbedürftige versus wohlbefindliche Körperzonen«

Frau Frieda Kahlo ›FK‹, 44 Jahre, ist alleinerziehende Mutter einer achtjährigen Tochter. Da sie ihren Beruf als Innenarchitektin nicht mehr ausüben kann, lebt sie von Erwerbsunfähigkeitsrente.

Familien- und Lebensgeschichte sind von psychosomatischen Krankheiten gezeichnet.

Zur Vorgeschichte
Krankheitsanamnese
FA: Die Mutter leidet an M. Crohn, M. Bechterew, Leberschädigung infolge Hepatitis, psychogenen Hautausschlägen, Lichtdermatose und chronischer Atemnot. Der Vater habe mit 30 Jahren eine Zahn-Vollprothese getragen und unter Colitis granulomatosa gelitten. Der Bruder erkrankte an Morbus Bechterew. In seiner inzwischen gescheiterten Ehe habe er sich auf masochistische Weise dominieren lassen.

EA: Die *Patientin* wurde mit sieben Jahren übergewichtig seit einer Mandeloperation, ohne Veränderung der Essgewohnheiten. Größere Durchfallschübe, zunächst als Colitis diagnostiziert, traten auf mit 11 und 15 Jahren. Auslösend waren der Tod des ersten Freundes bzw. das Scheitern eines Verlöbnisses. Bei der Patientin wurde, vermutlich infolge Mineralmangels, die Zahnbildung gestört. Mit 23 Jahren mussten mehrere Kieferzysten operativ entfernt werden. Zahnschmerz und Zahnarztbesuche seien zur Routine geworden. Schwere Colitis-Schübe traten mit 26 Jahren (Auseinandersetzung mit Arbeitgeber) und mit 29 Jahren (Darmverschluss) auf. Im Alter von 33 Jahren wurde die Patientin wegen Asthma und Herzmuskelentzündung stationär behandelt. Etwa seit diesem Zeitpunkt bestehen, abwechselnd mit kleineren Colitis-Schüben, sich schubartig verstärkende, rheumatische Beschwerden. Wiederholt mussten Analabszesse operativ versorgt werden. Mit 30 Jahren erfolgte eine erneute stationäre Behandlung wegen M. Crohn. Dabei wurde Mastozytose diagnostiziert. Seit der anschließenden Rehabilitationskur ist Frau FK berentet.

Lebensgeschichtliche Aspekte: Die Patientin sei das lange vergeblich erwartete Wunschkind der Mutter, die erst schwanger wurde, nachdem sie sich zu einer Adoption entschlossen hatte. Seit sie sich erinnert, leidet Frau FK unter Vorstellungen strafender Zurückweisung, da sie funktionalisierende Erwartungen der Mutter nicht erfüllen kann. Die Mutter strafte mit moralischen Vorhaltungen und Liebesentzug bzw. Kontaktverweigerung, mitunter mehrere Tage lang. Der Vater kritisierte auf demütigende Weise das Übergewicht und die seiner Ansicht nach »grundsätzlich unbefriedigenden Schulleistungen«. Da die Patientin im Gegensatz zum Bruder rechtfertigend reagierte, wurde sie von der Mutter »für den schlechten Gesundheitszustand des Vaters sowie die Disharmonie und das Unglück der Familie überhaupt« verantwortlich gemacht und in ein Internat gegeben. In ihrer Internatszeit wurde die Patientin wegen ihres Äußeren ausgegrenzt, worauf sie mit Enkopresis reagierte, wodurch Beschämungen und Demütigungen eskalierten. Um diesen Preis erzwang sie die Wiederaufnahme in ihr Elternhaus.

Die Patientin heiratete »wegen der Geburt unserer (ihrer) Tochter« mit 36 Jahren und trennte sich vier Jahre später. In der Ehe (mit einem chronisch kranken und von Mutterhass geprägten Partner) wiederholte die Patientin in der Ursprungsfamilie geprägte Interaktionsmuster des »Herstellen(s) von Harmonie auf eigene Kosten und (des) Werben(s) um unerreichbare Nähe und Anerkennung«.

Die Übung zur Wahrnehmung schmerzlindernder Körperfarben
beschreibt Frau ›FK‹ vor dem Hintergrund jahrelanger Erfahrungen mit autogenem Training, Muskelentspannung und Meditation als »Durchbruch zu einer neuen Qualität« bezüglich der *Akzeptanz* ihres Körpers und ihrer *Effektivität, auf das Krankheitsgeschehen einzuwirken.*

Sie schildert: »Eine allgemeine Entspannung ist wohltuend, doch bald nach der Übung vorbei. Bei den ›Körperfarben‹ ist die Wirkung wesentlich intensiver und länger anhaltend, weil ich sie jederzeit und sofort erneuern kann. Ich habe zum ersten Mal den Eindruck, als könnte ich mit meinem inneren Auge so eine Art farbiger Röntgenaufnahmen meines Körpers sehen, den Fluss der Farben lenken und so die Temperatur genau nach den Bedürfnissen der entsprechenden Körperstellen regeln.

Indem ich meinen Körper mit seinen Schmerzen zeichnete, konnte ich mir, so wie Frieda Kahlo (*Prignitz-Proda*, 2003), eine gewisse emotionale Erleichterung schaffen und mich trösten. Die Körper-Farb-Übung wirkt auch so. Darüber hinaus habe ich das Empfinden, ein sehr wirksames ›Medikament‹ (von dem ich weiß, dass es ausnahmsweise keine schädigenden Nebenwirkungen hat) in meinem Körper genau an die erforderliche Position dirigieren zu können. Ich habe gelernt, bei Bedarf die richtige Farbe an der richtigen Stelle ›nachzuspritzen‹. Das vermindert auch ganz erheblich meine Ängste vor neuen Schüben, die ich zuvor immer im Hintergrund spürte.«

Frau ›FK‹ hat seit zwei Jahren keinen Colitisschub mehr erlitten. Die Stabilisierung der Lebenssituation resultiert aus mehreren Faktoren, z. B. der gastroenterologischen Behandlung einer Lactose-Allergie, einer Gewichtsabnahme (sicher auch auf die Verminderung von vorher erforderlichen Cortisongaben zurückzuführen) und der verbesserten Abgrenzungsfähigkeit gegenüber ihrer Tochter und deren Vater.

Die Körper-Farb-Vorstellungen von Heilkräften sind während dieser Zeit zu einem quasi rituellen *Aspekt des Körper-Selbstbildes* geworden, welchen die kreative Patientin zu einer effektiven *Copingstrategie* entwickeln konnte.

Mit der physischen Wirkung der Farben scheint auch die moralische Unterstützung in der therapeutischen Beziehung assoziiert und verinnerlicht. Denn Frau »FK« kommt in längeren, derzeit mehrmonatigen Abständen, »ohne dass sonst etwas dringend zu besprechen wäre, zur vorbeugenden Auffrischung« des Farbrituals, welches sie auch jeweils mit einer Zwischenbilanz verbindet.

4.3 Zur Arbeit mit Skulpturfragmenten: Symptom- und Symbolskulpturen

Wenn einzelne Symptome in bestimmten Situationen die gesamte Aufmerksamkeit auf sich ziehen, würde die Aufforderung zum Formen einer Ganzkörperaufnahme als Körperskulptur so lange emotionalen Widerstand auslösen, bis der spezifische Ausdrucksgehalt der Symptombildung verstanden ist. In diesen Fällen sind jeweils die konkrete Körperregion betreffenden *Skulpturen eines Körperteils* hilfreicher und informativer. Diese nennen wir »Symptomskulpturen«, sofern sie die besonderen Empfindungen einer Körperregion widerspiegeln. Ein Spezialfall der Symptomskulptur liegt vor, wenn die Objekte Abstraktionen repräsentierten, die zwar von den körperlichen Symptomen inspiriert sind, jedoch keinen konkreten Bezug zu diesen mehr erkennen lassen. Dies kommt meist vor, wenn Kraftwirkungen auf Körperteile veranschaulicht werden sollen, beispielsweise im Zusammenhang mit subjektiven Krankheitstheorien oder Vorstellungen von der Versorgung eines Symptoms. In diesem Kontext entstandene Symptomgestaltungen bezeichnen wir als »Symbolskulpturen«. Wie auch die Körperskulpturen (5.1–2) werden die *Symptom- und Symbol-Plastiken grundsätzlich mit geschlossenen Augen geformt.* (Die Unterbrechung visueller Reafferenzen vermeidet handwerkliche Leistungsorientierung, betont die Intuition und fokussiert nachhaltig auf das Körpererleben).

Die Symptomskulptur als Problemkonserve
Wie bereits erwähnt, gestattet es die modulare Körperskulptur-Methode, die Konfrontationsdauer dem *individuellen Verarbeitungstempo* anzupassen.

Oft deuten Patientinnen ein körperlich empfundenes Problem an, das zur Mitteilung in der Therapie noch nicht reif ist, entweder, weil eine Schamschwelle bzw. Unsicherheit in der therapeutischen Beziehung besteht oder ein Interpretationskontext noch nicht in dem Sinn bewusst wurde, dass er verbal mitgeteilt werden könnte.

Der spezifische Vorteil der Arbeit mit Symptomskulpturen besteht darin, jedes physisch lokalisierbare Phänomen (›felt sense‹ nach *Gendlin*) vergegenständlichen zu können.

Das so entstandene Objekt markiert den sonst unzugänglichen Problembereich. Dessen Bedeutung kann unabhängig von weiteren (später möglichen) Verarbeitungsstufen körperlich im Kontrast zwischen Anspannung (vor dem Formen) und Lösung (während des Skulpturierens) erspürt und damit emotional validiert und für weitere Beobachtungen oder künftige Auseinandersetzungen aufbewahrt werden.

Fallbeispiel
Kollegin Dr. S. berichtet in ihrer letzten Sitzung von einer 17-jährigen, bulimisch gestörten und im Ausdruck ihrer Emotionen sehr gehemmten Patientin. Diese hatte »gerade zum Ende der Sitzung« durch Anspannung, Seufzen und Errötung angedeutet, »dass da noch etwas ist«. Direkt von der Therapeutin angesprochen, ob sie noch etwas bedrücke, bestätigte die Patientin dies, wich aber aus: »Ja, da spüre ich so etwas, weiß aber selbst noch nicht so genau, was. Vielleicht steckt auch etwas zu Peinliches dahinter, was nicht hierher gehört.«

Die Therapeutin fühlte sich nun mit der Frage konfrontiert: Sollte ich hier noch mehr zur Mitteilung ermutigen und konsequenter nachfassen *oder* das Zurückhalten der Mitteilung als autonome Entscheidung anerkennen und die Intimitätsgrenze respektieren?

Die Symptomskulptur verhilft, aus der *Entweder-oder*-Entscheidung zu einer *Sowohl-als-auch*-Lösung zu kommen: Die Intervention könnte z. B. darin bestehen: »Sind Sie sich unsicher, was es bedeutet, was Sie jetzt spürten? Ich verstehe, dass es Ihnen daher auch noch nicht möglich ist, zu entscheiden, wie Sie mit dem Problem umgehen wollen. Daher schlage ich Ihnen vor, zunächst erst einmal nur zu spüren, wie sich das Problem anfühlt und ob Ihre Empfindungen eine bestimmte Form annehmen. (Wenn die Patientin zustimmt, wird sie eingeladen, dem körperlichen Ort des Problems etwa zwei Minuten lang ihre Aufmerksamkeit zu widmen und eine Symptomskulptur zu formen.) Welche Bedeutung Sie darin erkennen und wie Sie dann damit verfahren, können Sie danach völlig unabhängig von dieser Sitzung entscheiden.«

Das mit dem Formen der Figur verbundene Katharsis-Erleben gestattet, die »emotionale Relevanz abzuschätzen, und fördert zugleich die therapeutische Beziehung (Anerkennung eines Problems bei Respekt vor Kontrollbedürfnissen und völliger Bewahrung der Intimität werden ermöglicht). Zudem ergeben sich neue Handlungsalternativen: Wenn die Patientin nicht spontan ihre Symptomskulptur kommentieren möchte, besteht die Möglichkeit, dass sie die Skulptur (symbolisch dieses Problem bei mir, der Therapeutin) in der Praxis lassen und darauf zurückkommen kann, wenn sich das Symptom zu einem späteren Zeitpunkt erneut meldet. Die Patientin kann das Objekt auch mit nach Hause nehmen, um ihre Erinnerungen anzuregen bzw. zu beobachten, in welchem Zusammenhang die zugrunde liegende Empfindung in ihrem Alltag wieder erscheint.

Anschließend werden Anwendungen dieser Arbeit mit Skulpturfragmenten beziehungsweise Symptomskulpturen auf der Grundlage von Sitzungsprotokollen demonstriert.

Das »Schmerzgefäß in der Brust«

Frau K. (42 Jahre), die unter chronischer Bronchitis leidet, berichtet, dass seit etwa zwei Wochen Atemnot, Brustenge und Schwankschwindel mit verstärkter Intensität auftreten.

Die Exploration eines auslösenden Ereignisses erscheint unergiebig, bis auf dieses Detail: Die Patientin, welcher es gewöhnlich schwerfällt, die Kontrolle abzugeben und sich zu entspannen, verspürte vor zwei Wochen bei einer Übung progressiver Muskelrelaxation in einem Moment der Entspannung »plötzlich einen Stich in meiner Brust«.

Während sie diese Leibempfindung in der Therapiesitzung schildert, tritt diese »etwas abgeschwächt« wieder auf.

(Zu beobachten sind während der Schilderung Anspannung von Brustmuskulatur, verflachte Atmung und nach vorn gezogene Schultern. Auf ihrer Befindensskala gibt die Patientin in dieser Situation den Wert »–4« an.)

Frau K. wird nun gebeten, die Schmerzzone möglichst genau in ein faustgroßes Stück Knetmasse zu modellieren. Dabei entsteht ein Gebilde, einem Kelch ähnelnd, in dessen Mitte eine kleine Kugel den Schmerz symbolisiert.

Die Symptomskulptur

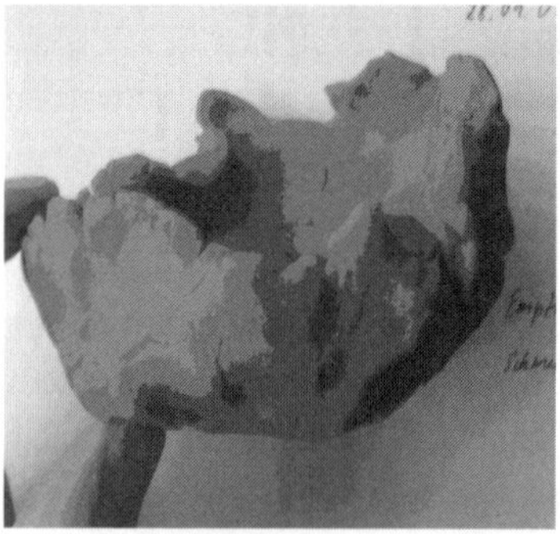

Herz-Kelch (seitlich)

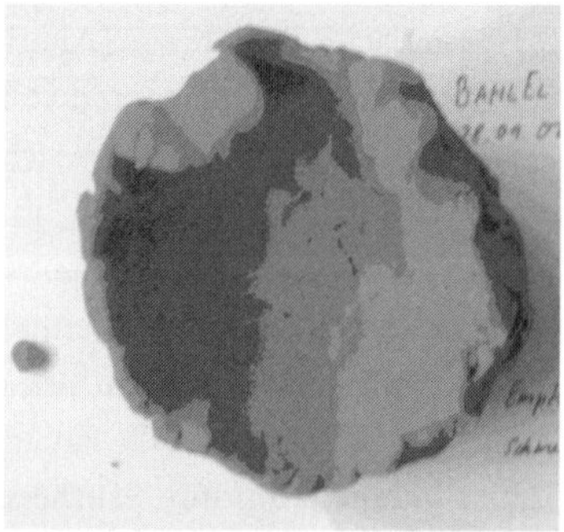

Schmerzpunkt-Kelch (von oben)

(*Beobachtung:* Während des Formens entspannen sich Atmung und Muskeln. Nach dem Formen skaliert Frau A. ihr Befinden mit »+2«.)

Die entstandene Form kommentiert sie spontan: »Hier ist zu sehen, wie in meinem Herzen sich etwas verkrampft, als ob ein punktförmiger Schmerz festgehalten und umklammert wird.«

Befragt, woher sie dieses Empfinden kennt, fallen ihr folgende Episoden ein:

1. Als Kind im Vorschulalter beim Anblick einer Injektionsspritze, die ihr der Arzt zu verabreichen im Begriff ist.
2. Beim vergeblichen Versuch, die Tür zu öffnen, als sie sich mit dem schwer kranken Vater zusammen in einer Quarantäne-Station »eingesperrt« fühlt.
3. Als Achtzehnjährige fühlt sie »diesen Schmerz und zudem lähmende Bewegungsunfähigkeit«, als ihr Freund sie unvermittelt körperlich bedrängt und ihr suggestiv zuredet: »Du willst es doch!«

Die Bedeutung der so aus ihrem Körpersymptom entwickelten »Symptomskulptur« konnte Frau K. schnell erfassen: »Ich hatte Angst, mich der Entspannung hinzugeben, weil ich fürchtete, dass mich dann die verdrängten unerträglichen Gefühle von Hilflosigkeit überwältigen könnten.«

Der unheimliche Zustand

Zur Vorgeschichte
Frau C. ist 48 Jahre alt. Sie suchte die Behandlung wegen depressiver Symptomatik, Reizbarkeit, unangemessenen Stimmungsschwankungen. Nach dem Tod der Mutter vor vier Jahren entwickelte sich ein erhöhter Blutdruck, der medikamentös eingestellt werden musste.

Die Lebensgeschichte
ist durch die Abhängigkeit von ihrer Mutter geprägt. Frau C. berichtet: »Meine Mutter hat mich von Anfang an zum Gehorsam abgerichtet wie einen Hund. Ertappte sie mich bei der Übertretung ihrer Regeln, war der Psychoterror schlimmer als die Schläge. Ein typisches Beispiel dafür: Ich sehnte mich danach, ein bestimmtes Buch zu kaufen. Meine Mutter gab mir dafür kein Geld. Als sie entdeckte, dass ich beim Einkaufen das Wechselgeld unterschlagen hatte, schaute sie mich an, als wäre ich eine Verbrecherin, und schlug mir ins Gesicht. Dann kündigte sie mir an, dass sie allen Nachbarn und Bekannten davon erzählen würde, damit sie aufpassen, dass ich nicht kriminell werde. Sie hat ihr Versprechen gehalten und die Geschichte den Geschäftsinhabern im Städtchen erzählt. Noch monatelang hatte ich Angst vor den Bemerkungen beim Einkaufen. Noch heute schäme ich mich manchmal, wenn ich einen kleinen Laden betrete, als wären mir Schuld und Verworfenheit auf die Stirn geschrieben.«

Kontext der Anwendung der Symptomskulptur
Die Behandlung, in der viel Zorn und Trauer über versäumtes Leben bearbeitet wurde, befand sich in der Schlussphase einer Langzeittherapie. Frau C. fühlte sich eigentlich wieder gesund. Auch die Albträume waren verschwunden, doch trat ein neues Symptom einer dissoziativen Störung in Erscheinung, welches die Patientin einen »unheimlichen Zustand« nannte. Dieser trat in unregelmäßigen Abständen zwei- bis drei-

mal die Woche auf als Schlafunterbrechung. Zuverlässig war nur die Zeit der Erscheinung, jeweils morgens um 4:30 Uhr. Den unheimlichen Zustand beschrieb Frau C.: »Ich bin so zwischen Schlafen und Wachen, mir wird kalt, und es ist, als ob mein Herz stockt und sich mein Körper auflöst. Ich kann mich nicht bewegen, sondern nur warten, bis ER (›der unheimliche Zustand‹) sich nach einigen Minuten wieder so plötzlich auflöst, wie ER gekommen ist.«

Die verbale Exploration brachte keine neuen Aspekte. Auch zeigten sich keine Zusammenhänge zu den bisher bearbeiteten, symbolisch dichten Albträumen.

Es lag also eine klassische Indikation für eine Symptomskulptur vor, deren Foto sich anschließt.

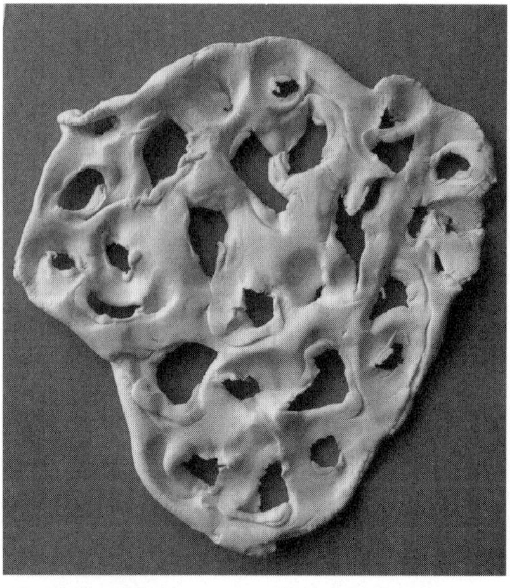

»Der unheimliche, morgendliche Zustand«

Beobachtungen

Die Patientin, der die Arbeit mit den Körperskulpturen vertraut war, schien diesmal einen besonderen Widerstand zu überwinden und begann das Formen mit einem tiefen Seufzer und mit einer Mimik, die jemand zeigt, bevor er in ein kaltes Wasser eintaucht. Für einen Moment stockten die formenden Bewegungen, als ob die geschilderte »Lähmung« auftreten würde. Nach einem weiteren Seufzer gestaltete sie, rasch und kraftvoll wie eine Pizzabäckerin, eine flache Scheibe. Diese zog sie an den Rändern, hob sie mit ihrer linken Hand nach oben und begann, sie mit ihrem rechten Zeigefinger wieder und wieder zu durchbohren. Mit zornigem Gesichtsausdruck wiederholte sie die stechenden Bewegungen mit dem rechten Zeigefinger in rhythmisch sich steigernder Folge. Schließlich legte sie das Gebilde aufatmend ab.

Leider war das anschließende *Interview* völlig unergiebig: »Das ist alles so schnell gegangen, dass ich gar nichts erzählen kann. Am Anfang habe ich mal gedacht: ›Jetzt geht der unheimliche Zustand wieder los.‹ Dann habe ich gar nichts mehr gedacht. Die ganze Sache hat mich ziemlich angestrengt und aufgeregt. Nein, mir kamen keine Fantasien und keine Erinnerungen!«

Gedankenprotokoll der *therapeutischen Interaktion* bei der Auswertung:
Der Therapeut schaute ratlos. (Währenddessen verwarf er der Reihe nach alle sich während der Szene aufdrängenden Spekulationen: Nein, die Mutter war nicht um 4:30 Uhr gestorben – zur Melkzeit! Nein, auch die Landwirtschafts- und Euter-Assoziationen wollten nicht recht passen. Auch ein Symbol für Loyalität, etwa ein der Mutter-nach-Sterben und von Würmern gefressen werden, wurde durch keinen faktischen Hinweis gestützt. Zur Darstellung des Fressen der Würmer war die löchernde Bewegung viel zu stechend und dynamisch. Apropos Stechen, die Patientin hatte gute Gründe zu fantasieren, ihre Mutter umzubringen, um sich nicht länger ihr eigenes Leben durchlöchern zu lassen. Dass diese Impulse nie ausgeführt wurden, ist vielleicht die Funktion der »Lähmung«.)

Frau C. fasste zusammen: »Also, ich habe Ihnen alles gesagt, was zu sagen war. Ich verstehe absolut nicht, was das Ding hier soll *(zeigt auf die Symptomskulptur)*. Das können Sie getrost in den Müll werfen! Können Sie mir das erklären?!« *(Kopfschütteln des Therapeuten)*

»Wenn Sie eine Idee hätten, würden Sie es mir wohl gesagt haben. Immerhin fühle ich mich jetzt aber irgendwie freier.«

Katamnese/»Erfolgskontrolle«
Fazit: Seither konnte die Erscheinung des »unheimlichen Zustandes« nicht mehr beobachtet werden. Für Frau C. ist das so in Ordnung. Für den Therapeuten bleibt ein Wermutstropfen: Da hat sich etwas als Problem aufgelöst, dass zu verstehen wohl ein ungelöstes Problem bleiben wird.

4.3.1 Symbolskulpturen

Während Symptomskulpturen die physische Form eines felt sense ausdrücken, stellen Symbolskulpturen die damit verbundenen Kraftvektoren dar. Der subjektive Bedeutungsgehalt beinhaltet zumeist (bis zum Zeitpunkt des Formens implizite) Verursachungs- oder Entstehungstheorien von Symptomen und ihrer Auflösung.

Der Pfeil in der Bauchspeicheldrüse
Die 35-jährige Mutter einer vierjährigen Tochter leidet an Diabetes.

Sie sucht die Therapie wegen extremer Abhängigkeit von ihrer Mutter auf, in deren Haus sie lebt. Auch lässt sie sich, um Trennung zu vermeiden, vom Freund schikanieren.

Als Symptome schildert sie Selbstunsicherheit, soziale Unsicherheit, Schuldgefühle, Krankheits- und Versagensängste, Schlafstörungen, Niedergeschlagenheit, Arbeitsstörungen, wechselnde bzw. unangemessene Stimmungen und Grübelzwang. Sie kommentiert: »Ich kann meine chronische Krankheit bis heute nicht anerkennen. Daher spritze ich mich unregelmäßig. Auf diese Weise provoziere ich Angst, ins Koma zu fallen. Oft fühle ich mich wie ein unreifes Kind, unfähig, meiner Tochter eine gute Mutter zu sein. Daran möchte ich arbeiten.«

Krankheitsanamnese: Der Diabetes wurde im Jahr der Scheidung der Eltern diagnostiziert. Damals war die Patientin 10 Jahre alt.

Kontext der Entstehung der Skulptur
Die Therapie ist in der Vorbereitungsphase. Die verbale Anamnese fokussierte auf bisherigen Problemen mit den gegenwärtigen Bezugspersonen. Der Vater wurde bisher idealisiert und als von der Mutter Vertriebener dargestellt. In der Therapiesitzung soll ergründet werden, weshalb die Patientin ihre Krankheit verleugnet.

Durch eine Übung zur ganzheitlichen Körperwahrnehmung (Body-Scan, nach *Kabat-Zinn,* 1999) sollen ihre impliziten Krankheitsvorstellungen exploriert werden.

Beim Atmen in den Bauch tritt »eine streifenförmige Missempfindung zwischen Unter- und Oberbauch auf«.

Diese Empfindung findet sie typisch. Sie füllt ihre Aufmerksamkeit aus. Jedoch kann sie hierzu nichts assoziieren.

Sie wird jetzt gebeten, ihr Symptom zu formen.

Dabei entsteht dieses Objekt:

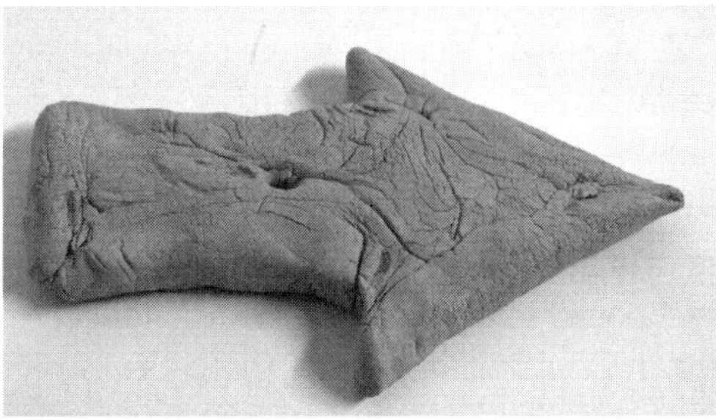

Als Kommentar fällt ihr zunächst ein: »Ich liege hilflos, mit ausgestreckten Armen, wie totgeschossen.«

Abbildung: Symbolskulptur. »Körperselbst mit Loch – als Pfeil«

Nach einiger Zeit des näheren Erspürens der Skulptur im Kontakt »mit diesen Loch im Bauch« bewegt die Patientin ein Aha-Erlebnis: »Das ist doch ein Pfeil, ja ganz klar ein Pfeil!«

Die Patientin erkennt im weiteren Kontakt mit dem, jetzt als »Pfeil« benannten, Objekt das Gefühl wieder, das entstand, wenn der Vater sie als Kind kritisierte.

Sie verspürt eine stechende Empfindung in der Region ihrer Bauchspeicheldrüse. Sie schildert den Schmerz »wie von einem Pfeil verursacht«. Spontan ergreift sie einen Kugelschreiber und bohrt ihn wie einen Pfeil durch die Skulptur, an der Stelle, welche die Leibmitte symbolisiert.

Die so penetrierte Gewebestruktur nimmt in ihrem Empfinden ebenfalls die Gestalt eines Pfeils an, der »nach innen drückt und nicht mehr mitmachen mag wie die Bauchspeicheldrüse«.

(*Anmerkung:* Diese Geste wirkte als eindrückliche Vorführung eines Täter-Introjektes sowie des Subjekt-Objekt-Charakters unserer Leiblichkeit.)

Hierzu ergänzt Frau F. diesen *lebensgeschichtlichen Aspekt:*

Nach der Trennung der Eltern im 10. Lebensjahr der Patientin nahm der Vater sein Umgangsrecht vor allem wahr, indem er sich um die schulischen Leistungen seiner Tochter kümmerte. Was diese auch leistete, sie konnte es dem Vater nie recht machen:

»Er nutzte jeden Vorwand, die Pfeile seiner Kritik auf meinen Bauch abzuschießen.«

Bezüglich der Therapieplanung ergeben sich aufgrund der gemeinsamen Geschichte mit dem Introjekt wesentliche neue Aspekte. Die Körperreaktion »Versagen der Bauchspeicheldrüse« ist zum einen der Versuch, Autonomie zu wahren. Zum anderen wird die trotzige Verweigerung (um den Preis von Angst) auch von latenter Todessehnsucht aufrechterhalten. Das Koma eröffnet die Möglichkeit des Hinübergleitens in den Tod. Dieser verspricht ewige Ruhe, ermöglicht, sich definitiv aller Kritik und Verantwortung, z. B. auch für die eigene Tochter, zu entziehen und sich zu rechtfertigen. Die Pfeile der erlittenen Beschuldigungen werden strafend gegen den Urheber umgekehrt (»mein Vater hat mich erschossen«).

Unter diesem Aspekt kann die Funktionalität sadomasochistischen Verhaltens in den Partnerbeziehungen (das auch dem Vater zugeschrieben wurde), der Depressivität und Tendenz zur passiven Lebensverweigerung verstanden werden.

Das Angebot einer Lösungsorientierung (etwa eine Kontrastskulptur, s. nächster Abschnitt) würde daher zu diesem Behandlungszeitpunkt kaum angenommen werden können.

Vorrang hat zunächst, den bisher dissoziierten Zorn auf den Vater zu mobilisieren. Frau F. kann so ihre Lebensgeister wecken, um sich vitalisiert dem Thema ihrer Lebenseinstellung zuzuwenden.

Der Ziegelstein

Frau U. ist 39 Jahre alt. Die Mutter zweier Vorschulkinder leidet unter ihrer Scheidung, mit der ihr Lebenstraum von einer »Bilderbuchfamilie« zusammenbrach. Neid und Vorwürfe binden sie weiterhin an den Vater ihrer Kinder, der eine neue Beziehung einging.

Durch seine Unreife und Treulosigkeit sei ihr das Wichtigste im Leben, die intakte Familie, genommen.

Aktuell setzt sie sich mit einer Krise auseinander, welche depressive Symptome auslöste: Ihre enge Freundin, mit welcher sie die Gründung einer Wohngemeinschaft plante, entschloss sich kurzfristig, die Beziehung zu ihrem ehemaligen Freund wieder aufzunehmen und in dessen Wohnort umzuziehen.

Lebensgeschichtlicher Hintergrund: Retraumatisierung

Die Patientin musste als Kleinkind wiederholt stationär behandelt werden. Von den Eltern besonders behütet, vom Schulsport ausgeschlossen und kleinwüchsiger als Gleichaltrige, fühlte sie sich unzulänglich. Seit der Pubertät wünschte sie sich »einen anderen, schöneren Körper« und schwärmte für Frauen, die ihrem Ideal entsprachen.

Während ihrer Studienzeit fand die Patientin schwer Anschluss. Nach längerem Werben und durch die Übernahme der Rolle einer Studienhelferin gewann sie eine Freundin. Mit dieser nahm sie eine gemeinsame Wohnung.

Dieses Mädchen, mit dem sie sich »wie verschmolzen« fühlte, zog unvermittelt aus, nachdem es sich in einen Kommilitonen verliebt hatte. Auf den Kontaktabbruch reagierte die Patientin mit einem »Nervenzusammenbruch«. Sie fühlte sich »wie zerrissen und weggeworfen, als lebendig für tot erklärt«. Noch Jahre später versuchte sie vergebens, über die Eltern jener Freundin die Verbindung wiederherzustellen.

In unstrukturierten Situationen oder Konfrontationen mit den Themen der Sehnsucht nach Familie beziehungsweise der Trennung bewegen die Patientin »diffuse Gefühle«, die längere Zeit nachwirken, was die Patientin » meine Depressionen« nennt.

Frau U. vermeidet den Kontakt mit den belastenden Gefühlen durch zwanghaftes Agieren oder durch aufopferndes Bemühen um andere. In der Folge fühlt sie sich erschöpft. In Anbetracht des resultierenden häuslichen Chaos und hinzu kommender alltäglicher Pflichten empfindet sie selbst einfache Aufgaben als »völlig überfordernd«.

In der Behandlungssitzung möchte sie sich dem Gefühl stellen, welches die von ihr als Verrat empfundene Absage der Freundin auslöste. Mit der Technik der Symptomskulptur vertraut, formt sie zunächst mit zitternden Händen und errötend ihre Empfindungen im Bauchraum.

Dabei entsteht eine Kugel, begleitet von der Fantasie, diese wütend der Freundin an den Kopf zu schießen.

Aufgefordert, sich das vorzustellen und die Kugel statt auf die Freundin ersatzweise an die Tür zu werfen, hält Frau U. inne und beginnt zu lächeln. »Nein, ich habe eine bessere Idee!«, kommentiert sie spontan und setzt die Kugel von allen Seiten so unter Druck, dass ein Würfel entsteht.

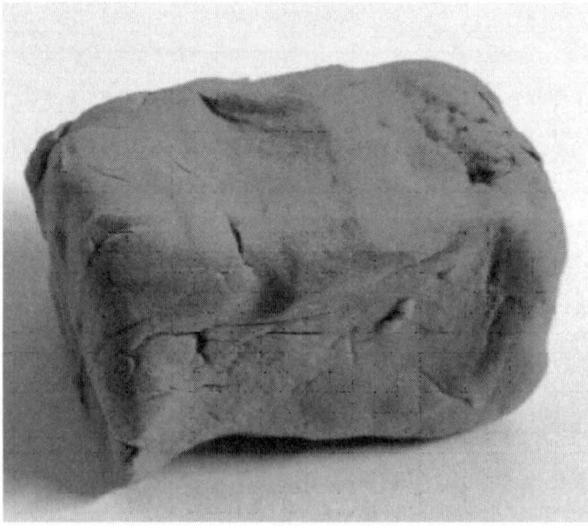

»Der Ziegelstein«

Nachdem sie sich so abreagiert hat, wirkt sie deutlich entspannter und summt die Passage eines Liedes (Pink Floyd) »An other brick in the wall …«

Sie erklärt: »Wenn ich rebellisch sein darf, spüre ich meine Kraft. Damit kann ich etwas aufbauen. Hierzu könnte dieser Ziegel (zeigt auf die Symbolskulptur) ein Grundstein werden.

Wenn ich bedenke, was ich alles für sie (die geplante Mitbewohnerin) getan habe, hätte ich inzwischen mein eigenes Nest entrümpelt und für meine Kinder wohnlich gemacht. Dann brauchte ich keine Wohngemeinschaft mehr.

Bisher war mein Lebensmotto: ›Ich gebe mein Bestes, aber ich werde ausgenutzt und bekomme nie zurück, was ich brauche.‹

Der Ziegelstein wird mich daran erinnern, dass ich genügend Kraft habe, mich selbst zu versorgen. Mich mit hochgekrempelten Armen zu sehen, wird auch meinen Kindern Kraft geben.«

4.3.2 Kontrastierende Körperskulpturen – Zeitreisen – Visionen

Zur Versorgung von Traumata durch heilende Erfahrungen

Effektive Vorgehensweisen der Modifikation traumatisch geprägter dysfunktionaler Bewertungen und Verhaltensweisen betonen sinnlich intensive Kontraste zwischen Leidens- und Lösungszuständen (z. B. *Pesso,* 2006; *Schmidt,* 2004; *de Shazer,* 1998; *Reddemann,* 2002). Korrigierende Erfahrungen müssen, um die traumatischen auszugleichen, sowohl bezüglich der Intensität von Emotionen als auch hinsichtlich ihrer Anschaulichkeit besonders einprägsam sein.

Daher liegt es nahe, die Körperskulptur-Methoden mit den Erfahrungen systemischer Hypno- bzw. Imaginationstherapien zu verbinden. Erstere evozieren Emotionen und schaffen prägnante Gestalten, letztere verankern die Lösungsvisionen in einem unterstützenden Kontext.

Nutzbar für diesen therapeutischen Konstruktionsprozess sind zunächst spontan vorkommende Unterbrechungen der Störung, Ausnahmesituationen, in denen die erwartete Störung (infolge erwiesener Ressourcen oder auch erstaunlicherweise) nicht auftritt, oder solche Kontexte, in welchen das Problem nicht vorkommen kann.

Dissoziationen und Regressionen werden so von aufrechterhaltenden Bedingungen der Störung zu Instrumenten ihrer Heilung (sensu *Erickson,* 1959). Sie dienen der Konstruktion versorgender Begegnungen, z. B. zwischen dem traumatisierten Kind und seiner imaginierten, liebevollen Mutter, oder helfen, vitales Körpererleben zu aktivieren in jenen Situationen, die bisher mit depressiven Reaktionen konditioniert waren.

Korrigierende Erfahrungen beruhen auf einer Transferleistung: Entweder ist das Körperbild einer Ressourcen-Situation mit den Auslösereizen der Störung zu verknüpfen oder ein symptomatisches Körperbild innerhalb des Organismus in ein »erlösendes« Körpererleben zu transferieren.

Hierzu jeweils Fallbeispiele

Vermisste Mütterlichkeit

Die 30-jährige Patientin fühlte sich als Kind von ihrer Mutter versorgt, dabei emotional zurückgewiesen und sich selbst überlassen (»Verlassen«-Skulptur oben). Wie sie sich mütterliche Versorgung vorstellt, drückte sie mit der Skulptur »Körperkontakt mit der Mutter« aus.

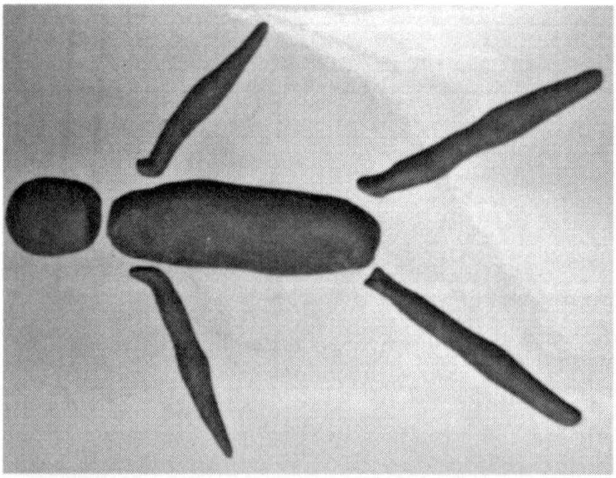

»Verlassen«

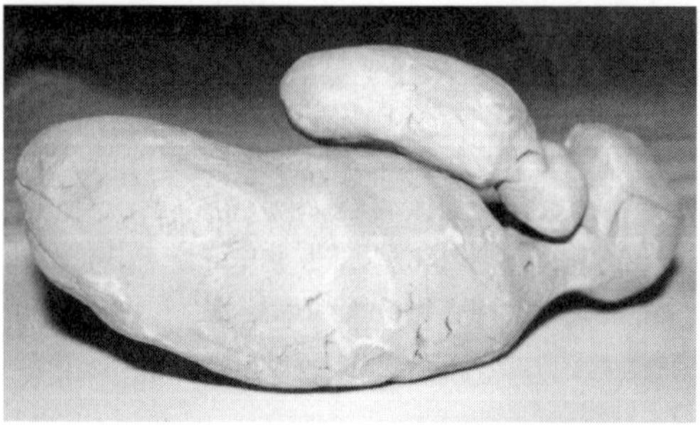

»Körperkontakt mit der Mutter«

Lebenskrampf und Lebensfreude

Der 28-jährige Handwerksmeister definiert sich seit zwei Jahren über sein Leiden an chronischem Reizdarmsyndrom. Er isoliert sich wegen phobischer Symptome und begehrt eine Erwerbsunfähigkeitsberentung. Diesen Zustand »Darmkrampf« symbolisiert die linke Skulptur auf Seite 257. Die rechte Skulptur zeigt denselben jungen Mann, der prämorbid ein regional anerkannter »Roller-Blader« war, in Verbindung mit seinen Ressourcen, eins mit seinem Körper bzw. seiner Beweglichkeit.

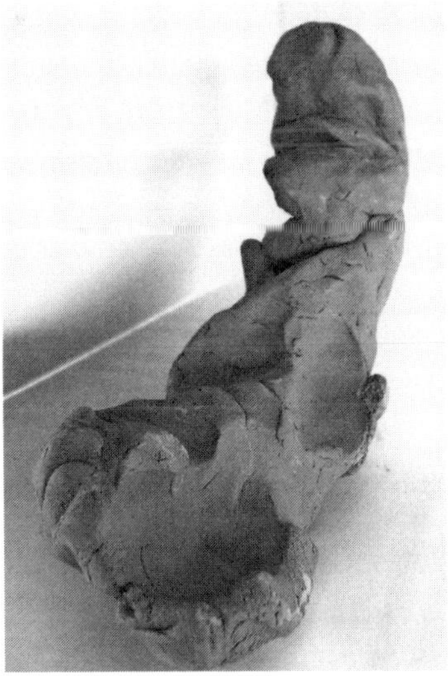

»Darmkrampf«

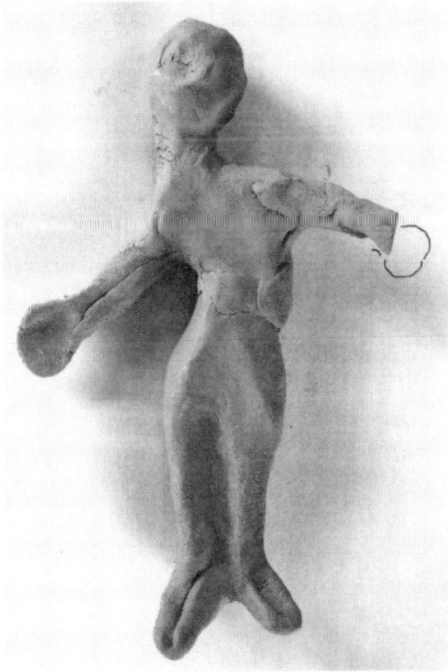

»Ich als Roller-Blader«

»Schlucken – die erste Entscheidung für das Sein«
(Variante Symptomskulptur)
Behandlungsanlass, Symptomatik: Die 35-jährige Mutter eines fünfjährigen Sohnes sucht die Behandlung wegen einer atypischen Ess-Störung und möchte lernen, sich selbst zu behaupten. Sie schildert: »Unter Stress bringe ich weder Essen noch Getränke herunter. Sobald nach den belastenden Situationen eine gewisse Entspannung einkehrt, treten Heißhungerattacken auf.

Außerdem bin ich harmoniesüchtig, ich kann nicht Nein sagen und will es zwanghaft allen recht machen. Manchmal stoße ich wichtige Personen, an die ich mich für gewöhnlich anlehne, impulsiv wütend von mir. Beispiel: Immer, wenn mein Ehemann auf Dienstreise geht, verhalte ich mich auf merkwürdige Weise trotzig und bestrafend. Ich finde das selbst völlig irrsinnig und möchte es nicht, aber es tritt jedes Mal auf und wird immer schlimmer, je näher der Zeitpunkt seiner Abreise kommt.«

Lebensgeschichtliche Aspekte
Die Patientin verbrachte die ersten drei Monate in einem »Brutkasten«.

Der Mutter gelang es danach nicht, ihre Tochter emotional anzunehmen. Frau O. fühlte sich als Kind geduldet und versorgt, jedoch emotional vernachlässigt. Sie sei »das Muster eines pflegeleichten Kindes« gewesen. Im Vorschulalter sei sie sogar einmal in einer Autobahnraststätte von den Eltern vergessen worden.

Entstehungsgeschichte der Symptomskulptur
Beim Beschreiben einer Abschiedsszene in der Therapiesitzung treten mahlende Kieferbewegungen, Schluckbeschwerden und Stimmversagen auf. Dies veranlasst zu einer Körperwahrnehmungsübung und der Aufforderung, das Empfinden der, sich auf den Hals fokussierenden, Symptomatik mit Knetmasse zu formen.

Dabei entsteht die unten links abgebildete Skulptur.

Symptomskulptur Problemmodus vs. Lösungsmodus

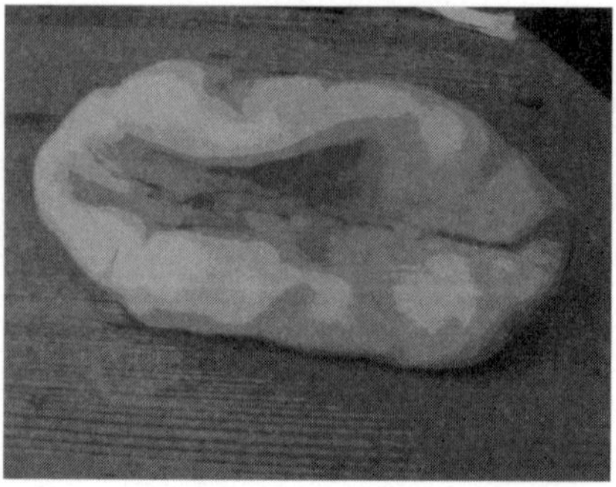

Nahrungsverweigerung: geschlossener

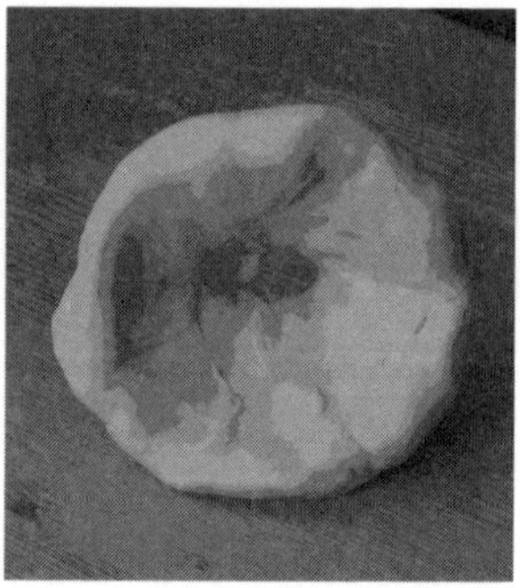

offener Schlund

Frau O. kommentiert: »Das ist der Kloß im Hals. Der sitzt so tief. Da ist etwas, das mir die Kehle zumacht und mich würgt.« Während seiner Gestaltung und Beschreibung löst sich das Symptom. Frau O. hat nun das Bedürfnis, etwas Wasser zu trinken.

Danach formt sie den aktuellen Zustand, wobei die, oben rechts abgebildete, trichterartige Skulptur entsteht: »Jetzt ist mein Schlund wieder offen. Ich kann frei atmen, schlucken, trinken. Am liebsten würde ich jetzt schreien.«

Das Symptom der verschnürten Kehle ordnet die Patientin solchen Situationen zu, die mit »Trennung oder Abschied« assoziiert sind. »Anschließend bin ich stundenlang innerlich unruhig und getrieben, habe Würgegefühle und bekomme nichts hinunter.«

In der folgenden Sitzung stellt die Patientin (anhand eines Korrelogramms biografischer Ereignisse mit Krankheiten und psychischen Krisen, s. Punkt 5.3) den Entstehungszusammenhang zur Situation als Säugling im Brutkasten her. Berichte der Mutter bestätigten, dass sie mit einer Sonde ernährt werden musste, weil sie die Flaschennahrung verweigert hatte.

Frau O. imaginierte als Lösungsvision eine liebevolle Mutter, die sich nicht abweisen lässt, bei (ihr) dem Baby bleibt und es mit liebevollen Berührungen und sanften Zureden überzeugt, den Widerstand gegen die Flasche aufzugeben, und (ihr) geduldig dazu verhilft, das Trinken zu genießen.

Die Parallelen der kritischen Situationen von Beziehungsverweigerung in der Gegenwart zur überlieferten Nahrungsverweigerung als Säugling leuchten ihr unmittelbar ein. Es erleichtert sie, den Entstehungszusammenhang ihres »trotzigen Verhaltens« bei den Abreisevorbereitungen des Ehemannes als Form von Selbstbestimmung in der Erwartung von Hilflosigkeit zu verstehen: »Besser ich beende den Kontakt, als ertragen zu müssen, wie ich verlassen werde.«

Die existenzielle Bedeutung beider Symptomskulpturen erscheint der Patientin darüber hinaus als Symbole ihrer frühesten Entscheidung, zu leben, und ihres aktuellen Kampfes um ihre Lebensqualität: »Ich gebe mir die *Erlaubnis, da zu sein* und aufzunehmen bzw. mir zu nehmen, was mein Körper braucht, auch in Abwesenheit der ersehnten Bezugsperson.«

Fall Frau S.:
Das depressive und das lebendige Selbst

Behandlungskontext: Die Patientin (32 Jahre) lebt mit ihrer Tochter und dem Ehemann im Haus der Eltern. Als die Tochter das Kindergartenalter erreichte, war sie wieder in ihrem Beruf tätig geworden. Die Therapie sucht sie nach stationärer Behandlung wegen einer Depression, mit der sie auf unrealistische Ansprüche ihrer »arbeitssüchtigen« Vorgesetzten reagiert habe, welche immer mehr Verantwortung auf sie »abwälzen« wollte.

Lebensgeschichtlicher Bezug: Die Patientin ist das Lieblingskind des

Vaters, den sie als »zwanghaft und eigenbrötlerisch« beschreibt. Zwischen den Eltern herrschte ständiger Streit. Die Mutter der Patientin war wiederholt wegen Depressionen und Alkoholentzug in stationären Behandlungen.

Frau S. übernahm etwa seit ihrem 10. Lebensjahr die Aufgaben der Mutter im Haushalt und versorgte den Bruder, der später drogensüchtig wurde. Der Vater vermittelte ihr zwar, wichtig zu sein, war aber mit Ihren Leistungen nie zufrieden.

Die *linke Skulptur* (s. nächste Seite) zeigt die Patientin im Zustand der Depression. In der Therapiesitzung vergegenständlicht sie ihr Körperbild in einer Leidenssituation. Hierzu assoziiert sie Situationen unerfüllbarer Anforderungen vom Vater und ihrer Vorgesetzten.

Entstehungsgeschichte der Leidens- und Erlösungsskulpturen
Der Aufforderung (in der Therapiesitzung nach einem Klagezyklus), einmal die Haltung der Skulptur auf dem Parkett des Behandlungszimmers sitzend nachzuvollziehen und auszuprobieren, in welcher Pose die Depressionen ihren Höhepunkt erreichen würden, kommt sie zunächst mit mehreren Versuchen nach. Der jeweils (entsprechend den Vorgaben des Vaters) wiederholte Kommentar, sich zwar *ganz gut* zu bemühen, *aber* sich *immer noch nicht genügend* an den Höhepunkt der Depression herangearbeitet zu haben, provoziert einen spontanen Wutausbruch. Sie verfolgt, »wohin die Wut (als Bewegungsimpuls) führt«.

Als ihren Gegenpol zur Depression formte sie dann die rechte Skulptur, ihren Zustand nach befreiendem Protest ausdrückend. Sie kommentiert: »Ich stehe fest, behalte den Überblick und umarme die Welt.« Das Kontrasterleben zwischen beiden Skulpturen inspirierte sie zu einem Tanz, den sie »meine Psychogymnastik zur täglichen Wiederbelebung« nannte.

Die Benennung der Skulpturen als Zustandssymbole durch ihre Gestalter mit einem einprägsamen Titel bewährte sich immer wieder zur Verankerung des heilsamen Kontrasterlebens.

Frau S. stellte z.B. die »Zusammengedrückte« der »Sonnenanbeterin« gegenüber (s. folgende Seite). Sie nimmt »bei Anflügen der Depression« dieses psychogymnastische Kontrastritual in ihr tägliches Übungsprogramm auf.

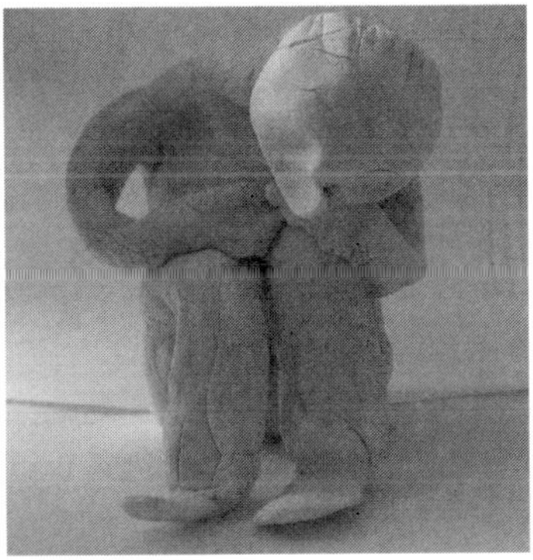

»Zusammengedrückte«

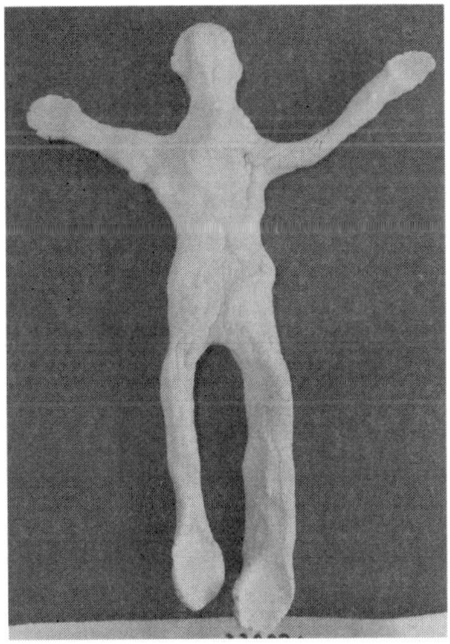

»Sonnenanbeterin«

Körperbild und prägende Interaktionen: Die Zeitreise
Das folgende Beispiel verdeutlicht die Arbeit mit der szenischen Rekonstruktion von Körperbildern, wie sie in prägenden Beziehungsepisoden erlebt wurden. Aktuelle Stimuli können unter Bedingungen einer Kontextähnlichkeit regressive Reaktionen auslösen, die den Betroffenen als plötzlich einschießend erscheinen.

Hier ein literarisches Beispiel für das plötzliche Regressionserleben:

> *»Als Gregor Samsa eines Morgens aus unruhigen Träumen erwachte, fand er sich in seinem Bett zu einem ungeheuren Ungeziefer verwandelt.«*
>
> *Franz Kafka »Die Verwandlung«*

Die Versorgung traumatischer Prägungen erfolgt nach dem vorangehend veranschaulichten Prinzip der Gegenüberstellung der situativen Körperskulpturen und der emotionale Verankerung des Körperbildes im Lösungsmodus.

Fall Herr R.: **»Vom Käfer zu mir«**
Behandlungskontext: Der 40-jährige Lehrer ist verheiratet, Vater zweier Pflegekinder. Die Therapie sucht er wegen Versagensangst, Erschöpfung

und Magenbeschwerden. Ständig müsse er darüber nachdenken, ob er seinem Beruf noch gewachsen sei und was er »uninteressierten und aggressiven Schülern noch entgegensetzen« könnte. Besonders beklagt er, dass seine Anstrengungen kaum anerkannt würden, weder von seiner Frau noch im Kollegium, obwohl er sich für alle besonders engagiere.

Lebensgeschichtlicher Bezug

Herr R. ist der mittlere von fünf Kindern seiner Eltern. Die Mutter wird beschrieben als »gute Versorgerin, etwas hektisch und cholerisch, die Familie dominierend«. Ihr habe er es selten »recht machen« können. Eine innigere Beziehung bestand zum Vater, der als Montagearbeiter selten präsent war.

Entstehungsgeschichte der Körper-Selbst-Bilder gegenüber Mutter und Vater

Um dem Problem der vermissten Anerkennung nachzuspüren, folgt Herr R. in der Therapiesitzung der Einladung zu einer Zeitreise.

Die erste Skulptur zeigt sein Erleben in der Situation, sich vorzustellen, wie er als Vorschulkind seiner Mutter mit Stolz eine gelungene Zeichnung vorzeigt. Die Mutter reagiert mit Desinteresse:

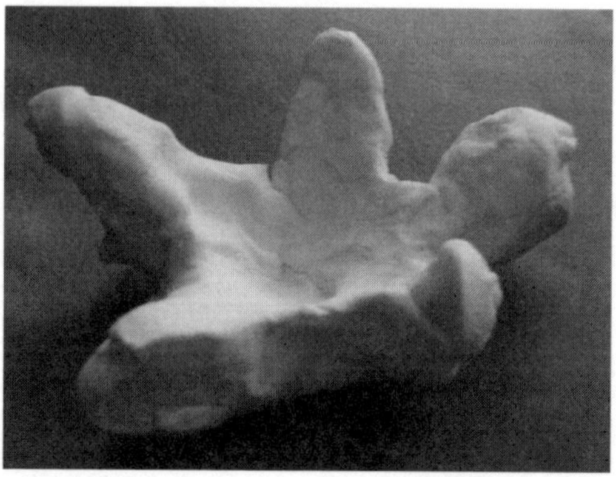

»Die Käferpose« – Mutterbezug

Die nächste Skulptur bezieht dieselbe Situation (als Kind seine Zeichnung einer Bezugsperson zu zeigen) auf die Anerkennung seines Vaters.

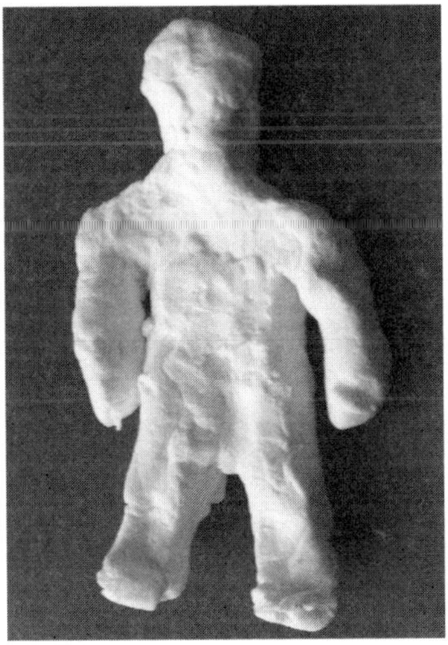
»Anerkennung« – Vaterbezug

Herr R. kommentiert seinen Vergleich beider Skulpturen: »Es wird mir klar, was passierte, wenn ich die Bestätigung meiner Mutter gebraucht habe: In diesen Momenten fühlte ich mich wie weggeschickt und für nichtig erklärt. Körperlich war mir dann, als wäre ich umgeworfen worden. Ich war gelähmt und ergriffen von der Angst, ausgelöscht ins Bodenlose zu fallen. Während ich das beschreibe, spüre ich auch meine Wut im Bauch, der auch bei der Skulptur zusammengedrückt ist.«

Bezug nehmend auf Kafkas Erzählung »Die Verwandlung« nannte er seine Skulptur »meine Käferpose«.

Diesem »Käferzustand« verfalle er in der Gegenwart besonders bei Frustrationen in der Schule, unlängst wegen mangelnder Mitarbeit der Schüler bei der Erprobung einer neuen Unterrichtsmethode. Es beeindruckte ihn die intensiv erlebte Übereinstimmung seines Körpererlebens in der imaginierten Kindheitsepisode (Situation Mutter) und in der vergleichbaren Situation (Ablehnung) in der Gegenwart.

Dieser emotionale Impuls in Verbindung mit der Veranschaulichung des Körperbildes erhöht die Wahrscheinlichkeit der Wiedererkennung kritischer Auslösersituationen im Alltag.

Als Lösung wurde ein *Vorbeugungs-* und *Rückverwandlungsritual* erarbeitet, das die Unterstützung des verinnerlichten Vaters im Körperbild, assoziiert mit Selbst-Bestätigung, verankert.

Aus diesem Beispiel ergeben sich Ansatzpunkte zur systemischen Arbeit mit dem »inneren Kind« (z. B. *Sachsse*, 2004).

Die Zeitreise: Körperzustände unterwegs auf der Lebenslinie

Dieses Modul ist besonders hilfreich zur Bearbeitung von *regressiven* oder *dissoziativen Reaktionen* auf aktuelle Belastungen. Die Arbeit mit der Zeitlinie mobilisiert bereits erwiesene Ressourcen der Lebenserfahrung zur Überwindung aktueller Krisen. Die Technik unterstützt Patienten, die wünschen, Amnesien für bestimmte Lebensabschnitte aufzulösen, um diese in ihre Lebensgeschichte zu integrieren. In der Variante der Zeitprogression trägt sie zur Bewältigung von Ablösungskonflikten oder schwierigen Entscheidungen bei.

Das folgende Beispiel betrifft die Anwendung bei dissoziativen Störungen. In diesen Fällen absorbiert ein »körperliches Funktionsversagen« die Aufmerksamkeit, das in zeitlicher Nähe zu einer aktuellen Belastung erlebt wird, die den Betroffenen unter dem Eindruck der Dramatik als zweitrangig erscheint. In unserem Beispiel erscheint diese Bewertung in ihrer konditionalen Form: »Ich müsste dringend handeln, aber mein Körper erlaubt das nicht.« (Das impliziert oft magische Ideen einer dringend erforderlichen Reparatur des Somas, wie sie für Hypochondrien und somatoforme Störungen charakteristisch sind.) Die Patientin des Beispielfalles reagiert weniger mit spezifischen Symptomen als mit Vitalstörungen zur Präsenzverweigerung, von ihr »meine depressiven Zustände« genannt.

Typischerweise realisieren die Patienten auf einer vorbewussten Verarbeitungsstufe (der Körperschema-Ebene dass ETWAS Bedrohliches auf sie einWIRKT, welches dem Anschein nach nicht rational erfassbar ist. Die Wirkung besteht im Erleben einer Selbst-Entfremdung durch Handlungsunfähigkeit.

Kontext

Frau L. ist 32 Jahre alt. Sie möchte sich beruflich verändern. Seit Langem träumt sie davon, ihr Hobby zum Beruf zu machen. Gemeinsam mit dem Freund möchte sie ein eigenes Unternehmen aufbauen. Vor zwei Jahren hat sie eine Ausschreibung der Gemeinde zur Verbesserung der touristischen Angebote mit ihrem Plan eines bewirtschafteten Erlebnisparks mit Hochseilgarten und verschiedenen Attraktionen gewonnen. Die Gemeindeverwaltung hat ihr Unterstützung zugesichert, das Arbeitsamt würde den Übergang in die Selbstständigkeit finanzieren. Dennoch, »es geht nichts vorwärts«, weil die von der Familie zugesagte Überlassung eines Grundstückes unter wechselnden Vorwänden nicht zustande kommt.

Die Patientin könne sich ihrem Vater gegenüber nicht durchsetzen, sie fühle sich »in den kritischen Momenten wie gelähmt«.

Aktuelle Situation
Die Patientin berichtet, wie frustrierend sich die stets ergebnislosen Auseinandersetzungen mit dem Vater gestalten, der sich zwar als Förderer präsentiere, sich dann aber in Einzelheiten verliere und bei Einspruch gekränkt mit Vorhaltungen reagiere. Anschließend halte ihr der Freund »schon wie gewohnheitsmäßig eine lange Gardinenpredigt«, in der er der Patientin »völlige Unfähigkeit« vorwerfe.

Rational sei ihr das Problem völlig klar: Sie müsse dieses Ritual des Als-ob durchbrechen und den Vater vor die alternative Möglichkeit stellen, sich ein Grundstück unabhängig von der Familie zu suchen. Dem Freund müsse sie ebenfalls ihre Meinung sagen, dass er ihr »Steckenbleiben« nutze, um sich von seinen eigenen Unzulänglichkeitsgefühlen als Langzeitstudent an ihr abzureagieren. Sie schildert: »Alles ist mir vorher oder nachher klar, aber *in der Situation bin ich wie in Trance.* Der Zustand *lähmt* mich so, dass ich nur alles über mich ergehen lassen kann, selbst wenn mir klar ist, dass ich mich hinterher am meisten über mich ärgere, da ich mich nicht durchgesetzt habe.«

Ziel der Sitzung
Frau L. möchte herausfinden, »wie es passieren kann, dass ich in Trance verfalle und dabei meinen Körper verlasse« und »wenn es schon passiert ist, wie ich wieder umschalten kann, um mich bald wieder präsent und handlungsfähig zu fühlen«.

Therapieprotokoll zur Zeitreise
(Mitteilungen der Dialogpartner: Frau L. = ›L‹, Therapeut = ›T‹)

1. Schritt: Definition von Problem und Lösung über Kontrastskulpturen
T: Wie erleben Sie Ihren Körper, wenn Sie sich so gelähmt fühlen?
L: Gestaltet, wie sie ihren Körper in Trance empfindet (s. Figur 1, nächste Seite);
T: Welcher Titel passt dazu?
L: »Auflösung« (Figur 1)
Ich falle in so eine Art Trance, als löse ich mich auf, wie ein Stück Würfelzucker im Teeglas.
L: Ich fühle mich ganz plötzlich, wie in Auflösung begriffen. Das ist ein wabernder, undefinierter Zustand, in dem auch meine Körpergrenzen

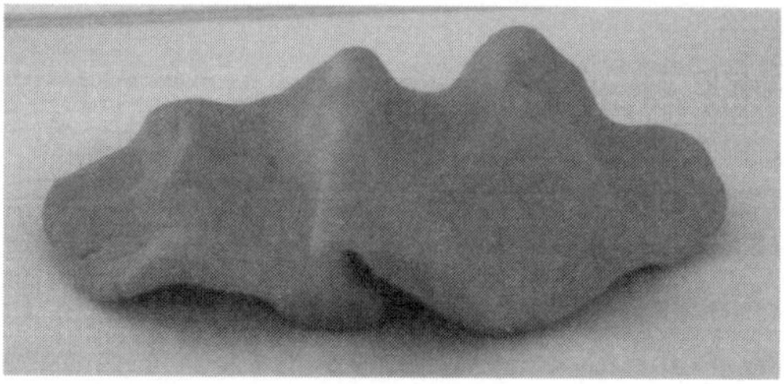

Figur 1: »Auflösung«

wegfließen. Das ist so eine Flucht ins Nicht-Sein. Das ist nach einer Weile *ganz erträglich*. Niemand kann mich noch erreichen. Ich bin unverletzlich.

T: Woher kommt Ihnen dieses Körpererleben bekannt vor?

L: Eigentlich nur immer in der soeben geschilderten Situation, wenn es um das Grundstück geht, wenn mein Vater mit mir redet und ich spüre, dass er mir eigentlich doch helfen will und ich ›alles falsch‹ mache.

T: Wie erwachen Sie aus der Trance?

L: Ja, wenn ich DAS wüsste. Mein Körper ist einfach plötzlich wieder da.

T: Wie spüren Sie Ihren Körper nach dem Erwachen[1)*]

L: Ganz kompakt. Und ich bin dann wütend auf mich!

T: Welche Form hat Ihr Körper in dem Moment?

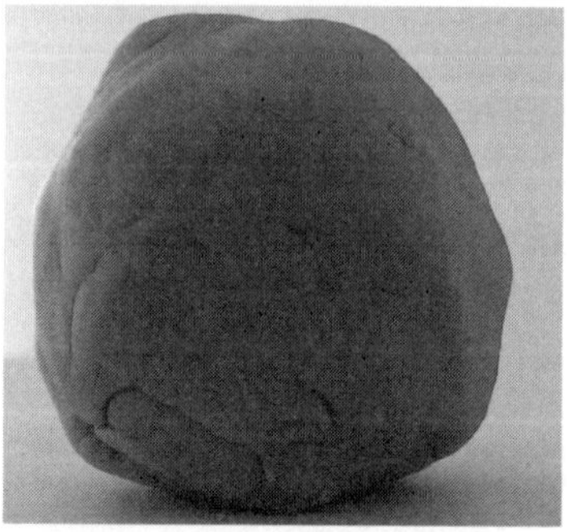

Figur 2: »Wutkugel«

L: formt und kommentiert:

L: *(deutet an, die Kugel durch den Raum zu werfen)*

Fühlt sich kraftvoll an, irgendwie befreiend.

T: Ich sehe Ihnen an, wie gut das tut, wenn Sie die Kugel von sich wegwerfen![2)]

L: Ich möchte sie am liebsten meinem Vater an den Kopf werfen!

2. Schritt: Finden (mit zeitlicher Einordnung) und Skulpturieren (körperlich oder symbolisch definieren) einer in der Lebensgeschichte bewährten Ressource zur Lösung

---

* Die hochgestellten Ziffern markieren Passagen, auf die im Kommentar des Therapeuten auswertend Bezug genommen wird.

T: Haben Sie schon mal so etwas in dieser Art gewagt?
L: Als ich nach dem Abi unbedingt nach England wollte. Da gab es ganz ähnliche Diskussionen. Aber dann war plötzlich eine solche Wut in mir, dass es rausplatzte: »Du kannst mich hier nicht festnageln. – Ich werde einfach gehen, ob mit deinem Segen oder deinem Fluch!« Ich bin dann tatsächlich gefahren. Das war so ziemlich das Beste, was ich bisher gemacht habe!
T: Darf ich Sie zu einer **Zeitreise** einladen?
L: Wie soll das gehen?
T: Sie gehen zum Zeitpunkt, als es Ihnen gelang, das Gummiband zum Vater zu zerschneiden, und Sie spüren dann, wie sich Ihr Körper in dem Moment anfühlte. So »aufgetankt« gehen Sie zurück in Ihre Vergangenheit, bis Sie dem *(zeigt entsprechende Skulptur)* »Auflösungstrance« nahe gekommen sind. Auf diese Weise können Sie sich als lebensbewährte, gestandene Erwachsene zu dem Mädchen begeben, das Sie damals waren, um es in einer anscheinend hilflosen Situation zu unterstützen.
L: Einverstanden!
T: Wie weit müssten Sie zurück in die Jugend oder Kindheit, um DIESEM *(präsentiert Figur 1)* zu begegnen?
L: Ich weiß nicht.
T: Markiert auf einer Linie auf dem Parkett, dem »Zeitstrahl«, folgende Punkte: 1. den Gegenwartspunkt – 2. den Abschied vom Vater vor der Reise nach England – setzt dann gemeinsam mit der Patientin (nach den Episoden der Lebenslauftabelle, s. Korellogamm Punkt 5.5.1) noch Markierungen für vorangehende Lebensabschnitte, z. B. – 3. ›Übertritt zum Gymnasium‹ – 4. ›Einschulung‹ – 5. ›Beginn des Kindergartens‹.
T: Die Übung beginnt und endet wieder an diesem Punkt (weist auf das Ende des Zeitstrahles mit dem definierten »Gegenwartspunkt«, mit dem Gründen und Orientieren im Hier und Jetzt). Das ist der beste ›Trick‹, aus jeder Trance zurückzukommen.
L: Betritt den Gegenwartspunkt, führt Übung »Gründen« (s. 5.5.2) aus.
T: Sind Sie bereit, auf die Reise in die Vergangenheit zu gehen?
L: Nickt.
T: Nehmen Sie die Kraft-Kugel mit auf die Reise[3)], Sie werden sie brauchen! (übergibt Figur 2)

Von hier ab geht die Reise im Zeitsprung 14 Jahre zurück, zur Abschiedsepisode. Sie sind jetzt also gerade volljährig. Sie sind fest entschlossen, nach England abzureisen.

Sehen Sie sich, wie Sie Ihrem Vater Bescheid geben? Wie fühlt sich in diesem Moment an diesem Punkt Ihr Körper an? (Gibt Pat. Knetmasse in die Hand):

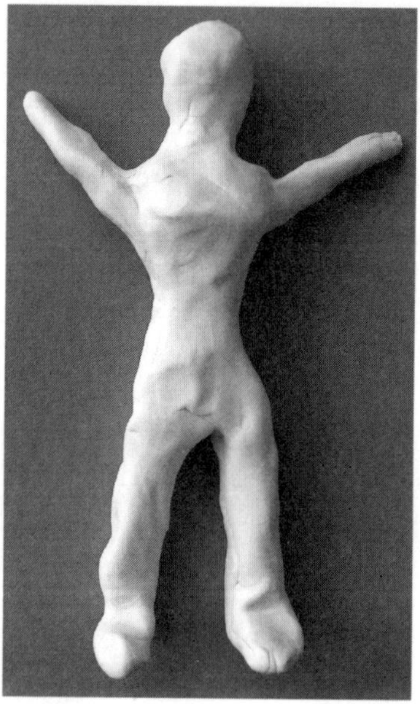

L. formt diese Skulptur und nennt sie »Victory!« (Figur 3)

3. Schritt: Finden lerngeschichtlicher Schlüssel-Episode (Priming), in der das Dissoziationsphänomen bzw. belastende Körper-Empfinden prägend erlebt wurde, und Inszenierung der damals verhinderten Lösung durch Ressourcentransfer

T: Gehen Sie nun bitte in Zeitlupe und »Kaffeebohnen-Schritten«[4)] weiter in Ihre Vergangenheit bis zur nächsten Markierung (Lebensstation) zurück. Achten Sie auf den Moment, wo Sie durch den *ersten Anflug* von Körpersignalen etwas in dieser Richtung *(präsentiert »Trance zur Auflösung«)* spüren.

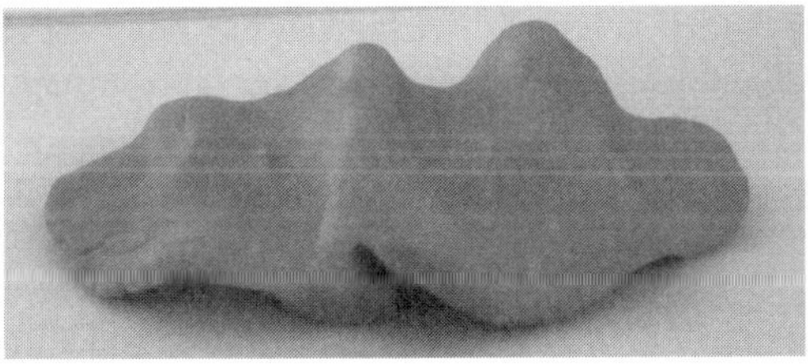

Figur 1: »Die Auflösung«

L: Legt auf diese Weise die Strecke über zwei Markierungen (und 12 virtuelle Jahre) zurück, bis sie die Position des 6. Lebensjahres erreicht hat.

Sie hält inne und möchte sich hinlegen (offenbar identifiziert mit Auflösungsbild, Fig. 2).

T: (legt Hand auf die Schulter)

Bitte langsamer: vor dem Hinlegen kommt doch erst das Sitzen.[5)]

Setz dich auf das Kissen und *erzähl*: Du bist so ungefähr 6 Jahre und sitzt jetzt hier: Was ist gerade passiert?

L: Ich habe Kathie und Petzi stolz meinen neuen Roller gezeigt und ihnen erlaubt, damit 'ne Proberunde zu drehen. Da kommt plötzlich der Vati ums Eck. Er schaut mich an, als wär Gewitter, nimmt den Roller in die eine und mich an die andere Hand und bringt mich hierher in mein Zimmer. Schaut ganz streng und verschwindet wortlos.

T: Wie geht es dir damit?

L: Ich habe was ganz Schlimmes gemacht, aber ich weiß nicht was. Jetzt soll ich darüber nachdenken.

T: Wie fühlt sich das an?

L: formt Figur 4

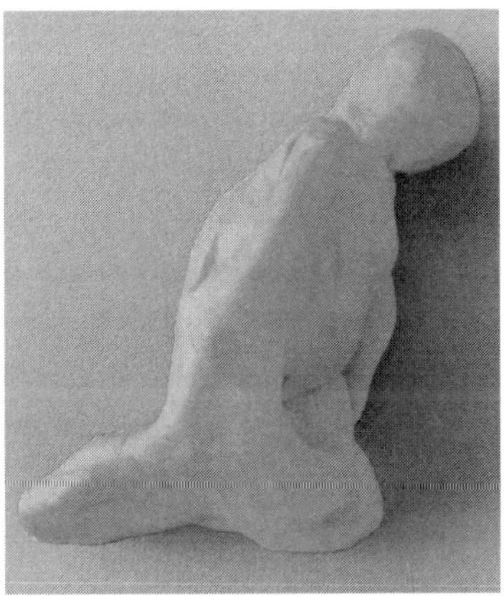

T: Woher kennst du das?

L: vom Krippenspiel (lächelt)

T: Sag, wenn du fertig bist mit der Krippenspiel-Trance[6)].

L: (prompt) – Hab keine Lust mehr, bin jetzt schon fertig!

T: Magst du das Gegenteil vom Krippenspiel[7)] probieren (*verweist auf »Victory«*)?

L: Rekelt sich, nimmt die »Victory-Pose« (Fig. 3) ein.

T: Hier, nimm die Zauberkugel[8)] (Figur 2) und sag Vati Bescheid.
L: Ich hab genug nachgedacht und gehe jetzt spielen: Wer mich mit seinem Spielzeug spielen lässt, der darf auch mal meines haben. Wozu mischst du dich in meine Angelegenheiten?
Ich gehe jetzt spielen!
T: Die Mission Zeitreise ist erfüllt, nun erfolgt der Rückweg[9)] in die aufsteigende Richtung des Zeitstrahls (in derselben Weise wie der »Anmarsch« in kleinen Schritten bis zur Position »Abschied nach England«). Hier erfolgt die Aktualisierung des Körperbildes, das mit dem Lösungsprozess assoziiert ist (Symbolskulpturen: »Wutkugel« – »Victory«). Danach erfolgt der »Zeitsprung« zum Gegenwartspunkt. Die Übung wird mit dem Gründen abgeschlossen.

Methodische Anmerkungen:
Die Technik der Körperskulptur-Zeitreise ist eine weitere Anwendung des Kaskadenmodells. Sie beruht auf einer begleiteten Konfrontation mit vermiedenen Gefühlen, welche mit überwältigenden Körperzuständen assoziiert sind.

Das Hauptanliegen besteht darin, die symptomatischen Automatismen durch korrigierende Erfahrungen zu relativieren (beziehungsweise hinsichtlich der Intensität von Bahnungsprozessen »auszubalancieren«): statt Selbstentfremdung, Überwältigung und Hilflosigkeit können im Zusammenhang mit dem Problem nun konstruktive Aggression, Selbstbestimmung, schrittweise Annäherung und Initiative sowie effektives Handeln erlebt werden.

Zur Verwirklichung stehen im Rahmen dieser Technik drei **Werkzeuge** zur Verfügung:

1. das **Reframing** als Änderung von kognitiven Bezugsrahmen bzw. »Speicheradresse«:

Der *alte Rahmen* beinhaltet eine magische Idee und die Befürchtung notwendiger katastrophaler Konsequenzen.

So werden im vorigen Beispiel bisher ›mythische‹ Körpervorgänge (der Hemmungen, Blockaden, Lähmungen, Auflösungen) als ›Ursachen‹ vorgestellt, welche das Selbst unter bestimmten Belastungen zur Passivität oder zur Flucht ins Nichts (»Auflösung«) treiben würden. Solche Annahmen werden noch durch die erlebte Machtlosigkeit bzw. ›den Zwang‹ zur Regression bestätigt.

Zudem wird angenommen, das Symptom beweise eine eigene Unfähigkeit. Gewissermaßen habe man daher nichts Besseres verdient.

Der *neue Rahmen* verändert die Kausalketten: Es ist nicht dein Körper, dessen Reaktionen dich überrollen und blockieren, sondern eine Erregungswelle, ausgelöst durch ein aktuelles Problem, welches mit bestimmten Erinnerungen an traumatische Erfahrungen gebunden ist.

Du bist nicht geschockt, weil du unfähig oder nervenschwach bist, sondern weil in deiner Geschichte das Verhalten wichtiger Bezugspersonen überwältigende Erfahrungen auslöste (z.B. das Erleben von Übergriffen oder Schutzlosigkeit oder des Entzugs notwendiger Zuwendungen). Als Kind konntest du dich nicht wehren oder versorgen. Das können wir jetzt nachholen. Mit der Zeitreise gehen wir zurück zum ungelösten Problem oder Trauma und suchen hilfreiche Alternativen. Auf dieser Reise wirst du deinen Körper nicht als hilflos leidend erfahren, sondern seine Stärke spüren. Das wird dich ermutigen, auf aktuelle Probleme mit einer anderen Einstimmung und Erwartung zuzugehen.

2. Techniken der hinreichenden zeitlichen Aufrechterhaltung einer **dosierten Konfrontation** mit den bisher vermiedenen Körperempfindungen, damit sich statt der sofortigen Regression ein Reaktionsspektrum von hilfreichen Körpersignalen, Erinnerungen, Fantasien, Bewertungen und Erwartungen entfalten und im (Körper-)Gedächtnis verankern kann.

3. Techniken, die zum **Transfer** hilfreicher propriorezeptiver, haptischer Superzeichen zur Anbahnung eines positiven Körperempfindens (minimal: Orientierung im Raum und Wahrnehmung klarer Körpergrenzen) im Kontext der bisher kritischen Situationen geeignet sind.

Der Einsatz dieser drei Werkzeuge *(Reframing, Konfrontationsgestaltung und Transfer)* soll unter Bezug auf die grün unterlegten und nummerierten Markierungen am Fallbeispiel konkretisiert werden:

(Die Nummerierung der Kommentare folgt den Ziffern der Anmerkungen im Beispielfall.)

1) *Reframing:* Statt uns der Faszination der Auflösung hinzugeben, konzentrieren wir uns auf den Vorgang des Umschaltens in ein präsentes Körpererleben. Sooft auch die Regressionen auftraten, sie gingen vorbei. Bisher ist das Umschalten immer gelungen. Lass uns diesmal

beobachten, wie das Stehaufmännchen funktioniert. Vielleicht sind die dabei möglichen Entdeckungen anwendbar.

2) *Reframing:* Im Kontext ist damit impliziert: Wenn du dich bestrafst, musst du dich nicht wundern, dass es deinem Körper schlecht geht. Es fühlt sich besser an, die Kraft handelnd nach außen zu richten.

3) *Transfer:* Mit der Kugel wurde ein Symbol der körperlichen Potenz zum Handeln geschaffen. Die Suggestion »Du wirst es noch brauchen« impliziert die Verfügbarkeit der Potenz als zeitlich und örtlich übertragbare Erfahrung. Sie wird symbolisch »mitgenommen«.

Reframing zur Veränderung der Erwartungen: Diesmal bist du besser ausgerüstet als je zuvor. In Bezug auf die Vergangenheit sind daher neue Erfahrungen zu erwarten.

4) *Konfrontationsgestaltung:* Diese Intervention beugt Meidungsverhalten vor und instruiert über die Aufmerksamkeitslenkung zum Bodenkontakt zur Aufrechterhaltung der basalen Orientierung. Es wird eine Zeitbindung fokussiert, um den (noch unbewussten) Assoziationskontext dessen zu intensivieren, woran die Annäherung erfolgt.

5) *Konfrontationsgestaltung:* An dieser symbolischen Stelle besteht die Gefahr der Wiederholung des regressiven Musters. Daher kommt es jetzt darauf an, die Regression zu dosieren und der Patientin zugleich das Erleben von Kontrolle zu verdeutlichen.

Reframing: Hier wird eine Raum-Symbolik der Regressionsgestaltung vermittelt. Tiefe Regression wird gewöhnlich mit dem Daniederliegen assoziiert, schwächere hingegen mit der sitzenden Position. Das impliziert: ›Du kannst mit deiner Positionswahl die Intensität der Regression bzw. der körperlichen Reaktionen wählen.‹

Reframing: Dies ist ein Psychodrama, es spielt in dieser Situation, in der du sechs Jahre alt bist.

Bei einer tragfähigen Arbeitsbeziehung ist es oft hilfreich, wenn der Therapeut, durch Wechsel der *Anredeform* die Plastizität der Vorstellung unterstreicht, die dadurch noch authentischer (sowohl hinsichtlich des Zeiterlebens als auch des inneren Kommentierens) erlebt wird. Eine stützende Berührung vermittelt indirekt auch ein Modell einer hilfreichen Bezugsperson. (Die Anredeform für Erwachsene wird mit dem Zurückkommen aus der Regression selbstverständlich wieder weiterverwendet.)

6) *Konfrontationsgestaltung:* Angekündigt wird die Distanzierung von der prägenden Erfahrung.

Reframing: Du weißt, wie du aus der Regression wieder herauskommst, und du bist dazu in der Lage, es zu tun. Du kannst deine Fähigkeit jetzt oder später anwenden.

7) *Transfer:* Dem Symbol des regressiven Körperzustandes, der nunmehr auch mit einem episodischen Begriff begrenzt werden kann, wird die Alternative des zuvor erarbeiteten, befreiten Körperzustandes der Handlungsfähigkeit gegenübergestellt (Verankerung).

8) *Transfer:* Hier wird zur Festigung des Lernprozesses die Korrespondenz zwischen dem positiven Körpererleben selbst und dessen Symbolen hergestellt (auf beiden Abstraktionsebenen: der Körper als leiblich konkretes Sein und dessen kognitive Bewertung, analog Körperbild und Körperbild-Symbol).

Frau L. nutzte zur Beschreibung ihres Körpererlebens spontan eine symbolische Skulptur.

Daher wurde die Kontrastbildung ebenfalls auf der symbolisch-abstrakten Ebene angeregt. Um Rationalisierungen zu vermeiden und den Prozess sensorisch zu vertiefen, wurde jedem Symbol noch der entsprechend **konkrete Körperzustand** zugeordnet.

Letzteres ist für die Arbeit mit der Zeitreise unerlässlich, damit die Patienten mit dem eigenen Körper die Positionen der jeweiligen Skulpturen einnehmen können, was ihnen die sinnliche Kontrast-Wahrnehmung auf der Körperschema-Ebene vermittelt.

9) *Regressionsgestaltung, hier Beenden eines induzierten Tranceprozesses:* Das Zurückschreiten auf dem Zeitstrahl bis zum Gegenwartspunkt, an dem die Umschaltung von der Körper- zur Umweltorientierung im Hier und Jetzt erfolgt, entspricht der Rücknahme eines hypnotisch induzierten Prozesses.

Variatio delectat, sofern der Gesamtprozess überschaubar gestaltet wird.

Die Körperbild-Zeitreise ist eine Anwendungsform des Kaskadenmodells. Ihre therapeutische Wirksamkeit wird erhöht, wenn möglichst alle Sinnesmodalitäten und Übergänge zwischen den Stufen (Repräsentationssystemen s. 4.1.4) in beiden Richtungen (vom »erlösenden« zum traumatisch geprägten Körperbild und zurück) in *strukturierender Abfolge* durchlaufen werden. Dabei werden die Kontraste zwischen Problem- und Lösungszuständen jeweils auf der Ebene des Körpererlebens und der präverbalen, symbolischen Repräsentationsebene sinnlich erfahrbar und auf emotional bewegende Weise gegenübergestellt.

Der Wechsel der einzelnen Repräsentationssysteme nach dem Kaskadenmodell (4.1.4) wird, bezogen auf den Beispielfall, zusammengefasst dargestellt:

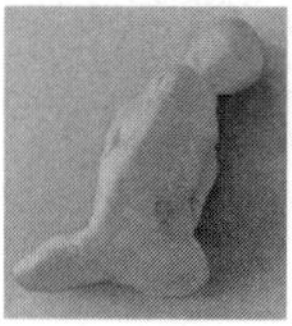

Problem:
Körperbild

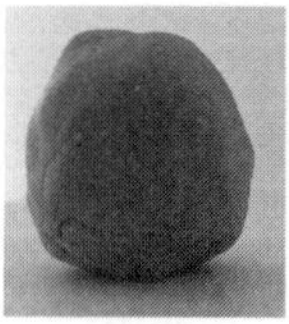

Ressourcen-
Symbol

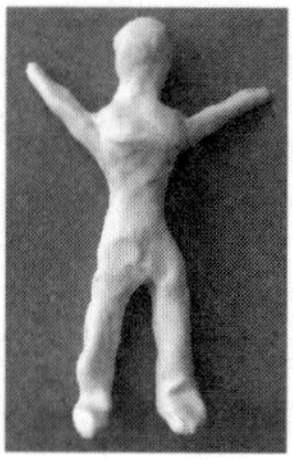

Lösung:
Körperbild

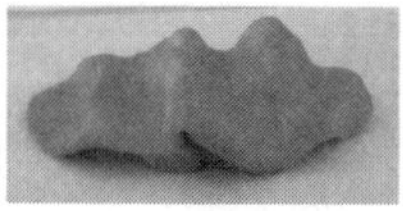

Problem-Symbol

--------*»Roller-Episode«-------------------*»Abschied«----*Gegenwartspunkt

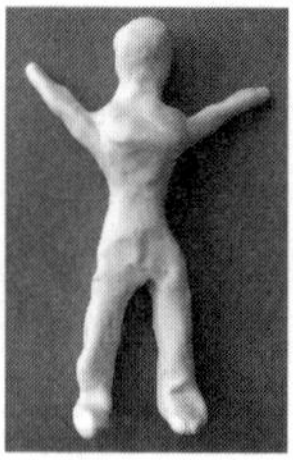

Körperbild-
Ressource

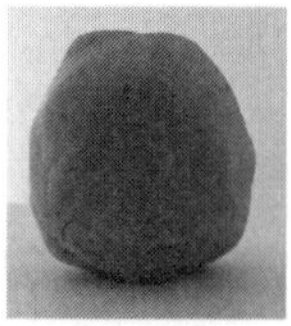

Ressourcen-
Symbol

4.3.3 Körperskulptur – Körpergeschichten: ein narrativer Ansatz

Wie aus den Fallbeispielen ersichtlich, regen die Körperskulpturen in allen Varianten dazu an, Schlüssel-Episoden aus dem Körpergedächtnis zu »entpacken« bzw. sprachlich zu rekonstruieren.

Körperskulpturen kritischer Lebenssituationen symbolisieren oft tragende Kerne dysfunktionaler Lebensleitlinien, biografische Regieanweisungen zur Interaktionsgestaltung bzw. Skriptgeschichten. Daher eignen sie sich im Sinne narrativer Therapien (die aufbauend auf der klassischen Skriptanalyse Eric Bernes sich zur variantenressourcenorientierten systemischen Therapie entwickelten – z. B. *Scholz*, 2001; *Steiner*, 2005; *Withe* & *Epton*, 2006), zur lösungsorientierten Neu-Konstruktion der Lebensgeschichte. Die modulare Körperskulptur-Methodik und die aufbauenden Symptomskulptur-Techniken effektivieren diesen Ansatz durch assoziative Verankerungen der hilfreichen verbalen Konstruktionen auf der somatosensorischen Ebene. Dies demonstrieren die nachfolgenden Fallbeispiele.

Ein Dolch im Rücken oder der Segen der Großmutter

Vom schmerzhaften Introjekt zur hilfreichen Hinterlassenschaft

Behandlungskontext: Die 29-jährige Frau Z. schildert einen charakteristischen, »vom Rücken kommenden, zum Bauch ausstrahlenden dumpfen Schmerz«. Dieser strahlt vom unteren, linksseitigen Rippenbogen seitlich zum Bauch hin aus.

Eine organische Ursache wurde ausgeschlossen. Bedingungsanalytisch sind konkrete Auslöser nicht zu finden. Der Schmerz tritt unberechenbar auf, oft ganz *plötzlich nach Situationen des Glücksempfindens.* Er wird besonders intensiv, wenn sich die Patientin sehr erschöpft fühlt.

Anamnestische Aspekte

Die Patientin fühlte sich als Kind ihrer Mutter meist lästig. Diese, von Beruf Ärztin, wendete sich ihr jedoch besorgt zu, wenn Frau Z. über Schmerzen klagte. Als Kind habe sie oft Bauchschmerzen gehabt. Die geliebte Großmutter väterlicherseits verstarb an Leukozytose.

Die Großmutter mütterlicherseits verstarb noch vor der Geburt der Patientin an einem Tumor der Bauchspeicheldrüse. Im Zusammenhang mit ihrem vom Rücken ausstrahlenden Bauchschmerz befürchtet die Patientin, »die Krankheit der Großmutter geerbt« zu haben.

Offene Fragen

Aufgrund dieser lerngeschichtlichen Zusammenhänge lag zunächst nahe, dass der geschilderte Schmerz durch die wechselseitige Verstärkung von Somatisierung der kindlichen Zuwendungsbedürfnisse und dessen besondere Verstärkung durch die Zuwendung der Mutter erlernt wurde. Rätselhaft blieben jedoch die ritualisierte Konditionierung von Rücken- und Bauchschmerz sowie die zeitliche Verknüpfung mit glücklichen Momenten.

Zur näheren Untersuchung wurde die Technik des Formens einer Symptomskulptur angewendet:

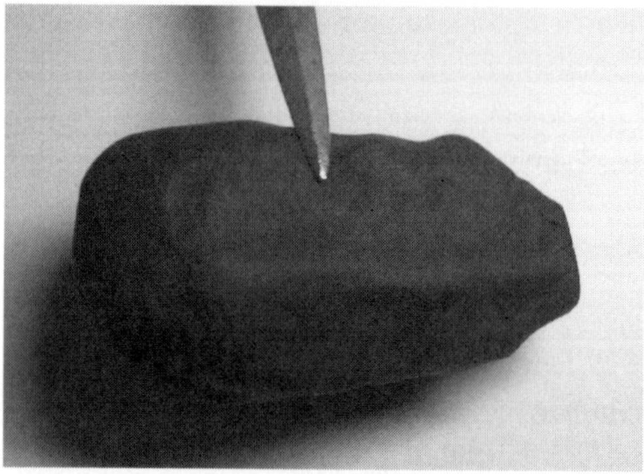

Rückenansicht
gestärktes Rückgrat mit Schmerzzone, markiert durch Brieföffner

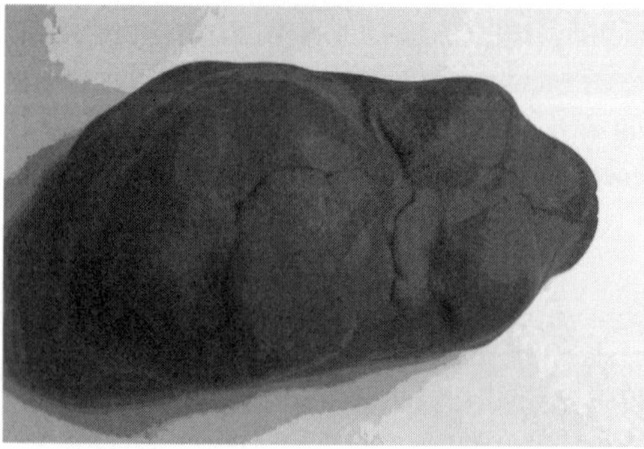

Bauchansicht
mit »Schmerzfurche«

Beim Formen der Skulptur des fokussierten Bereiches nahm die Patientin eine Zeitlang eine sehr gelöste Haltung an und lächelte innig. Dieser Ausdruck schien plötzlich einzufrieren und einer tieftraurigen Stimmung zu weichen. Unter Tränen berichtete die Patientin, sie habe sich der letzten Begegnung mit ihrer Großmutter erinnert.

Auf dem Sterbebett betrachtete die Großmutter sie, die damals Zehnjährige, mit einer ungewohnten Intensität sehr liebevoll und wünschte, dass es ihr im Leben gut gehen möge. Sie sagte noch: »Ich würde gerne sehen, wie du heranwachsen und alles besser machen wirst als ich.« (Zitat Frau Z.)

Nach dem Tod der Großmutter fühlte sich die Patientin »völlig verlassen und verzweifelt«. Schuldgefühle quälten sie, weil ihr bewusst wurde, dass sie die Liebe der Großmutter zuvor kaum bemerkt hatte, da sie sich mehr um die Aufmerksamkeit des Großvaters und ihrer Mutter bemüht habe.

Die Großmutter habe ihr das Häkeln beigebracht und mit ihr einen Teddy gebastelt. Diesen schenkte Frau Z. dem Großvater, welcher ihn achtlos vergaß. Beim Begräbnis der Großmutter legte sie diesen Teddy ihr zur »Wiedergutmachung« zu den Blumen auf den Sarg.

Das Betrachten und Betasten der Skulptur kommentierte Frau Z.: »Ich habe immer nach jemandem gesucht, der mir *Rückhalt* gibt. Solche Momente, in denen ich dieses Gefühl erfahre, *brechen immer schnell* ab, denn ich werde verlassen oder enttäuscht.

Nach der Enttäuschung kommen meist starke Schuldgefühle auf, als ob ich zu Recht mit Liebesentzug bestraft worden wäre.

Was meine liebe Oma betrifft, wird mir klar, dass sie sicher auch bereut hat, nur die Hintergrundfigur der Familie geblieben zu sein und nur dieses eine Mal so klar zu mir gesprochen zu haben.

Hinsichtlich meiner wiederholten Probleme mit Partnern sehe ich den Zusammenhang, dass ich mich zu diesen ebenso aufopfernd verhalten habe wie meine Großmutter ihrem Mann gegenüber. So wird man als anklammernd und langweilig empfunden und letztlich ausgetauscht.«

Interpretation des Therapeuten

Aus der Symptomskulptur entwickeln sich Erzählungen signifikanter Beziehungsgeschichten. Die Einwirkungen der beteiligten Bezugspersonen sind symbolisch in der körperlichen Ausdrucksform des seelischen Schmerzes repräsentiert.

Als Möglichkeit therapeutischen Vorgehens bietet sich (entsprechend unserem Modell 4.3) an, die Verdichtung von Geschichten und Symbolen von der Ebene des körperlichen Geschehens in die sprachliche Repräsentationsebene zu »übersetzen«. Auf diese Weise kann die Erwachsene sich selbst als Kind verstehen, um auf dieser Grundlage die erworbenen Verhaltens- und Bewertungsschemata zu überprüfen.

Introjekte

Die *Schmerzfurche im Bauch* verkörperlicht die Ambivalenz der mütterlichen Zuwendung um den Preis körperlichen Schmerzes und die von der Mutter (durch das Schicksal der Großmutter) induzierte Furcht vor einer körperlichen Katastrophe und die gemeinsam mit ihr empfundene Angst.

Das *gestärkte Rückgrat* symbolisiert die Halt vermittelnde Zuwendung der Großmutter.

Die Schmerzzone neben dem Rückgrat lokalisiert den »Stich in den Rücken«, den der plötzliche Verlust einer geliebten Person bedeutet (Opferperspektive).

Zugleich repräsentiert er die, vermeintlich am geliebten Menschen begangene, Schuld als Ursache des Verlustes (Sühne oder Strafe aus der Täterperspektive).

Frau Z. empfand den Betrug des letzten Freundes auch als »Stich in den Rücken«.

Zum narrativen Ansatz

Die vom Anblick und während des haptischen und hermeneutischen Begreifens von Körperskulpturen ausgelösten Erinnerungsberichte und *Geschichten* beinhalten Schlüsselszenen, die dysfunktionale Anpassungsstrategien (Glücksverhinderung durch Bestrafung bzw. Straferwartung aufgrund irrationaler Schuld) begründen.

Als »emotionale Anker von bedeutsamen Interaktionsmustern« bieten sie Ansatzpunkte einer Therapie zur Erarbeitung von ebenso bildhaften und emotional wirksamen Vorstellungssequenzen. Dieser Prozess umfasst sowohl die Ebene der Beziehungsepisoden als auch die Metaebene der generalisierten Beziehungsregeln oder Leitsätze.

Entwicklung der dysfunktionalen Leitideen aus Episoden relevanter Interaktionen

Am Beispiel der Erzählungen von Frau Z. zu ihrer Symptomskulptur wird dieses Vorgehen veranschaulicht:

Die Episoden schildern regelhafte Verknüpfungen von Situationen mit Reaktionsmustern (hier formuliert aus der Perspektive des Kindes):

»Ich suchte bei meiner Mutter vergeblich liebevolle Zuwendung. Wenn ich jedoch körperlich krank war, interessierte sie sich für mich und bemühte sich, mir zu helfen.

Die Mutter hatte Angst, ich könnte so sterben wie ihre Mutter, deshalb achtete sie besonders auf meinen Bauch.

Auf der Suche nach Rückhalt und Geborgenheit beachtete ich meine Großmutter kaum, sondern suchte die Nähe des dominanten Großvaters. Der verhielt sich auf mein Werben um Zuwendung ähnlich abweisend wie meine Mutter.

Die Großmutter brachte mir geduldig das Häkeln bei. Kurz nachdem sie mich zum ersten Mal (und als einziges Mitglied der Familie) direkt ihrer Zuneigung versichert hatte, starb sie.

Sie wünschte mir, dass ich erreiche, was sie in ihrem Leben versäumt hatte. Hätte sie noch länger gelebt, hätte ich bei ihr Halt finden können. Zuvor habe ich sie zu wenig beachtet, weil ich um die Zuneigung von Mutter und Großvater warb. Daher habe ich ihre Zuneigung nicht verdient. Vielleicht hat sie uns auch verlassen, weil sie niemand liebte. Ich hätte der Sonnenschein ihres Lebens sein sollen. Ich bin zu Recht bestraft, weil ich versäumte, sie am Leben zu halten. Ich habe versucht, meine Schuld wiedergutzumachen, aber ergebnislos. Als Pubertierende hatte ich oft die Sehnsucht zu sterben und wollte ihr wieder nahe sein.«

Generalisierungen bzw. dysfunktionale Schemata

Hieraus ergeben sich folgende Generalisierungen bzw. dysfunktionale Schemata der Beziehungsregulation, anamnestisch belegt am Beispiel wiederholter sadomasochistischer Interaktionsmuster in Partnerschaften.

Dysfunktionale Körperkonzeptualisierung

- Mein Bauch ist hässlich. Daher bin ich unattraktiv. Mein Bauch ist der Ort einer kommenden (zur definitiven Trennung von der Mutter, aus dem Leben führenden) Katastrophe.

Dysfunktionale Selbstkonzeptualisierung

- Einsamkeit ist eine Strafe für meine Schuld.
- Ich verdiene nicht, geliebt zu werden.

Dysfunktionale Beziehungsregeln

- Ich werde nur beachtet, wenn ich leide.
- Nähe ist schmerzhaft. Sobald ich mich jemandem öffne und mich gemocht oder geliebt fühle, verliere ich diese Person wieder durch Verrat, Tod oder Trennung.
- Ich werbe bei denen um Liebe, die mich zurückweisen, und weise jene zurück, die mich mögen.

Alternative Konzeptualisierung vor dem gegebenen Ereignishintergrund
Hilfreich sind stattdessen folgende Überzeugungen:

Körperkonzeptualisierung

- Mein Bauch ist besonders sensibel, der Ort meiner Lebendigkeit. Mein Bauchgefühl signalisiert meine Bedürfnisse: Wenn ich mich gut versorge und glücklich fühle, spüre ich das zuerst in meinem Bauch.

Selbstkonzeptualisierung

- Ich bin (grundsätzlich) wert, geliebt zu werden, und fähig, zu lieben, und in der Lage, aus den Angeboten von Nähe die stimmigen auszuwählen und in meinem (Körper-)Gedächtnis zu bewahren.
- In den Situationen, in denen die Nähe anderer nicht präsent ist, kann ich mich der erfahrenen Liebe erinnern (Assimilation), mich selbst mögen und meine Bedürfnisse versorgen.

Beziehungsregeln

- Engagement in Beziehungen unter den gegenseitigen Voraussetzungen von Respekt, Zuverlässigkeit, Sympathie und Nutzen lohnt sich für mich.
- Wenn ich in Beziehungen für meine Interessen und Bedürfnisse sorge, was ich auch meinem Partner zugestehe, bleibt die Beziehung lebendig.
- In der Nähe sind Irrtümer und Verletzungen nicht vermeidbar. Statt die Schuld daran zu definieren, ist es hilfreich, sich mit Problemen auseinanderzusetzen und Konflikte zu lösen.
- Trennungen sind unvermeidbar. Wie sich meine Nähebedürfnisse in jeder Lebensphase verändern, ändern sich auch Bezugspersonen und ihre Weise, mir nahe zu sein.

Reframing

Zur emotionalen sowie körpersymbolischen Verankerung der therapeutischen Leitregeln (auf der Ebene affektmotorischer Schemata) bewährten sich, je nach bevorzugtem Abstraktionsniveau, die Strategien:

a) deduktives Vorgehen
Erarbeitet werden die generalisierten Leitregeln des Zielverhaltens.

Zu jeder einzelnen Regel wird anhand aktueller oder lerngeschichtlicher Beispiele das Zielverhalten auf der therapeutischen Bühne psycho- oder soziodramatisch inszeniert. Die begleitenden körperlichen Empfindungen des Erfolgserlebens sollten explizit durch Achtsamkeitsübungen und mittels Körperskulptur-Techniken somatosenorisch verankert werden.

b) induktives Vorgehen

Die mit der Körperskulptur assoziierten Geschichten werden vor dem jeweiligen lerngeschichtlichen Hintergrund aufgrund der enthaltenen Ressourcen, die betont werden, neu strukturiert. Aus jenen anamnestischen Fakten, die in einen unterstützenden Kontext passen, werden die alternativen hilfreichen Leitsätze abgeleitet.

Der Autor bevorzugt bei der Arbeit mit Symptomskulpturen, also auf der Grundlage von Somatisierung, eher das induktive Vorgehen mit häufiger sensorischer Verankerung (der nachfolgend *kursiv* betonten Akzente).

In der Sitzung mit Frau Z. wurden diese Episoden aufgegriffen und zur hilfreichen Geschichte vom seelischen Erbe der Großmutter zusammengefügt.

»Meine Mutter konnte nicht so innig und zärtlich sein, wie ich das in meiner Kindheit und Jugend dringend von ihr gebraucht hätte. Immerhin spürte ich, dass *ich ihr wichtig* war, wenn ich krank wurde.

Ich *kann von wenigen Augenblicken der Nähe und Innigkeit mein ganzes Leben* lang zehren. In diesem Sinne bewahre ich das Andenken meiner Großmutter in mir. Mit ihren Wünschen vertraute mir die Großmutter auch an, dass sie bereute, zu selten ihre Bedürfnisse eingefordert und Beziehungen aktiv gestaltet zu haben. Aus ihren Erfahrungen zu lernen, hat sie mir als Vermächtnis hinterlassen.

In dieser Hinsicht habe ich den Großvater bewundert, der sich durchsetzte und Verantwortung übernahm. Meine Liebe hat er zurückgewiesen, da er sich nicht auf Kinder einstellen mochte. Deshalb habe ich mein Geschenk an ihn, welches ich der Großmutter verdanke, dieser zurückgegeben. Damit habe ich schon damals als kleines Mädchen gezeigt, dass *ich verstehe, wer es gut mit mir meint, und echte Zuneigung erwidern kann.*«

In einem abschließenden Rollenspiel gestaltete die Patientin die Zwiesprache der Zehnjährigen und der Oma:

Oma: Dass ich sterben muss, hat nichts mit dir zu tun. Jeder Mensch muss einmal sterben. Es kommt darauf an, die Lebenszeit zu nutzen, dazu musst du dir noch mehr nehmen, was du brauchst. Du musst dich mehr so zeigen, wie du bist, statt wie du meinst, dass andere dich möchten. Setze dich mit Konflikten auseinander. Denn mein Beispiel zeigt, dass »Stillhalten um des lieben Friedens willen« weder Würde noch Nähe ermöglicht.

Zehnjährige: Vielen Dank, aber es ist ohne dich zu schwer.

Oma: Vielen Dank für den Teddy, der mir zeigt: Du kannst dich darauf verlassen, dass du spürst, wer es gut mit dir meint. Du hast es nie wieder nötig, um Zuneigung zu betteln, denn die Liebe ist in dir und meine guten Wünsche begleiten dich. Denke an mich und spüre den Rückhalt, wenn du Trost und Ermutigung brauchst.

Diese Arbeit mit fiktiven Dialogen wird durch Impulse zur somatosensorischen Verankerung abgeschlossen.

Beispielsweise wird die Patientin gefragt:

- Sie haben die alternativen Episoden und den Dialog mit der Großmutter auf sich wirken lassen: In welchem Zusammenhang hatten Sie das angenehmste Körperempfinden?
- Wäre es für Sie einprägsamer, diese körperliche Momentaufnahme als Skulptur oder eher zeichnerisch mit dem Farbschema auszudrücken?
- In welchen aktuellen Situationen und gegenüber welchen Bezugspersonen und in Bezug auf welche Vorhaben möchten Sie sich körperlich in dieser Weise einstimmen?

In den nachfolgenden Sitzungen wurde das neue Skript auf Auseinandersetzungen mit bisherigen Partnern angewandt, erprobt und verbessert.

5. Methodische Empfehlungen

5.1 Anleitung zur Durchführung der modularen Körperskulptur-Methode

1. Modul – Einschätzen von Körperdimensionen
1. Ziel

- Einstimmung zur Körperwahrnehmung bei gleichzeitiger Orientierung im umgebenden Raum (Wahrnehmungsaktualisierung) zur Vorbereitung auf das Formen der Skulptur
- Aktivierung der Basalinformationen

Vorgehen
Die *Einstimmung* beginnt mit dem Angebot des Formens einer Körperskulptur und der Erläuterung der Untersuchungsziele.

Wenn der Proband motiviert ist zur Erkundung des verinnerlichten räumlichen Vorstellungsbildes seines Körpers (gespeichert in neuronalen Kartierungen bzw. im »Körpergedächtnis«) und ausprobieren möchte, ob es ihm gelingt, seinen Körper mit geschlossenen Augen zu modellieren, wird er zunächst zu einer *Körperwahrnehmungsübung* eingeladen.

Diese leitet über von einer rationalen Einstellung der Aktionsbereitschaft zur Achtsamkeit für den eigenen Körper mit sicherem Bodenkontakt und elastischem Bezug zum Boden. Letzterer sollte bei Bedarf durch Lösen der Skelettmuskulatur und durch sanfte Bewegungen der großen Gelenke, aufsteigend von den Füßen bis zur Halswirbelsäule, hergestellt werden. Angestrebt wird die Wahrnehmung der Körpersinne (interiozeptiv) bei *gleichzeitiger* (visueller) Orientiertheit im umgebenden Raum. Dies aktiviert die Basalinformation (4.1.2) und entspricht methodisch der Übung »Gründen« (s. 5.4).

Auf diese Weise wird eine neutrale, vergleichbare Ausgangsposition vor der Gestaltung der Skulptur initiiert. Zudem wird das Bezugssystem des »Hier und Jetzt« aktiviert, wodurch eine Fokussierung auf rationale Gestaltungsideen oder Vorgaben bestimmter regressiver Erlebnisse durch die Instruktion vermieden werden.

2. Ziel
Überprüfung auf mögliche Verzerrungen der Körperwahrnehmung bzw. kritische Diskrepanzen zwischen physischen und subjektiv empfundenen Körperdimensionen.

Vorgehen
Hierzu wird der Proband aufgefordert, *aus* einem Abstand, der mindestens dem Doppelten seiner Körpergröße besteht, die physischen Dimensionen seines Körpers ohne nachzudenken und so genau wie möglich abzuschätzen. Dabei hat sich bewährt, dass der Versuchsdurchführende die jeweiligen Dimensionen veranschaulicht, indem er von einem vereinbarten Bezugspunkt seine Hand langsam seitlich bzw. abwärts bewegt, bis der Proband »stopp« sagt, wenn seiner Ansicht nach die so eingestellte Dimension gerade zum jeweiligen Körpermaß passt. Die Schätzungen von Körperlänge, Schulter- und Beckenbreite, Tiefe (jeweils als Abstand von der Rücken- zur Bauchlinie) in Brust- und Beckenhöhe werden protokolliert. Abschließend tritt der Patient vor die Wand und vergleicht die Markierungen seiner Schätzungen mit seinen realen Körpermaßen.

Systematische Schätzfehler (ab 15 cm), als Streckung oder Stauchung der Dimensionen, finden sich zumeist in der Körperskulptur wieder. Wichtig ist die gleichsam spielerische Durchführung mit den Patienten. Der Schätzversuch wird motiviert als Achtsamkeitsübung, als Einstimmung zur Konzentration auf das Körperraumbild zur Vorbereitung des anschließenden Plastizierens. »Schätzfehler« werden daher nicht thematisiert. Andernfalls könnten Fehlleistungen demotivieren oder Leistungsdruck erzeugen.

2. Modul – Durchführung des Körperskulptur-Versuches
Ziel
Schaffung einer Körperskulptur als Projektionsobjekt der räumlichen Körperbildvorstellungen

Vorgehen
Nach der Schätzübung wird der Proband gebeten, wieder seinen Sitz einzunehmen. Er bekommt nun eine Folie zum Schutz der Kleidung und lufttrocknende Modelliermasse oder Ton (etwa 100 g bzw. eine Menge, die er mit seinen Händen bequem umschließen kann) ausgehändigt.

Instruktion
»Formen Sie aus diesem Material ein räumliches Abbild Ihres Körpers, so genau Ihnen dies mit geschlossenen Augen möglich ist. Achten Sie darauf, dass Sie die Augen während des gesamten Versuches geschlossen halten.

Formen Sie bitte *Ihren realen Körper* so, wie Sie ihn gerade eben gespürt haben (nicht etwa symbolische Gegenstände), also Ihren Leib in seinen Proportionen, mit Armen und Beinen. Vielleicht können Sie dann auch noch Einzelheiten, wie Nase, Hände und Füße, modellieren.

Wir wollen herausfinden, wie genau es Ihnen gelingt, Ihre innere Vorstellung von der Gestalt Ihres Körpers wiederzugeben. Strengen Sie sich dabei aber nicht besonders an, denn es geht hier nicht um eine handwerkliche Leistung, sondern um eine Anregung, sich Ihren Körper räumlich vorzustellen.

Arbeiten Sie Ihre Skulptur aus diesem Stück der Formmasse heraus. Verwenden Sie bitte zum Formen nur Ihre Hände (keine Montagetechniken, etwa von zuvor geformten Rollen für Arme und Beine – wie S. 256 – kein Messen mit Fingerspannen und keinen Kontakt zu Oberflächen von Gegenständen).

Hinweise: Ich verlasse mich darauf, dass Sie die Augen geschlossen halten, bis Sie ganz fertig sind. Falls Ihnen das schwerfallen sollte, können Sie auch eine Augenbinde benutzen.

Damit Sie sich während des Formens nicht von mir beobachtet fühlen, werde ich den Raum verlassen und nach etwa 15 Minuten wiederkommen, wenn Sie nicht vorher Bescheid geben.«

3. Modul – Das Interview zur Körperskulptur

Ziel
Anregung zur Exploration des Körper-Selbst, d. h. Erfassung von bewussten Besonderheiten des Körperbildes (Besprechung des Ausdrucksgehaltes der Skulptur) und der Einstellung zu körperlichen Funktionen

Vorgehen

Empfohlen wird die Anwendung in möglichst freier Form

Der Interviewer lässt den Probanden, nachdem dieser seine Augen geöffnet hat, Zeit, seine Figur genau anzusehen, und ermutigt ihn, diese während der Betrachtung ausgiebig zu *erspüren*. Er sollte eine Situation schaffen, die spontane Mitteilungen des Patienten anregt. Sollten dabei die Schwierigkeiten auftreten, Mitteilungen zu verstehen, ist es hilfreich, Beispiele zu erfragen.

Das halbstrukturierte Interview ergänzt anschließend jene Aspekte, die bisher nicht spontan erwähnt wurden.

Zur Vervollständigung ist oft ergiebig, spontane Äußerungen über das Empfinden des Materials und den Formprozess nochmals aufzugreifen. Oft widerspiegeln Einstellungen zum Prozedere des Skulpturtests grundlegende Einstellungen zum Körper-Selbst.

Fragenkatalog zum Interview

Was erwarteten Sie vor Beginn der Übung?

Bemerkten Sie vielleicht überraschende Unterschiede nach dem Öffnen der Augen zwischen dem bisherigen Vorstellungsbild und der realen Skulptur?

Welche Gefühle dominierten?

Welche Körperregionen gelangen leicht und welche waren eher schwierig zu formen?

Wie empfanden Sie

a) das *Material*?
b) Ihre *formenden Bewegungen*? (Beobachteten Sie bei bestimmten Körperzonen Auffälligkeiten, z. B. Stereotypien, besonders heftigen oder zögerlichen Krafteinsatz)
c) Kamen Ihnen beim Formen bestimmter Regionen unerwartete bzw. bemerkenswerte körperliche *Empfindungen – Gedanken – Fantasien*?
d) zum *Regressionserleben*:
   Hatten Sie während des Formens zu einem Zeitpunkt die Vorstellung, dass Sie Ihr Körpererleben in die Vergangenheit zurückführte, oder blieb es beständig im Hier und Jetzt?
e) zum *Selbstbezug*:
   Welcher *Titel* wäre passend?

Wenn Sie die Skulptur in einer Ausstellung vorfänden, was wäre Ihr *spontaner Kommentar?*
Welche Ihrer *Charakteristika* bzw. persönlichen Besonderheiten spiegelt die Figur wider?

f) zur Analyse von *Gestaltbeschaffenheit und auffallenden Formmerkmalen*
Sofern dies noch nicht spontan erfolgte, greifen Sie Besonderheiten bezüglich der Formkriterien nach *Wadepuhl* auf und laden Sie zu Kommentaren ein, bezüglich

- Vollständigkeit
- Symmetrie
- Verbundenheit der Körperteile, »Sollbruchstellen«
- vernachlässigte und überbetonte Körperteile.

Weitere Fragen, verbunden mit der Empfehlung, auffällige Regionen nochmals zu betasten und dabei auf Körperreaktionen zu achten, regen zur Mitteilung der Erinnerungen, Fantasien, Kommentare und Körperempfindungen während des Formprozesses an.

Geraten Skulpturen auffällig undifferenziert und flach (was häufiger bei lerngeschichtlich früh erworbenen Störungen vorkommt), weist das auf regressive Prozesse hin. Hier lohnt eine direkte Nachfrage, da sich einige Patienten auf ein bestimmtes Regressionsalter beziehen.

Abschließend werden, sofern das spontan nicht schon geschehen ist, Bezüge zu eigenen Charakteristika (Anmutung, Haltung, Gesten) beziehungsweise zu Identität und Lebenseinstellung in »wichtigen Situationen« (möglichst unscharf, um zur Projektion anzuregen und Vorgaben zu vermeiden, oder an Beispielen, die der Patient hierzu assoziiert) exploriert.

4. Modul – Topische Analyse besonderer Oberflächenmerkmale
Ziel
Ergründen von Besonderheiten des Körperschemas, Erhebung der Anamnese körperlicher Entwicklungsbesonderheiten, Krankheiten und Traumata

Vorgehen
Ergiebiger als die Interviewfragen sind in vielen Fällen die Kommentare während der geleiteten systematischen Untersuchung seiner Skulp-

tur durch den Probanden selbst. Dabei hat sich bewährt, möglichst lange die sensorische Aufmerksamkeitszuwendung zu halten und aufbauend interpretatorisch, nach einem Trichterprinzip, vom Gesamteindruck (Haltung, Anmutung) zu Details der Körperbilder vorzugehen:

1. Kartieren der Umrisse der Skulptur:
   »Legen Sie Ihre Skulptur jeweils auf ein Zeichenblatt, umzeichnen Sie die Umrisslinien der Grundrisse (in Bauch-, Rücken- und Seitenansicht).«
2. Kartieren besonderer Merkmale:
   »Zeichnen Sie nun die auffälligen Linien, Vertiefungen, Erhebungen oder Sollbruchstellen skizzenhaft in die jeweilige Ansicht ein.«

Sollten Probanden sich damit überfordert sehen, übernimmt der Therapeut diese Aufgabe nach dessen Angaben.

Alle Topi werden positionsgerecht abgefragt. Eingezeichnet und später ausgewertet werden nur solche »sprechende« Topi, denen die Patienten eine Bedeutung bezüglich ihrer körperlichen Anamnese beimessen.

5. Modul – »Polare Farbdarstellung des Körperempfindens«

Ziel

Anregung zur vertieften Exploration des Körperbildes, zur Erfassung der Lokalisierung von Schmerz- und Problemzonen sowie von körperlichen Ansatzpunkten der Vermittlung effektiver Entspannung und Selbstakzeptanz

Instruktion

»Vor Ihnen liegen die Zeichnungen der Umrisslinien Ihrer Körperskulptur sowie Signaturstifte in zwei verschiedenen Farben.

1. Zeichnen Sie bitte die Körperregionen, in denen Sie im Allgemeinen am ehesten Entspannung oder angenehme Körperempfindungen verspüren, positionsgerecht mit der hellen Farbe in die ›Skulpturkarten‹ (d. h. die Umrisszeichnung in Bauch-, Rücken-, ggf. Seitenansicht) ein.

2. Zeichnen Sie bitte die Körperregionen, in denen Sie im Allgemeinen am ehesten Verspannungen, Schmerz oder sonstige unangenehme Körperempfindungen verspüren, positionsgerecht mit der dunklen Farbe in die ›Skulpturkarten‹ ein.

Zusammenfassung: Bitte schraffieren Sie die Wohlfühlzonen Ihres Körpers mit heller Farbe in die Umrisszeichnungen, sodass die Lage der betreffenden Region innerhalb Ihres Körpers ersichtlich ist.

Übertragen Sie bitte mit der dunklen Farbe die Schmerz- und Problemzonen auf die Umrisszeichnungen, sodass die Lage der betreffenden Region des Körpers auf dem Arbeitsblatt beschrieben wird.

Sind bestimmte Körperzonen in manchen Situationen sowohl angenehm und entspannt als auch zu anderen Zeitpunkten besonders angespannt, schmerzhaft oder problematisch, dann schraffieren Sie bitte diese Region entsprechend streifenweise gemischt, abwechselnd mit beiden Farben.

Möchten Sie spezielle Symptome, wie pulsierende Empfindungen, Kribbeln, Ameisenlaufen, teilweise Taubheitsempfindungen auf der Hautoberfläche, eintragen, benutzen Sie bitte statt der Striche punktförmige Farbtupfer.«

5.2 Übung mit heilsamen Körperfarben

(Variante in liegender Körperposition, aufbauend auf Modul 5)

Einstimmung

Machen Sie es sich auf dieser Liege möglichst bequem. Bereiten Sie sich auf eine Entspannungsreise vor, die Sie in die Tiefen Ihres Körpers führt.

Vor der Abreise schauen Sie sich bitte noch das Farbschema zu Ihrer Körperskulptur an (dieses präsentieren).

Es kann sein, dass Sie in diesem Moment die Farben anders einzeichnen würden.

Genau darauf kommt es bei dieser Übung an, dass Sie einfach hier und jetzt Ihrer Intuition folgen und dafür sorgen, dass es Ihrem Körper gut geht.

(Anker)

Erinnern Sie sich, wie Sie Ihre Körperskulpturen formten und dabei mit geschlossenen Augen Ihren Körper erspürten. Anschließend betrachteten Sie die Figur.

Auch während dieser Übung können Sie mit diesem Wechsel zwischen dem Spüren Ihres Körperinneren und der Beobachterperspektive experimentieren. Finden Sie dabei heraus, wie Sie sich wohler fühlen. Ebenso geben Sie bitte auch den Bewegungsimpulsen Ihrer Muskeln nach, um eine entspannte Position zu finden. Sollte dabei etwas stören, sagen Sie bitte sofort Bescheid.

Meine Worte können Sie betrachten wie das Autoradio beim Fahren: Wenn etwas Aufmerksamkeit dafür übrig ist, hört man zu, sonst bestimmt das Geschehen auf der Straße die Aufmerksamkeit, so, wie jetzt vorrangig das Geschehen in Ihrem Körper Ihre Aufmerksamkeit führen wird.

(mit Einverständnis beginnt die Übung)

Körpergrenzen

Umkreisen Sie mit Ihrer Aufmerksamkeit Ihre Körperumrisslinie, so wie Sie Ihre Körperskulptur mit einem Stift umzeichneten. Wenn Sie die Linie in Ihrer Vorstellung um den ganzen Körper geschlossen haben, geben Sie bitte Bescheid.

Lassen Sie jetzt die Umrisslinie über die Rücken- und Vorderseite Ihres Körpers fließen, sodass sie Ihren ganzen Körper wie eine zweite Haut oder wie ein schützender Kokon umhüllt.

Geben Sie bitte Bescheid, wenn Sie Ihre Körpergrenzen vollständig um den Raum, den Ihr Körper einnimmt, spüren. Gehen Sie davon aus, dass Ihr Bewusstsein der Körpergrenzen äußere Störungen davon abhält, Ihr Inneres zu erreichen. Zum Beispiel würden Sie das Klingeln eines Telefons registrieren *und* dabei entspannt bleiben. Unangenehme äußere Einflüsse können an der Körpergrenzlinie abfließen, wie Tropfen von der Haut beim Duschen abperlen. So kann alles, was Ihr Körper braucht und mag, ungehindert in seine Tiefen strömen, so, wie die frische Atemluft einströmt. Alles, was Ihr Körper nicht braucht, kann er an die Umgebung abgeben, so wie die verbrauchte Luft ausströmt und die Muskeln überflüssige Anspannung an die Umgebung abgeben.

Vertiefte ganzheitliche Körperwahrnehmung

Spüren Sie die Zehenspitzen Ihrer Füße (weiter jeweils nach Ausführung bzw. nonverbaler Bestätigung) … Streichen Sie mit Ihrer Aufmerksamkeit über die Fußsohlen bis zu den Fußballen … von den Zehenspitzen über den Fußrücken … bis zu den Fußgelenken … Erspüren Sie die Form Ihrer Waden bis zum Kniegelenk … Spüren Sie die Knie mit allen

Einzelheiten des Kniegelenkes … Erspüren Sie die Form Ihrer Oberschenkel bis zu den Hüftgelenken … Betrachten Sie die Formen der Hüftgelenke … und des Beckens … Wandern Sie mit Ihrer Aufmerksamkeit die Wirbelsäule entlang … Gehen Sie Wirbel um Wirbelkörper nach oben, betrachten Sie die Rippenbögen … Gehen Sie weiter bis zu den Schulterblättern … Spüren Sie die Schulter und die Oberarme bis zum Ellbogengelenk … Nehmen Sie Ihre Unterarme bewusst in das räumliche Körperbild auf … Steigen Sie jetzt mit der Aufmerksamkeit zu den Schultern bis zur Halswirbelsäule hinauf. Betrachten Sie Ihre Kopfform, spüren Sie den Hinterkopf auf den Kissen und nehmen Sie Kontakt zu Ihrem Gesicht auf … Lassen Sie die Aufmerksamkeit weiter fließen über die Brust zur Bauchmitte … Unterbauch … über das Becken … die Beine zurück zu den Füßen … bis zu den Zehen, sodass Sie, geborgen in Ihren Körpergrenzen, Ihre gesamte Körperform als eine Einheit betrachten.

Atemraum

Wenn Sie auf diese Weise Ihren Körper betrachten, ziehen zumeist die Atembewegungen die Aufmerksamkeit auf sich. Wenn sich das jetzt bestätigt, dann beobachten Sie, ohne sich anzustrengen, eine Weile das AUF und AB Ihrer Atembewegungen. Spüren Sie einfach, *wie* Ihr Atem fließt und *wie* sich unter der Beobachtung der Atemrhythmus verändert. Stellen Sie sich vielleicht ein in Atemrichtung schwingendes Pendel vor, das vor den Umkehrpunkten langsamer wird. Beobachten Sie, wie der Rhythmus Ihrer Atmung durch die Bewegung der Muskeln entsteht, die den Atemraum umgeben.

Spüren Sie alle Muskeln, die dazugehören. Vielleicht begleiten Sie mit Ihrer Aufmerksamkeit einmal den nächsten *Ein*-Atemzug und registrieren, wie sogar die Nasenflügel mitschwingen, wie sich die Muskulatur hebt und den Brustraum weitet und die Schultermuskulatur sich dabei bewegt.

Beobachten Sie die Ausatmung und spüren Sie, wie sich die Bauchdecke senkt und das Zwerchfell die Lunge anhebt. Vielleicht spüren Sie dabei auch die Bewegungen Ihrer Flanken?

Während Sie den rhythmischen Bewegungen Ihres Atems nachspüren, können Sie auch Atembewegungen geistig begleiten und weiterführen, über den Atemraum hinaus zu bestimmten Körperstellen hin.

Lassen Sie beim Einatmen den Atemstrom einmal hinter den Augen entlangfließen und beobachten Sie, was geschieht. Vielleicht spüren Sie nach einigen Wiederholungen, wie sich Ihre Augäpfel (oder die Glaskörper Ihrer Augen), reibungsfrei gelagert in Flüssigkeit, von Atemzug zu Atemzug etwas mehr entspannen … wie sich dabei auch die Stirn und die Gesichtsmuskulatur lösen.

Beim Einatmen lenkt sich die Aufmerksamkeit leichter in die oberen Bereiche des Körpers.

Beim Ausatmen fließt die Aufmerksamkeit leichter in die unteren Regionen.

Vielleicht möchten Sie jetzt einmal zu Ihren Füßen hin atmen und spüren, mit welchen Empfindungen die Füße antworten.

Körper-Farb-Töne

(Anker) Wenn Sie jetzt beobachten, wie Sie entspannt im Rhythmus Ihrer Atmung mit allen Bereichen des Körpers in Kontakt kommen, spüren Sie, wie sich einige Körperregionen schon sehr angenehm entspannt haben und wie diese sich jetzt erholen und Kraft sammeln.

Vielleicht erinnern Sie sich an Farben, die Sie zu Ihrer Körperskulptur auf das Blatt zeichneten. Knüpfen Sie jetzt daran an, indem Sie sich alle *angenehmen* Zonen Ihres Körpers räumlich in Ihrer *Lieblingsfarbe* vorstellen. Wie Sie beim Zeichnen mit der hellen Farbe an der angenehmsten Stelle begonnen haben, so beginnen Sie auch jetzt an einer besonders entspannten Stelle. Lassen Sie bei jedem Atemzug etwas von der Wohlfühlfarbe dahin fließen. Wählen Sie eine Farbe aus, deren Farbton zu diesem angenehmen Körpergefühl jetzt passt. Lassen Sie sich die Zeit, von Atemzug zu Atemzug nach und nach alle entspannten Körperzonen bis in die Tiefen Ihrer Gewebe mit der Wohlfühlfarbe zu füllen, und signalisieren Sie, wenn Sie sich die angenehmen Zonen ohne Mühe farblich getönt vorstellen können.

(nach Bestätigung)

Während Sie mental Ihre Wohlfühlzonen als farbliche Räume im Körper anschauen, wenden Sie sich jetzt bitte auch den Körperzonen zu, die jetzt noch bedürftig sind. Füllen Sie auch diese im Rhythmus der Atmung mit einer zweiten Farbe aus. Wählen Sie eine zur ersten passende Farbe, die Ihnen wohltut und die Sie mit einem heilsamen Wirken (oder einer Selbstheilungskraft) verbinden können. Senden Sie wieder mit jedem Atemzug die heilsame Farbe zu den jeweils jetzt gerade bedürftigen Stellen Ihres Körpers, bis alle Gewebe genügend von der Farbe aufgenommen haben.

Signalisieren Sie, wenn Sie sich aus der Beobachterperspektive Ihren ganzen Körper und darin die, mit beiden Farben gefüllten, Räume vorstellen können.

(nach Bestätigung)

Vielleicht erinnern Sie sich, wie Sie als Kind mit Wasser- oder Aquarellfarben experimentierten. Sie wissen, wie sich unterschiedliche Farbtöne mischen und ein neuer Farbton entsteht.

Vielleicht haben Sie auch früher Tinte in ein Wasserglas getropft und beobachtet, wie sich eine Farbwolke durch die Eigenbewegung der Flüssigkeit langsam in unterschiedlichen Konzentrationen in dem Glas ausbreitet.

Versuchen Sie jetzt, mit Ihrer Atmung die Farbe aus den Wohlfühlzonen in Richtung der jeweils benachbarten bedürftigen Zonen fließen zu lassen, um diese ganz sanft zu umspülen. Lassen Sie sich Zeit für den Vorgang, der nun im Rhythmus der Atmung von selbst fließt, auch wenn er in den verschiedenen Bereichen des Körpers mit recht unterschiedlichen Geschwindigkeiten abläuft.

Vielleicht begegnen sich schon an manchen Stellen die beiden Farbtöne. Lassen Sie sich überraschen, welche Farbmischungen dabei entstehen, und spüren Sie die Reaktionen der jeweiligen Körperstellen bis in die Tiefe der Gewebe.

Während Sie so die heilsamen Wirkungen der Farbtöne körperlich spüren, kann es sein, dass bestimmte Körperstellen eher wärmere Farbtöne bevorzugen, während andere Regionen, zum Beispiel die Augen oder die Stirn, eher kühlere Farbtönungen bevorzugen.

Wenn Sie so mit allen Sinnen die Farbempfindungen und *Farbtemperaturen* spüren und Färbungen sehen, können aus den Farbtönen manchmal auch Klang-Farben entstehen.

Wie der Refrain eines Liedes aus dem Inneren ins Bewusstsein aufsteigt und die stimmigen, wohlklingenden Passagen wiederholt, können sich jetzt die Farbmischungen an genau den Körperstellen mit den angenehmsten Wirkungen wiederholen.

Lassen Sie Ihrem Körper die Zeit, genau an den passenden Stellen die heilsamen Farbwirkungen zu wiederholen mit derselben Leichtigkeit, wie der Refrain eines Liedes gerade die angenehmen und vertrauten Passagen wiederholt und so unsere Stimmung bewegt. Vertrauen Sie Ihren Selbstheilungskräften, dass sich an den bedürftigen Stellen heilsame Farbtemperaturen einstellen. Beobachten Sie, wie das Fließen der Farben im Rhythmus Ihrer Atmung Ihre Stimmung bewegt.

Vorbereitung auf das Ende der Übung
Genießen Sie das Nebeneinander von besonders zarten und intensiveren Empfindungen. Ihr Körper kann sich noch in den letzten Minuten dieser Übung nehmen, was besonders heilsam und kräftigend wirkt, und dies genau an den passenden Stellen in seinem Rhythmus wiederholen. Während sich Ihre bewusste Aufmerksamkeit allmählich auf das baldige Ende der Übung einstellt, können Sie noch einmal die Stationen dieser Entspannungsreise durch Ihren Körper geistig überschauen, sodass sich alles Wesentliche dabei leicht einprägen kann. So wird die Übung von Wiederholung zu Wiederholung einfacher und intensiver ablaufen können.

Sie nahmen sich *Zeit* und *Aufmerksamkeit* für die Bedürfnisse Ihres Körpers.

Über das mentale Zeichnen der Umrisslinie schirmten Sie sich mit *Körpergrenzen* nach außen ab und kamen von den Füßen bis zum Scheitel mit Ihrem *ganzen Körper* in Kontakt.

Dann spürten Sie den *Atemraum.*

Sie wiederholten die *Farbübung* zur Körperskulptur, indem Sie sich Wohlfühlzonen und bedürftige Zonen farblich vorstellten. Im Rhythmus der Bewegungen von Atem und Farbtönen fanden und wiederholten die Selbstheilungskräfte heilsame Wirkungen und übernahmen sie in das Körpergedächtnis.

Abschluss und (Re-)Orientierung
Mit dem Ende dieser Entspannungsübung kehren Sie in den nächsten zwei Minuten mit Ihrer Aufmerksamkeit aus den Tiefen der Wahrnehmung Ihres Körpers zurück in den umgebenden Raum. Sie liegen hier in diesem Behandlungsraum auf dieser Liege (…), spüren Ihre Körpergrenzen überall deutlich. Sie bereiten sich darauf vor, die Orientierung vom Körper wieder auf die Umgebung umzuschalten, wobei Sie die Ver-

bindung zu den Bedürfnissen Ihres Körpers und alle kräftigenden und heilsamen Wirkungen der Entspannungsreise mitnehmen wie auch Ihre gelassene, heitere Stimmung.

Sie sind eins mit Ihrem Körper und kommen gleich behutsam mit den Füßen zum Boden zurück. Ihre Körpergrenzen sind klar und deutlich (ggf.: und bewahren ihre Schutzfunktion).

Vielleicht tun Sie das so wie eine Katze, die nach dem Dösen sich erst dehnt und rekelt und dann in die Welt blinzelt, um sanft auf die Füße zu kommen.

Nachbesprechung

(Anker) Auf einem Arbeitsblatt mit den Umrissen der Körperskulptur (oder einer vorgegebenen weiblichen bzw. männlichen Silhouette) werden die gerade erlebten Farbwirkungen schraffiert und ggf. die wahrgenommenen Fließrichtungen mit Pfeilen eingezeichnet.

Methodische Anmerkungen

Der Zeitbedarf für die vollständige Übung beträgt etwa 50 Minuten, wobei es sich bewährte, die Phase der Körper-Farbtönungen durch Zeitdehnungseffekte zu betonen. Variationen sollten der bevorzugten Sinnesmodalität und Besonderheiten der Symptomatik entsprechen. Daher soll diese Darstellung nicht als starres Schema missverstanden werden. Die Rückmeldungen der Patienten geben oft wichtige diagnostische Informationen und ermöglichen selbst bei diesen Routineanwendungen individuelles und kreatives Arbeiten.

Patienten wünschen gelegentlich eine Tonaufzeichnung der Entspannungsübung, davon überzeugt, dass eine vertraute Stimme einen ruhigen Hintergrundreiz bietet und die Entspannung strukturierend unterstützt. In den meisten Fällen geht dabei aber die spezifische Wirkung der Körperfarben verloren, die in einem aktiven Dialog mit dem Körper besteht. Dieser sollte immer wieder auf neue innere Situationen flexibel eingehen. Um dieses Ziel zu unterstützen, hat es sich bewährt, die Schrittfolge der Anleitung nochmals durchzugehen und individuelle Varianten aus dem Körpergedächtnis des Patienten als Änderung Anker einzufügen. Auf diese Weise vermeiden wir Schematismus und aktivieren kreative Potenziale.

Bei Patienten, die den Vorgaben stark verhaftet sind, ist auch die

Textfassung der Übung als Rohmaterial zur Erarbeitung in bestimmten Situationen besser passender, individueller Varianten hilfreich, sofern darauf in den folgenden Sitzungen auch tatsächlich Bezug genommen wird.

5.3 Das sensumotorische Koordinationstraining

Bei Patienten mit Störungen von Körperfunktionen, verinnerlichten Vorstellungen von Bedrohungen (z. B. Panikerwartungen) oder solchen, die Funktionen oder Teile ihres Körpers nicht in ein akzeptierendes Selbstkonzept einbeziehen können, sind regelhaft Störungen der Basisinformation über die Lage des Körpers im Raum zu beobachten (4.1.2).

Dabei werden die propriozeptiven und visuellen Signale, welche zur zuverlässigen Orientierung über die Position des Körpers im Raum erforderlich sind, aktuell von dysfunktionalen interozeptiven Erregungen überlagert. Hierbei besteht ein »Teufelskreis« katastrophierender Erwartungen. In der Folge gehen Bodenkontakt und Wahrnehmung der Umgebung verloren. Das vorherrschende Empfinden von Asymmetrie löst eine Verschiebung des Körperschwerpunktes mit kompensatorischen Muskelverspannungen aus. Hinzu kommen oft Hyperventilationstendenzen, die zur Irritation des vestibulären Systems und zu Schwankschwindel führen.

Daher liegt es nahe, *flankierend zur Psychotherapie* geeignete *Körperwahrnehmungsübungen* zur Bahnung einer stabilen Lageorientierung, Förderung der Dämpfungsfunktionen der Skelettmuskulatur und damit einer Zentrierung der Körperlängsachse mit Bodenkontakt sowie zur Muskelentspannung des Atemraumes anzubieten.

In schwierigen Fällen (z. B. bei ausgeprägten Gangstörungen und Fehlhaltungen) ist die Mitbehandlung durch Physiotherapeuten angezeigt. Diese sollten im propiozeptiven Training erfahren sein und dieses um die *Gleichzeitigkeit der Orientierung im umgebenden Raum* zum individuellen sensumotorischen Trainingsprogramm erweitern.

Anschließend folgt ein Minimalprogramm zum Einstieg, welches nach einmaliger Unterweisung von den Patienten täglich angewendet werden kann. Zur Unterstützung des Lerneffektes ist es hilfreich, vor und nach der Übungsfolge die Unterschiede der situativen Darstellungen der »Körperfarben« (Modul 5) zu vergleichen.

1. Gründen (n. *Lowen,* 1982)
Ziel dieser Variante:

- Fördern der Basisinformationen
- Wahrnehmung von Standsicherheit, Elastizität der Skelettmuskulatur bei gleichzeitiger Wahrnehmung des umgebenden Raumes

Instruktion
Suchen Sie sich bitte einen Standort im Raum. Achten Sie auf eine feste, sichere Position Ihrer Füße. Versuchen Sie, möglichst während der gesamten Übung, Ihren Körper genau zu spüren *und dabei* die vollständige Übersicht über die Umgebung zu bewahren.

Spüren Sie zunächst den Kontakt Ihrer Füße zum Boden. (ggf. Schuhe mit hohen Absätzen ausziehen). Falls Sie die Fußflächen nicht genau wahrnehmen, bewegen Sie Ballen und Zehen, imitieren Sie nacheinander in Zeitlupe die Abrollbewegung der Füße beim Gehen. (Bei Bedarf auf das Aufsetzen mit dem Fußballen als ersten Bodenkontakt hinweisen.) Umkreisen Sie die Umrisse Ihrer Füße mit einer vorgestellten Kreidelinie. Achten Sie auf Ihre Standfestigkeit, auf die *feste* Verbindung Ihres Körpers zum Boden. Spüren Sie die Höhe, Breite und Tiefe Ihres Körpers und lassen Sie sein Gewicht zum Boden fließen.

2. Orientierung im Raum
Richten Sie Ihren Körper an einer senkrechten Linie (z. B. Türstock) aus, indem Sie Ihre Wirbelsäule entsprechend dieser Linie aufrichten und so Ihre volle Körpergröße erspüren.

Überblicken Sie den Raum vor Ihnen. Wenn Sie geradeaus schauen, was nehmen Sie an den Grenzen Ihres Sehfeldes rechts und links noch wahr?

3. Dämpfungsfunktion, Elastizität, Balance des Körperschwerpunktes
Stellen Sie sich den Körperschwerpunkt in der Mitte Ihres Beckens vor. Betonen Sie nun, indem Sie diesen mit sanft federnden Knien bewegen, die *Elastizität* und Beweglichkeit Ihres, sicher am Boden verankerten Körpers.

Achten Sie jetzt auf die Bewegungen Ihres *»unteren Kreuzes«* und spielen Sie mit der Beweglichkeit Ihrer Hüfte, nach links und rechts schwenkend, nach vorn und hinten kippend, dann kreisend. Vielleicht erinnert Sie das an einen Bauchtanz. Schöpfen Sie Ihre Beweglichkeit aus, ohne die Schmerzgrenze zu erreichen. Finden Sie einen angenehmen Rhythmus, in dem Sie über das Federn der Knie die Elastizität von der Hüfte zum Boden spüren und wieder aufsteigend über die Wirbelsäule, Wirbel für Wirbel bis zum *»oberen Kreuz«* nachspüren.

Richten Sie Ihren Körper an einer senkrechten Linie aus, indem Sie Ihre Wirbelsäule parallel aufrichten und Ihre volle Körpergröße erspüren.

Überblicken Sie den Raum vor Ihnen. Wenn Sie geradeaus schauen, was nehmen Sie an den Grenzen ihres Sehfeldes rechts und links noch wahr?

Lockern Sie nun auch das »obere Kreuz«. Spielen Sie mit der Beweglichkeit Ihrer Schultern. Wie weit können Sie die Schultern links und rechts nach oben anziehen und wieder sanft fallen lassen?

Halten Sie dabei die Augen offen und nehmen Sie wahr, welche Gegenstände Sie an den Rändern und in der Mitte Ihres Sehfeldes erkennen können.

Wie weit können Sie die Schultern durch Anspannen der Brustmuskulatur nach vorn bewegen und wie weit durch Zusammenziehen der Schulterblätter nach hinten? Stellen Sie sich vor, eine Last abzuwerfen. Lassen Sie Ihre Arme hängen und vom Rotieren der Schultergelenke sanft kreisend bewegen, nach vorn, nach hinten. Werfen Sie nochmals eine vorgestellte Last nach hinten ab. Genießen Sie die Erleichterung und Lockerung der Muskulatur mit den sanft schwingenden Bewegungen über die bewegliche Hüfte zu den federnden Knien bis zu den sicheren Standflächen. Spüren Sie wieder von den Füßen über die großen Gelenke nach oben bis zum Nacken. Spielen Sie nach allen Seiten mit der Beweglichkeit Ihres Kopfes und nehmen Sie abwechselnd die Augen in die gewählte Richtung oder halten Sie den Punkt vor Ihnen in Augenhöhe im Blick.

4. Atem-Ton-Übung

Lassen Sie Ihre Skelettmuskulatur mit locker herunterhängenden Armen weiter in einem angenehmen Rhythmus federn und spüren Sie den inneren Schwingungen Ihrer Muskeln zum Boden nach. Beobachten Sie Ihre Atmung. Wenn Sie die Einatemphase ganz beendet haben, lassen Sie Ihre Ausatmung tönend ausströmen, bis alle Luft aus dem unteren Atemraum entleert ist. Der Ton sollte Ihnen angenehm sein und ohne Anstrengung die Ausatmung begleiten. Sie können einen Finger auf Ihren Kehlkopf legen, um die Vibration der entspannten Stimmbänder zu spüren. Wenn Sie dann mit dem Ende des Ausatmens eine Anspannung verspüren, variieren Sie noch ein wenig die Stimmlage und lassen dann ganz entspannt die Einatmung wieder einströmen. Wiederholen Sie die Tonübung niemals sofort, sondern erst, nach einigen spontanen Atemzügen, wenn sich wieder ein gleichmäßiger Rhythmus eingestellt hat. Behalten Sie während der Konzentration auf das tönende Atmen den Überblick über den Raum.

(Sanft korrigiert und neu begonnen wird, wenn die Knie erstarren sollten, bzw. die Muskulaturschwingungen stoppen, wenn die Ausatmung forciert wird, oder die Stimmbänder anspannen und wenn der Sichtkontakt abgebrochen wird.)

Diese Übung kann anlog auch im Sitzen und Liegen erfolgen. Geübtere können den Atemton sich auch vorstellen, statt ihn zu singen.

Wurde zu dieser Übung angeleitet, ist es selbstverständlich, in der folgenden Sitzung die zwischenzeitlich gesammelten Erfahrungen auszuwerten und auf Probleme einzugehen.

5.4 Hilfsmittel

Der abschließende Abschnitt ergänzt Methoden, die sich in der klinischen Praxis bei der Anwendung der Körperskulpturtechniken bewährt haben. Diese wurden über Jahrzehnte als bewährte Bestandteile der Werkzeugkisten in verschiedenen Therapietraditionen zum Allgemeingut. Daher sind mir die Autoren nicht namentlich bekannt.

5.4.1 Das Korellogramm

Das Korellogramm fasst relevante anamnestische Daten übersichtlich in chronologischer Folge zusammen. Es bewährte sich als Instrument zur Behandlungsplanung und eignet sich zum Vergleich des Informationsgewinnes verschiedener Explorationsschritte und Therapiezeitpunkte.

Leser können den Nutzen der Körper-Skulptur-Module an eigenen Behandlungsfällen überprüfen, indem sie den Zugewinn zur verbalen Anamnese markieren.

Instruktion für die Patienten:
Lebensübersicht

Stellen Sie bitte im Anschluss an die Bearbeitung des Fragebogens eine Gesamtübersicht nach dem folgenden Muster auf:

1. Spalte: »**Jahr**«: Zeitleiste in Jahren.
2. Spalte: (objektive) »**Biografie in Fakten**«: Einordnen wichtiger Lebensetappen mit Beginn bzw. Ende (Wohnorte, Ausbildung, Abschlüsse, Beschäftigungsverhältnisse, Partnerschaften, Verluste von Bezugspersonen, Geburten usw.)
3. Spalte: (subjektiv) »**prägende Erlebnisse**«: Lassen Sie Ihr Leben spontan als Folge bildhafter Erinnerungen an sich vorüberziehen und wählen Sie die 10 emotional am meisten bewegenden (extrem angenehmen oder unangenehmen) Episoden aus. Finden Sie für jede Episode eine passende Überschrift. Ordnen Sie die Kurztitel der Episoden in der zeitlichen Folge (abgestimmt auf Spalte 1).
4. Spalte: »**Befindensskala**«: Tragen Sie entsprechend die Erlebnisqualität der jeweiligen Episode von Spalte 3 (–3 = »extrem unangenehm« / +3 = »extrem angenehm«) als Punkt auf der Skala ein und verbinden Sie die Punkte der Höhen und Tiefen miteinander, sodass eine Grafik entsteht.
5. Spalte: Tragen Sie gravierende »**Krankheiten und psychische Krisen**« in zeitlicher Orientierung (nach Spalte 1) ein.

Beispiel (Modellfall):

1	2	3	4							5
Jahr	**Biografie in Fakten**	**Prägende Erlebnisse und Ereignisse**	**Befindensskala >,–,–,–,–,–,<**							**Krankheiten und Krisen**
			–3	–2	–1	0	+1	+2	+3	
1960	Geburt									Zangen-Geburt
1963–66	Kindergarten					o				
1965–66				o						Nägelknabbern
1966		Angst vor dem Heimweg								
1967	Einschulung									
		Anerkennung durch die Lehrerin							o	
		Sexuelle Belästigung durch den Nachbarn	o							nächtliche Albträume
1972	Gymnasium	Clique von Tom und Jörg						o		
1973	Scheidung der Eltern			o						Beginn der Magersucht

5.4.2 Zeitlinie: Stationen der Biografie

Elemente dieser Assoziationsübung eignen sich, relevante Beziehungsepisoden als Ansatzpunkte für die Arbeit mit Körperskulptur-Techniken zu finden. Die Durchführung erfolgt in *ausgewählten Abschnitten*, die vom Patienten zuvor eingeteilt wurden. Somatisierungsmuster lassen sich am besten bei der *raumsymbolischen Variante* beobachten: Der Patient durchschreitet dabei einen Weg auf einer Zeitlinie, auf einer am Boden markierten Zeitleiste mit Markierungen der biografischen Zäsuren. Themen, die unvermittelt starke Gefühle auslösen, sind geeignete Ansatzpunkte der Körperskulptur-Methode. Diese Zeitreisen ermöglichen, über Start und Rückkehr zum »Gegenwartspunkt« nach regressiven Erlebenszuständen eine schnelle Reorientierung im Hier und Jetzt.

Übung Zeitlinie: Bei dieser Übung geht es nicht um Fakten. Lassen Sie ihrem Körper Zeit, den Fragen nachzuspüren, registrieren Sie spontane Reaktionen, Fantasien und Gefühle.
Beschreiben Sie Ihre Eltern, Geschwister, Großeltern, weitere wichtige Verwandte und Bezugspersonen. Wie war die Atmosphäre im Haus der Eltern vor Ihrer Geburt?
Vater und Mutter – Was empfinden Sie, wenn Sie sich den Akt Ihrer Zeugung vorstellen?
Bekanntwerden der Schwangerschaft: Wie reagierten Mutter, Vater und andere Familienmitglieder?
Verlauf der Schwangerschaft: Wie verlief die Kontaktaufnahme der Mutter mit ihrem Kind im Leib?
Verlauf der Geburt, wer war dabei, was betonen Überlieferungen? Wer hat Ihren Namen ausgewählt, was fühlen Sie beim Klang Ihres Namens?
Wie verlief die Begrüßung durch Familienmitglieder und Verwandte?
Was wissen Sie von Ihrer Kleinkinderzeit?
Wurden Sie gestillt? Können Sie sich als Baby bei einer Brust- oder Flaschenszene vorstellen?
Wie verliefen Sauberkeitserziehung?, Laufenlernen?, Sprechenlernen?
Erinnern Sie den Weg zum Kindergarten?
Welche Vorstellungen und Erinnerungen kommen Ihnen, wenn Sie sich diesen Weg in seinen Einzelheiten vorstellen?

Was empfinden Sie bei der Vorstellung folgender Situationen:

- Alleinsein
- Vorzeigen eines Ergebnisses eigener kindlicher Kreativität
- Geborgenheit und Liebe
- Prägende Gefühle, die in bedeutsamen Situationen beherrschend oder unterdrückt wurden
- Erster Schultag, Grundschule, Hort?

Schulweg? Welche Episoden zu Mitschülern und Lehrern fallen Ihnen zuerst ein?
Beobachten Sie sich auf dem Schulhof, in der Sportstunde: Welche Position zu anderen nehmen Sie ein?
Erinnern Sie sich an ein Selbstporträt oder eine längere Spiegelschau in der Pubertät?
Wie verlief Ihre sexuelle Aufklärung?
Wie haben Sie die Pubertät erlebt, gab es besondere Probleme? Erinnern Sie sich lieber der Zeit der Pubertät oder als junger Erwachsener?
Welche Geschichten oder Szenen oder wiederkehrende Träume sind Ihnen besonders nahegegangen? Wie und von wem wurden diese erzählt?
Wann kam es zu Ihrer ersten intimen Beziehung? Wie haben Sie diese erlebt?
Wie verliefen Ihre Partnerbeziehungen? Schildern Sie erfüllte und unerfüllte Seiten.
Was erinnern Sie zu Ihrer Heirat, Trennung, Scheidung?
Wenn Sie Kinder haben, wie haben Sie die Schwangerschaft und das Eltern-Werden erlebt?
Beschreiben Sie Ihre berufliche Laufbahn. Bitte erwähnen Sie einschneidende Erlebnisse, Auf- oder Abstieg, Kündigungen, Arbeitsplatzwechsel. Wie geht es Ihnen in Ihrer derzeitigen Arbeitssituation?
Welche Abschiede und Trennungen haben Sie besonders bewegt?
Welche wichtigen Situationen haben wir beim Rückblick noch nicht betrachtet?
Abschließend bitte ich Sie um die Beschreibung einer Szene aus der jüngsten Vergangenheit, die Sie innerlich stark beschäftigte.

Motorik-Pilotstudie Kindergartenkinder – Datenerfassungsblatt

Zuordnungsnummer m/w-Alter Untersuchungstag:

1. Einschätzung der Motorik

Kriterium	Bewertung/Skalenwerte										
	−5	−4	−3	−2	−1	0	+1	+2	+3	+4	+5
1. Zeichnen **Mann-Zeichnung** Figur Nachzeichnen Summe:											
2. Wasser umschütten											
3. Balancieren auf Linie vorwärts rückwärts Summe:											
4. Zielen (Augen auf) Finger Nase – Augen zu Summe rechts + links											
5. Schätzübungen (4-m) Höhe Schulterbreite Summe											
6. Sprachgenauigkeit Eichhörnchen Bayerisches Rotes Kreuz Regierungspräsidium Summe											
Gesamtwert	Rangplatz										

2. Einschätzung der Körperskulptur

Kriterium	Bewertung/Skalenwerte										
	−5	−4	−3	−2	−1	0	+1	+2	+3	+4	+5
1. Vollständigkeit											
2. Räumlichkeit											
3. Stimmigkeit der Proportionen											
4. Symmetrie											
5. Verbundenheit											
6. Individuelle Bezüge Was ist bei dir auch so wie bei der Figur?											

Bitte ggf. wichtige Beobachtungen auf der Rückseite notieren.

Häufig benutzte Abkürzungen, sofern nicht im Text erklärt:

Abkürzung	**Erklärung**
BDI	Beck-Depressions-Inventar
EA	Eigenanamnese
FA	Familienanamnese
F-R-Typ	Skulpturform charakterisiert durch Merkmale Flachheit und überproportional Ausformung des Rumpfes
ICD	Internationale Krankheitsklassifikation, 10. Überarbeitung, Kapitel psychischer Störungen, (Kapitel F),
KA	Krankheitsanamnese
KST KSF	Körperskulptur-Test (traditionelle Bezeichnung nach *B. Wadepuhl,* genauer: Körper-Skulptur (bzw. Plastik)-Formversuch
m	männlich
MZT	Mann-Zeichen-Test nach *Ziler*, Normierung nach *Brosat* & *Tötemeyer*
M	Modul – hier als Baustein der theragnostischen Methode, Verfahrenselement
Pkt.	Punkt: Verweis auf entsprechenden Gliederungspunkt
RIG	»Representations of interactions wich have been generaliszed« nach *Stern*
SCL - 90	Symptom- bzw. Beschwerde-Erfassungsliste (Fragebogen, normiert 1990)
»3:06«	bedeutet 3 Jahre und 6 Monate (biografische Altersangabe bis Vorschulalter, im Zusammenhang mit Testnormen: Entwicklungsalter im Format: x:yz)
w	weiblich
SSW	Schwangerschaftswoche

Danke!

Dank allen Patientinnen und Patienten, die in den Behandlungsvereinbarungen die Verwendung von anonymisierten Daten zu Lehrzwecken genehmigten und ihre Körperskulpturen zur Verfügung stellten.

Persönliche Anregungen und fachliche Mitwirkung trugen bei:
Frau Hildegund Heinl, die den Autor in die Körperpsychotherapie einführte,
Frau Dr. Brigitte Wadepuhl & Herr Dr. Martin Wadepuhl, welche die Körperskulptur für die Psychotherapie entdeckten sowie
Dank für die Diskussionen, Korrekturen und Anregungen
Frau Dr. Ilse Burbiel, Frau Petra Quilitz, Frau Dr. sc. Dr. Lieselotte van Leeuwen, Herrn Dr. Egon Fabian, Herrn Robert Haimerl, Meister der Orthopädiemechanik, Herrn Prof. Dr. Andreas Hinz, Herrn Prof. Dr. Peter Joraschky, Herrn Prof. Dr. Horst Kächele, Herrn Dr. Armin Köhler, Herrn Martin Niedermaier, Fitnesstrainer, Herrn Dr. Rolf Schmidts, Herrn Richard Schuhbauer, Physiotherapeut.

Dank für die Unterstützung bei den empirischen Studien an Frau Angela Lettel, Leiterin des Kindergartens »Die Arche« in Ebersberg, Frau Julia Marschner und Kolleginnen.

Dank den für die Studien zuweisenden und konsiliarisch betreuenden Ärzten, insbesondere Frau Dr. Katharina Taffertshofer, Herrn Dr. Bernd Lohmüller, Herrn Dr. Klaus Plab, Herrn Dr. Manfred Steiger.

Bei Frau Dr. Christine Treml bedanke ich mich für das Lektorat.

Literatur

Alexander, G. (1976): Eutonie. München: Kösel.

v. Arnim, A. (1993): Die Entstehungsgeschichte der subjekiven Anatomie. Fundamenta Psychiatrica, 7, 64 – 71. Kurzfassung in: v. Uexküll, T., Fuchs, M., Müller-Braunschweig, H. und Johnen, R. (1997): Subjektive Anatomie. Stuttgart: Schattauer.

v. Arnim, A., Joraschky, P. (2009): Körperbildskulpturtest bei Fibromyalgiepatienten. In: Joraschky, P.; T. Loew ; F. Röhricht (Hrsg.) Körperleben und Körperbild: Ein Handbuch zur Diagnostik: Stuttgart: Schattauer.

v. Arnim, A., H. Müller-Braunschweig, Joraschky, P. (2006): Körperbezogene Psychotherapieverfahren bei traumatisierten Menschen. In: A. Remmerl, O. F. Kernberg, W. Vollmoeller, B. Strauß, (Hrsg): Handbuch Körper und Persönlichkeit. Stuttgart: Schattauer.

Atkinson, R. C. & Shiffrin, R. M. (1971): The control of short-term memory. Scientific American, 225, 82 – 90.

Auserperg, Prinz A. (1960): Körperbild und Körperschema. Nervenarzt 31, 76 – 96.

Bauer, J. (2002): Das Gedächtnis des Körpers. Wie Beziehungen und Lebensstile unsere Gene verändern. Frankfurt a. M.: Eichborn.

Bielefeld, J. (Hrsg.) (1986): Körpererfahrung. Grundlage menschlichen Bewegungsverhaltens. Göttingen: Hogrefe.

Best, D. (2008): Diagnosequalität und Häufigkeit spezifischer Vorbehandlungen in der ambulanten Verhaltenstherapie. Forum psychotherapeutische Praxis, 8/3, S. 109 – 114. Göttingen: Hogrefe.

Boerner, R. J., Geilsdorff, B., Markgraf, J., Osterheider, M., Phillip, M., Wittchen, H.-J. (2002): Die Panikstörung. Diagnose und Behandlung. Stuttgart: Schattauer.

Bongart, E.-J., Okon, E., Meermann, R. (2007): Psychische Erkrankungen auf dem Vormarsch. Forum Psychotherapeutische Praxis, Heft 1.

Boos, A. (2007): Traumatische Ereignisse bewältigen. Göttingen: Hogrefe.

Bouchard, S., Nolin, P. (2007): Virtual Reality as a Treatment Tool. In: Anxiety Disorders: a quarterly report, Vol. 4, Issue 3 (2 – 7).

Burrmann, U. (2002): Vygotski und Piaget. Berlin: Pro Business.

Busch, F. N. (2008): Pain-Focused Psychodynamic Psychotherapie. Psychiatric Times, 25, 2.

Breitenöder-Wehrung, A. u. a. (1998): Vergleich des Körperbildes bei gesunden und psychisch bzw. körperlich kranken Kindern mit Hilfe des

KBMT-K. Psychotherapie, Psychosomatik, Medizinische Psychologie 48, 483–490.
Brosat, H., Tötemeyer, N. (2007): Der Mann-Zeichen-Test. Göttingen: Hogrefe.
Clement, U. & Löwe, B. (1996): Die Validierung des FKB-20 als Instrument zur Erfassung von Körperbildstörungen bei psychosomatischen Patienten. Psychotherapie, Psychosomatische und Medizinische Psychologie 46, 254–259.
Dähne, A., Ettrich, Ch., Hinz, A. (2007): Erleben des eigenen Körpers bei Patientinnen mit Ess-Störungen. Suchtmed 9 (3), 1–6. Landsberg: Hüthing Jehle Rehm GmbH.
Dähne, A., Aßmann, B., Ettrich, Ch., Hinz, A. (2004): Normwerte für den Fragebogen zur Beurteilung des eigenen Körpers (FBeK). Prax. Kinderpsychol. Kinderpsychiatr. 53, 483–496. Göttingen: Vandenhoeck & Ruprecht.
Damasio, A. R. (2004): Descartes Irrtum: Fühlen, Denken und das menschliche Gehirn. München: Econ Ullstein List.
Damasio, A. R. (2000): Ich bin, also fühle ich. München: Econ Ullstein List.
Damasio, A. R. (2005): Der Spinoza-Effekt. München: Econ Ullstein List.
Davanloo, H. (1995): Der Schlüssel zum Unbewussten. München: Pfeiffer.
Deubel, H. (1999): Separate mechanisms for adaptive control of reactive, volitional, and memory-guided saccadic eye movements. In: D. Gopher & A. Koriat (eds.), Attention and Performance XVII. Cambridge: MIT Press, pp. 697–7210
Diegelmann, C. (2007): Trauma und Krise bewältigen. Stuttgart: Klett-Cotta.
Dilling, H., Mombbour, W., Schmidt, M. H. (Hrsg.) (2006): Internationale Klassifikation psychischer Störungen. Göttingen: Huber.
Dornes, M. (1993): Der kompetente Säugling. Die präverbale Entwicklung des Menschen. Frankfurt a. M.: Fischer.
Deusinger, I. (1998): Die Frankfurter Körperkonzeptskalen (FKKS). Göttingen: Hogrefe.
De Shazer, S. (1998): Worte waren ursprünglich Zauber. Lösungsorientierte Therapien in Theorie und Praxis. Dortmund: Verlag modernes Lernen.
Downing, G. (1996): Körper und Wort in der Psychotherapie. München: Kösel.
Erickson, M. H. (1959): Further clinical techniques of hypnosis: Utilization techniques. American Journal of clinical Hypnosis 2, 3–21; dt. (1995): Weitere klinische Techniken der Hypnose: Utilisationstechniken. In: E. L. Rossi (Hrsg.): Gesammelte Schriften von Milton H. Erickson. Band I: Vom Wesen der Hypnose. Heidelberg: Carl Auer.
Feldenkrais, M. (2008): Bewusstsein durch Bewegung. Frankfurt: Suhrkamp.
Geißler, P., Heisterkamp, G. (2007): Psychoanalyse der Lebensbewegungen: Zum körperlichen Geschehen in der Analytischen Psychotherapie. Berlin: Springer.

Geuter, U. (2006): Körperpsychotherapie. Der körperbezogene Ansatz im neueren wissenschaftlichen Diskurs der Psychotherapie, Heft 2/3.
Gendlin, E. (1998): Focusing. Reinbek: Rowohlt.
Görlitz, G. (1998): Körper und Gefühl in der Psychotherapie. München: Pfeiffer.
Götz-Neumann, K. (2006): Gehen verstehen: Ganganalyse in der Physiotherapie. Stuttgart: Thieme.
Grawe, K. (2004): Neuropsychotherapie. Göttingen: Hogrefe.
Häflinger, U., Schuba, V. (2007): Koordinationstherapie – Propriozeptives Training. Aachen: Meyer & Meyer.
Head, H. (1920): Studies in Neurology, Vol. 2. London: Oxford, Univ. Press.
Hoffmann, N., Hofmann, B. (2004): Expositionen bei Ängsten und Zwängen. Weinheim: Beltz.
Jacobson, E. (Original 1934, Erstauflage 1990, 6. Auflage 2006): Entspannung als Therapie, Progressive Relaxation in Theorie und Praxis. Stuttgart: Klett-Cotta.
Jacobson, E. (1973, original 1954) Das Selbst und die Welt der Objekte. Frankfurt a. M: Suhrkamp.
Jaspers, K. (1946): Allgemeine Psychopathologie. Heidelberg: Springer.
Joraschky, P. (1983): Das Körperschema und das Körper-Selbst als Regulationsprinzipien der Umwelt-Interaktion des Organismus. München: Med. Diss., Minerva.
Joraschky, P., v. Arnim, A. und Pöhlmann, K. (2006): Störungen des Körperselbst bei Patienten mit Borderline-Syndrom. In: A. Remmerl, O. F. Kernberg, W. Vollmoeller, B. Strauß (Hrsg.), Handbuch Körper und Persönlichkeit. Stuttgart: Schattauer.
Joraschky, P., Loew, T., Röhricht, F. (2009): Körpererleben und Körperbild: Ein Handbuch zur Diagnostik: Stuttgart: Schattauer.
Kabat-Zinn, J. (1999): Die heilende Kraft der Achtsamkeit. Freiburg: Abor.
Kanfer, F. H., Reinecker, H. & Schmelzer, D. (2006): Selbstmanagement-Therapie. Ein Lehrbuch für die klinische Praxis. Berlin: Springer.
Klein, M. (1961): Das Seelenleben des Kleinkindes. Stuttgart: Klett.
Kleist, K. (1934): Gehirnpathologie, vornehmlich aufgrund der Kriegserfahrungen. Leipzig: J. A. Barth.
Klix, F. (1976): Information und Verhalten. Berlin: Verlag der Wissenschaften.
Köhler, A., Ströbel, G. (1996): Verursachung und Behandlung der Generalisierten Tendomyopathie. Studie der LVA Baden Württemberg, Bad Waldsee.
Laplanche, J., Pontalis, J.-B., (1972): Das Vokabular der Psychoanalyse, S. 565. Frankfurt a. M.: Suhrkamp.
Lausberg, H. (2006): Körperschema, Körperbild und Bewegungsmuster. – Be-

wegungsanalyse in der Diagnostik von Körperschema- und Körperbildstörungen. In: P. Joraschky, T. Loew und F. Röhricht (Hrsg.) Körpererleben und Körperbild. Stuttgart: Schattauer.

Lazarus, R., Folkman, S. (1984): Stress, Appraisal and Coping. New York: Springer.

Le Doux, J. E. (2001): Das Netz der Gefühle. München: Taschenbuchverlag, S. 272.

Lemche, E., Loew, T. (2009): Neo- und subcortikale Grundlagen zerebrale Grundlagen der Körperbild-Funktionen. In: Joraschky, P.; T. Loew; F. Röhricht (Hrsg.) Körperleben und Körperbild: Ein Handbuch zur Diagnostik: Stuttgart: Schattauer.

Lengenbauer, T., Vocks, S. (2005): Körperbildtherapie bei Anorexia und Bulimia nervosa. Göttingen: Hogrefe.

Lowen, A. (1982): Bioenergetik. Therapie der Seele durch Arbeit mit dem Körper. Reinbek: Rowohlt.

Luborsky, L. (1999): Einführung in die analytische Psychotherapie. Göttingen: Vanderhoeck & Ruprecht.

Madanes, C. (1997): Sex, Liebe und Gewalt. Therapeutische Strategien zur Veränderung. Heidelberg: Carl Auer.

Mahler, M. (1985): Studien über die ersten drei Lebensjahre. Stuttgart: Klett-Cotta.

Markgraf, J., Schneider, S. (1990): Panik, Heidelberg, Berlin: Springer.

Meichenbaum, D. (1991): Intervention bei Streß. Anwendung und Wirkung des Streßimpfungstrainings. Huber: Bern 1991.

Metzger, W. (1954): Psychologie. Darmstadt: D. Steinkoff.

Müssigbrodt, H. et al. (Hrsg.) (2006) Psychische Störungen in der Praxis. Göttingen: Hogrefe.

Neuner, F. (2008): Stabilisierung vor Konfrontation – Grundregel oder Mythos? Verhaltenstherapie 18, 109 – 118.

Öst, L. G., Thulin, U., Ramnerö, J. (2004): Cognitive behaviour therapy vs exposure in vivo in the treatment of panic disorder with agrophobia. In: Behav. Research and Therapy 42 (1105 – 1127).

Pavlov, I. P. (1973): Auseinandersetzung mit der Psychologie. München: Kindler.

Penfield, W. (1958) The exitable cortex inconscious. Man. Liverpool: Liverpool Press.

Piaget, J. (1937): Der Aufbau der Wirklichkeit beim Kinde. In: Studienausgabe. Gesammelte Werke, Bd. 1: Stuttgart: Klett.

Pieper, F., Bengel, J.: Traumatherapie in sieben Stufen. Bern: Huber.

Perls, F. (2007): Grundlagen der Gestalttherapie. Stuttgart: Klett-Cotta.

Pesso, A. (2006): Dramaturgie des Unbewussten und korrigierende Erfahrungen: Wann ereignen sie sich? Bei wem? Und wo? In: Marlock, G. u. Weiß, H. (Hrsg.), Handbuch der Körperpsychotherapie. Stuttgart: Schattauer.

Petzold, H. (1977): Die neuen Körpertherapien. Paderborn: Junfermann.

Prignitz-Proda, H. (2003): Frieda Kahlo. Die Malerin und ihr Werk. München: Schirmer & Mosel.

Reddemann, L., Hofmann, A., Gast, U. (2007): Psychotherapie der dissoziativen Störungen. Stuttgart: Thieme.

Remmerl, A., Richarz, B. (2006): Bewusstsein und Psychotherapie – Achtsamkeitsbasierte Ansätze bei Persönlichkeitsstörungen und chronischen Stress-Syndromen. In: Handbuch Körper und Persönlichkeit, Remmel, A., Kernberg, O. F., Vollmoeller, W. u. Strauß, B. (Hrsg.), Stuttgart: Schattauer.

Revensdorf, D. u. Hüsken-Janßen (2008): Hypnotherapie: wissenschaftliche Grundlage und Wirksamkeit. Forum Psychotherap. Praxis 8 (3), 117 – 123. Göttingen: Hogrefe.

Rizzolatti, G., Fogassi, L., Gallese, V. (2006): Mirrors in the Mind. Scientific American, Bd. 295, Nr. 5, S. 30 – 37.

Röhricht, F. (2000): Körperorientierte Psychotherapie psychischer Störungen. Göttingen: Hogrefe.

Röhricht, F. (2006): Diagnostische Relevanz körperbezogener Merkmale und Prozesse in der Körperpsychotherapie. In: Marlock, G. u. Weiß, H. (Hrsg.), Handbuch der Körperpsychotherapie. Stuttgart: Schattauer.

Rupp-Hartnik, B. (1994): Anorexie und Bulimie als Folgen von gravierenden Störungen in den Objektbeziehungen (S. 22, 63 – 79). Ulm: unveröffentl. Med. Diss.

Sachsse, U. (Hrsg.) (2004): Traumazentrierte Psychotherapie. Stuttgart: Schattauer.

Schilder, P. (1923): Das Körperschema. Ein Beitrag zur Lehre vom Bewusstsein des eigenen Körpers. Berlin: Springer.

Schmidt, G. (2004): Liebesaffären zwischen Problem und Lösung. Heidelberg: Auer.

Schmidt-Traub, S. (2008): Panikstörung und Agoraphobie. Göttingen: Hogrefe.

Scholz, W.-U. (2001): Weiterentwicklungen in der kognitiven Verhaltenstherapie. Stuttgart: Klett-Cotta.

Schubert, A. (1996): Das Körperbild in der Verhaltenstherapie. In: Verhaltenstherapie und psychosoziale Praxis 28 (2), 203 – 215.

Schultz, J. H. (1932): Das autogene Training (konzentrative Selbstentspannung). Versuch einer klinisch-praktischen Darstellung. Leipzig: Thieme.

Schuster, K. (2006): Reflexionen zum Störungsbild »Paniksyndrom«. Forum Psychotherapeutische Praxis, Heft 4. Göttingen: Hogrefe.

Shapiro, F. (1999): Eye Movement Desensitization and Reprocesssing. Grundlagen und Praxis. Paderborn: Junfermann.

Seyle, H. (1974): Stress-Bewältigung und Lebensgewinn. München 1974.
Steiner, C. M. (2005): Wie man Lebenspläne verändert. Paderborn: Junfermann.
Stern, D. N. (1985): The interpersonal world of the Infant. New York: Basic Books.
Stern, D. N. (1995): The motherhood constellation. New York: Basic Books.
Sulz, S. (2001): Von der Strategie des Symptoms zur Strategie der Therapie. München: CIP-Medien.
Tomä, H., Kächele, H. (1998): Lehrbuch der psychoanalytischen Therapie, Teil 2, Praxis. Heidelberg: Springer.
Volpert, W. (1983): Sensumotorisches Lernen, 4. Auflage. Frankfurt am Main: Fachbuchabteilung für Psychologie.
Wadepuhl, B. (1986): Psychosoziale Belastungen bei Hämodialyse, chronisch ambulanter Perionealdialyse und Transplantation (S. 17–23, 38). Zürich: unveröffentl. Med. Diss.
Wadepuhl, B. & Wadepuhl, M. (1991): Der Körperbildtest – ein dreidimensionaler Nachweis von Körperschemastörungen. Vortrag, gehalten auf der DKPM-Tagung »Modelle und Methoden der Psychosomatik« am 15. November, Tagungsmanuskript, Heidelberg.
Weigel, E. (2008): Körperschemastörungen erkennen und behandeln. Stuttgart: Klett-Cotta.
Vygotsky, L. S. (2002): Denken und Sprechen: psychologische Untersuchungen/ Lev Semënovič Vygotskij. Hrsg. und aus dem Russ. übers. vom Joachim Lompscher und Georg Rückriem. Weinheim, Basel: Beltz.
Withe, M., Epton, D. (2006): Die Zähmung des Monsters. Heidelberg: Auer.
Winnicott, D. W. (1965): Reifungsprozesse und fördernde Umwelt. München: Kindler.
Young, J. E., Klosko, J. S., Weishaar, M. E. (2005): Schematherapie. Ein praxisorientiertes Handbuch.